보건의료 간호정책

보건의료 간호정책

펴   냄   2021년 8월 16일 개정판 3쇄 펴냄
지 은 이   이보영, 이정애, 이정애
펴 낸 이   김철종
펴 낸 곳   (주)한언
임프린트   메디캠퍼스
          등록번호 제1-128호 / 등록일자 1983. 9. 30
주   소   03146 서울시 종로구 삼일대로 453(경운동) 2층
          02)701-6911   팩스번호 02)701-4449
이 메 일   haneon@haneon.com   홈페이지   www.haneon.com

ISBN 978-89-5596-852-1   13510

이 도서의 국립중앙도서관 출판예정도서목록(CIP)은 서지정보유통지원시스템 페이지(http://seoji.nl.go.kr)와
국가자료공동목록시스템(http://www.nl.go.kr/kolisnet)에서 이용하실 수 있습니다.(CIP제어번호: CIP2018022393)

보건의료 간호정책

이보영(한림성심대학교 간호학과 교수)
이정애(한림성심대학교 간호학과 명예교수)
이정애(경복대학교 간호학과 교수)

공저

메디캠퍼스

머리말

현재 보건 분야의 주요 관심사는 〈국민건강증진계획 2020(Health Plan 2020)〉의 목표와 같이 '건강수명을 연장하고 건강 형평성을 제고'하는 것이다. 이것은 건강 수준이 지역 간, 계층 간에 양적 · 질적으로 차이가 나지 않도록 하는 보건의료정책을 개발할 필요가 있음을 의미한다.

보건의료정책은 전 국민 또는 특정 인구 집단의 건강 상태를 유지 · 증진시키는 것을 목표로, 정부나 기타 단체들이 수행하는 의도적이고 전략적인 활동이다. 보건의료정책을 통해 국민은 양질의 보건의료 서비스를 적정 가격과 시기에 제공받을 수 있어야 하며, 보건의료인과 기관은 보건의료의 정책목표를 달성하기 위해 보건, 진료와 연구 등 보건의료 관련 행위를 적절하게 수행할 수 있어야 한다. 또한, 정부는 보건의료자원을 효율적으로 활용하여 보건의료의 생산성을 높일 수 있어야 한다.

이와 같은 한 국가의 근본적이고 필수적인 보건의료정책 중 간호와 관련된 활동이 간호정책인 것이다. 이는 임상에서 활동하는 간호사도 보건의료에 대한 이해와 간호정책의 필요성, 그리고 최근 간호정책의 방향을 인지하는 것이 매우 중요하다는 것을 강조하고 있다. 그러나 간호사가 활용할 수 있는 간호정책 관련 교재는 부족하다. 그렇기 때문에 관련 분야를 연구하고 강의하는 교수들의 의견을 반영해, 지난 5년간 강의한 자료를 바탕으로 보건의료 및 간호정책 교재를 집필하게 되었다.

이 교재는 총 9장으로 구성되었다.

제1장에서는 보건의료의 전반적인 이해를 돕기 위한 개념을 설명했으며, 제2장에서는 정책과정의 이해와 더불어, 제3장에서는 보건의료정책과 국민건강증진계획 2020에 대해 자세히 서술했다. 제4장에서는 우리나라의 의료보장제도에 대한 이해를 돕고자 하였고, 제5장에서는 보

건의료자원과 질 관리에 대한 설명과 최근 현황을 제시했다. 제6장에서는 지역사회에서 시행되는 보건사업에 대해 서술했으며, 제7장에서는 흡연, 음주, 신체 활동, 정신건강 등과 관련된 건강 행태에 대해 설명했다. 제8장에서는 현재 간호계의 주요 관심사인 간호정책 과제의 현황 및 개선점에 대한 예를 제시하고, 간호협회에서 추진 중인 간호정책에 대해 설명했다.

마지막으로 제9장에서는 OECD Health Data를 이해하고, 이 데이터가 우리나라의 보건정책 개발에 어떻게 활용되는지에 관하여 분야별 간호정책 제안의 실제를 제시하였다.

각 장의 끝에는 이 과목을 학습하면서 생각해야 할 내용을 토론 자료로 제시함으로써, 학생들이 함께 토의할 수 있는 기회를 제공했다.

이 교재를 집필하면서 보건의료 부분은 보건의료 관리, 공중보건학, 지역사회간호학, 지역사회보건간호학, 보건교육학 관련 문헌을 참고하였고, 간호정책 부분은 대한간호협회 자료를 인용하였으며, 그 외에도 많은 문헌을 참고했다.

이 자리를 빌어서 국내외 학자들에게 양해를 구하며, 깊은 감사의 마음을 전한다. 또한, 변화하는 보건의료 환경의 추세에 맞게 집필하고자 노력하였으나 미흡한 부분이 있으리라 생각하며, 부족한 부분은 독자들의 고견을 받아들여 지속적으로 수정 · 보완하도록 하겠다.

그리고 이 교재를 출판할 수 있도록 지원해주신 한언출판사의 김철종 사장님과 직원 여러분께도 진심으로 감사드린다.

2018년 7월

저자 일동

CONTENTS

머리말 ··· 5

제1부 보건의료정책의 이해

제1장 보건의료의 이해

1. 보건의료의 개념 ··· 17
1) 공공보건의료 18 / 2) 지역보건의료 계획 23

2. 보건의료의 구성 요소와 특성 ······························ 30
1) 보건의료의 구성 요소 30 / 2) 보건의료의 분류 32 / 3) 보건의료의 특성 33 / 4) 보건의료 관리(health care management)의 분야와 활동 영역 35

3. 보건의료제도 ·· 37
1) 보건의료제도 현황 37 / 2) 한국의 보건행정 체계 38 / 3) 보건의료 체계 변화 경향 39

4. 보건의료 관련 산업 ··· 40
1) 한국의 의약 산업 40 / 2) 의료 관광 산업 44 / 3) 우리나라의 보완대체의학 48

토론 자료 ·· 50

제2장 정책 과정의 이해

1. 정책의 개념적 이해 ··· 53
1) 정책의 개념 정의 53 / 2) 정책의 범위 54 / 3) 정책의 중요성 55 / 4) 정책 개념의 속성 56 / 5) 정책의 종류와 유형 56 / 6) 정책목표 61

2. 정책 설계와 정책 수단 ······································ 63
1) 정책 설계와 구성 요소 63 / 2) 정책 수단 및 정책 수단의 유형 65

3. 정책 과정 ·· 66
1) 정책 과정의 개요 66 / 2) 정책 결정 과정과 의사 결정 과정 67 / 3) 정책 과정의 참여자 68 / 4) 우리나라 정책 과정의 특징 75

4. 정책 의제의 설정 ·· 76
1) 정책 의제의 설정 과정 76 / 2) 정책 의제 설정의 영향 요인 80

5. 성책 설성 노형 ·· 83
1) 정책 과정에서의 의사 결정 83 / 2) 합리성과 정책 결정 모형 84

6. 정책 집행 ·· 92
1) 정책 집행의 유형 92 / 2) 정책집행론 93 / 3) 정책 집행의 단계 95 / 4) 정책 집행의 성공 요인 96

7. 정책 평가 ·· 97
1) 정책 평가의 의의 97 / 2) 정책 평가의 기준 98 / 3) 평가 유형 100

토론 자료 ·· 102

제3장 보건의료정책

1. 보건의료정책 이해 ·· 105
1) 보건의료정책의 개념 105 / 2) 보건의료정책의 성격 106 / 3) 보건의료정책의 특징 108

2. 보건의료정책의 환경 ·· 110
1) 보건의료정책의 환경 요소 110 / 2) 정책 환경과 정책의 상호작용 114 / 3) 의료시장 및 보건의료 환경 변화
115

3. 보건의료정책의 변천 ·· 122
1) 세계 보건의료정책의 변천 122 / 2) 우리나라 보건의료정책의 변천 129

4. 우리나라 보건의료 체계의 특징 ······································ 137

5. 우리나라 보건의료정책의 방향 ·· 139
1) 국민건강증진계획 2020(Health Plan 2020) 139 / 2) 최근 보건의료 방향 및 시책 142

토론 자료 ·· 145

제2부 분야별 보건의료정책 현황
제4장 의료보장제도

1. 사회보장 ·· 151
1) 사회보장의 개념 151 / 2) 사회보장의 종류 152 / 3) 우리나라 사회보장제도 154 / 4) 국민기초생활보장제도
158 / 5) 기초연금제도 162 / 6) 기타지원사업 165

2. 의료보장 ··· 168
1) 의료보장의 개념 168 / 2) 우리나라 의료보장제도 168 / 3) 국민건강보험제도 169 / 4) 노인장기요양보험제도 173 / 5) 의료급여제도 176

3. 사회복지서비스 ·· 181
1) 사회서비스 개념 181 / 2) 사회서비스 내용 182

4. 사회보장정보시스템 ·· 185
1) 사회보장정보시스템의 개념 185 / 2) 사회보장정보 시스템(행복e−음) 운영 현황 및 성과 185 / 3) 사회보장정보시스템의 기대 효과 및 향후 계획 187

토론 자료 ·· 189

제5장 보건의료자원과 관리

1. 보건의료자원 ··· 193
1) 개념 193 / 2) 보건의료자원 평가 193

2. 보건의료인력 수급 관리 ·· 196
1) 보건의료인력 관리 실태 및 현황 196 / 2) 의료인력의 중·장기 수급 전망 198 / 3) 보건의료인력의 정책 방향 202

3. 보건의료 시설 및 장비 ··· 204
1) 공공보건의료기관 204 / 2) 민간 의료기관 207

4. 보건의료 정보 및 지식 ··· 211
1) 보건의료 정보의 특성 211 / 2) 보건기관 정보화 추진 212 / 3) 보건기관 정보화 운영 현황 215

5. 보건의료의 적정 관리 ··· 216
1) 국가시험 및 면허제도 개요 216 / 2) 국가시험 전담 관리 기관 설립 218 / 3) 국가시험·면허제도의 발전 218

6. 보건의료의 질 관리 ·· 220
1) 보건의료의 질 220 / 2) 보건의료의 질 구성 요소 220 / 3) 보건의료의 질 관리를 위한 접근 223

토론 자료 ·· 232

제6장 지역사회보건

1. 지역사회의학과 일차보건의료 ·· 235
1) 지역사회의학의 개념 235 / 2) 일차보건의료의 개념 235 / 3) 일차보건의료와 지역보건 238

2. 지역보건사업 ··· 240
1) 국민건강증진사업 241 / 2) 감염성질환예방사업 243 / 3) 모자보건 및 가족계획사업 245 / 4) 노인보건사업

246 / 5) 방문간호사업 249 / 6) 만성질환관리사업 253 / 7) 장애인재활사업 255 / 8) 정신건강증진 및 생명존중에 관한 사업 259

3. 지역사회 보건의료인력 역할 ·· 261
1) 지역사회간호사의 역할 261 / 2) 지역사회간호사의 기능 264 / 3) 지역사회간호사의 영역 265

4. 지역사회보건사업기획과 평가 ·· 271
1) 보건기획의 이해 271 / 2) 보건기획과정 271 / 3) 보건사업평가 273

5. 지역사회보건 정보시스템 ·· 276

토론 자료 ·· 278

제7장 건강 행태

1. 건강 행태의 개념 및 목적 ·· 281
1) 개념 281 / 2) 건강 행태 조사의 목적 281 / 3) 건강 관련 행태의 종류 282 / 4) 개인, 집단, 지역사회의 건강 관련 행태 283

2. 건강 관련 행태의 현황 ·· 286
1) 흡연 286 / 2) 음주 290 / 3) 신체 활동 293 / 4) 정신건강 296 / 5) 손상 및 안전 의식 298 / 6) 의료 이용 301 / 7) 삶의 질 306

3. 주요 건강 문제의 변화 ·· 310
1) 암 310 / 2) 고혈압 314 / 3) 당뇨병 317

4. 치료순응도의 개념과 영향 요인 ·· 322
1) 개념 322 / 2) 영향 요인 322 / 3) 의료 이용에 영향을 미치는 요인 323

토론 자료 ·· 326

제3부 간호정책

제8장 간호정책

1. 간호정책의 필요성 ·· 331

2. 간호정책 과제 ·· 332
1) 2017 간호정책선포식에서 채택한 15대 정책 332 / 2) 2014 간호정책선포식에서 채택한 7대 정책 333 / 3) 2012 간호정책선포식에서 채택한 6대 정책 335

3. 최근 간호정책의 방향 ·· 341

1) 간호·간병통합 서비스 확대 시행 341 / 2) 간호사 근무 환경 개선 및 처우 개선 대책 344 / 3) 남자간호사회
도약 및 간호대학생의 대체복무 일환으로 '공중보건간호사제도' 도입 348 / 4) 간호인력 등급제 352 / 5) 재택 케
어 서비스 개선 354

4. 간호정책 모니터링 자료 ·· 358

1) 대한간호협회 홈페이지(http://www.koreanurse.or.kr/main.html) 358 / 2) 정책 자료 360 / 3) 대한간호
웹진 362 / 4) KNA News Letter 364

토론 자료 ·· 366

제9장 분야별 간호정책 제안의 실제

1. 〈OECD Health Data〉 ·· 369

1) 개요 369 / 2) 〈OECD Health Data〉 생산·관리 370

2. 바람직한 보건의료정책을 위한 통계 현황 ······················ 372

1) 건강 상태 372 / 2) 보건의 비의료 결정 요인 375 / 3) 보건의료자원 377 / 4) 보건의료비용 378 / 5) 의약품
시장 379 / 6) 장기요양 380

3. 간호정책의 개선 과제 ·· 381

과제 1. 기대수명 ··· 382

1) 현황 382 / 2) 문제점 385 / 3) 개선 방안 385

과제 2. 영아사망률 ·· 388

1) 영아사망률 388 / 2) 필요성 388 / 3) 원인 분석 및 문제점 389 / 4) 개선 과제 390 / 5) 발전 방향 391

과제 3. 활동 간호사(인구 1,000명당)의 현황 및 문제점, 개선 과제 ··············· 392

1) 현황 392 / 2) 문제점 및 개선 과제 395

표 목차 ·· 399

그림 목차 ·· 401

참고 문헌 ·· 403

찾아보기 ·· 411

제1부

보건의료정책의 이해

제1장

보건의료의 이해

학습 목표

1. 보건의료의 개념을 정의한다.

2. 공공보건의료의 필요성을 이해한다.

3. 지역보건의료 계획을 설명한다.

4. 보건의료의 구성 요소와 특성을 나열한다.

5. 보건의료 관리의 분야와 활동 영역을 설명한다.

6. 우리나라의 의료제도를 이해한다.

7. 우리나라의 보건행정 체계를 설명한다.

8. 보건의료 체계 변화 경향을 이해한다.

9. 우리나라의 의약 산업을 설명한다.

10. 우리나라의 의료 관광 산업을 설명한다.

11. 우리나라의 보완대체의학 현황을 이해한다.

1. 보건의료의 개념

　보건의료(health care)란 보건, 건강 서비스, 보건의료 서비스를 통칭하는 개념으로, 보건의료의 주요 관심사는 건강관리와 보건의료 관리에 있으며, 다루는 영역은 예방, 건강 증진, 재활 등 질병과 건강관리 전체이다. 또한 보건의료는 보건의료 서비스를 제공하는 넓은 의미의 의료를 뜻하며, 질병 관리를 위한 진단·치료에 주요 관심을 두는 좁은 의미의 의료(medical care)인 '진료'와는 차이가 있다. 아울러 최근의 보건의료는 '인류가 향유해야 할 기본권'이라는 부분이 더욱 강조되고 있다.

　보건의료 체계(health care system)란 한 국가나 사회가 그 구성원의 건강 수준을 향상시키기 위해 마련한 보건의료 사업에 관한 법률과 제도이다. 이는 보건의료 서비스의 수요와 공급에 관련된 요인들 간의 구조적·기능적 체계를 포함한다. 즉, 전 국민에게 건강하고 인간다운 삶을 마련해주는 국가정책의 일부로서 의료를 필요로 하는 사람에게 질적·양적으로 적정의료를 효과적으로 제공하기 위한 제도이다. 보건의료 체계는 그 나라의 정치적·경제적·사회적·문화적 배경이나 발전 정도에 따라 차이가 있다. 아울러 대부분의 국가에서는 성공적인 의료 체계를 확립해 의료 제공 과정에서의 효율성을 높여 국민의료비 상승을 억제하고, 의료의 질을 높이고자 한다. 이와 동시에 모든 국민에게 형평성 있는 보건의료 서비스가 제공되도록 의료정책의 방향을 설정하기도 한다. 따라서 보건의료 체계는 모든 국민에게 동등한 수준의 의료를 계속 단계적으로 접근하면서 제공해야 한다. 이를 달성하기 위해 주로 보건의료 이용의 편의 제공, 보건의료자원의 효율성 도모, 지역 및 의료기관 간 균형적 발전, 국민의료비 억제 및 의료보장의 재정 안정 도모 등을 목표로 설정하고 있다.

　이 절에서는 공공보건의료의 필요성, 공공보건의료정책의 경과, 현황, 지역보건의료 계획 수립, 평가, 현황 등에 대해 서술하고자 한다.

1) 공공보건의료

(1) 공공보건의료의 필요성

공공보건의료는 국가, 지방자치단체 및 보건의료기관이 지역·계층·분야를 가리지 않고 국민의 보편적인 의료 이용을 보장하고 건강을 보호·증진하는 모든 활동을 의미한다. 공공보건의료 사업으로는 보건의료 공급이 원활하지 못한 지역·분야에 의료를 공급하는 사업, 보건의료를 보장받기 어려운 계층에 의료를 공급하는 사업, 발생 규모와 전파 속도, 심각성 등을 고려할 때 국가와 지방자치단체의 대응이 필요한 질병을 예방하고 건강을 증진하는 사업이 있다.

보건의료는 '건강권 실현'이라는 '공익'을 목적으로 하기에 기본적으로 공공성을 바탕으로 한다. 우리나라는 국민건강보험을 통해 의료의 가격과 진료량을 통제하고, 모든 의료기관에서의 건강보험 보장 등을 통해 의료의 공공성을 확보하고 있다.

건강보험제도는 의료 수요의 불확실성에 대비하고, 의료 서비스의 배분을 담당한다. 그러므로 의료 공급의 적정성 유지를 위한 공공 부문의 개입이 필요하다. 왜냐하면 보건의료는 서비스의 특성상 공급자·소비자 간 정보의 비대칭성으로 인해 공급자가 유발하는 수요가 발생하거나, 외부 효과로 인해 공급자에게는 수익이 없으나 사회적으로는 바람직한 서비스의 공급은 부족해지는 현상이 발생할 가능성이 매우 크기 때문이다. 따라서 보건의료 서비스를 제공하는 과정에서는 적정한 자원 배분 및 형평성 실현을 위해 공공의 조정·개입이 필요하다.

(2) 공공보건의료정책의 경과

2000년 〈공공보건의료에 관한 법률〉이 제정되면서 '공공보건의료기관이 행하는 보건의료'를 '공공 의료'로 정의하고, 이에 따라 공공의료기관 확충을 통해 보건의료 체계의 공공성을 강화하기 위한 정책 추진 기반을 마련하기 시작했다.

이러한 공공 의료 강화정책은 2005년 〈공공보건의료 확충 종합대책〉을 수립함으로써 본격적으로 추진되었다. 이 대책은 보건의료 체계의 영리적 속성 심화와 함께 고비용·저수익 분야의 공급 감소 등 공공 의료의 공백 문제가 확대되자, 국가보건의료 체계의 공익적 가치 회복을 위해 기존의 건강보험 등 재정기전 외에 공급 기반의 공공성을 높이는 새로운 정책 수단이 필요해지면서 수립되었다.

그 이후 공공보건의료 체계 개편 및 효율화, 고령화 사회 대비 공공보건의료 역할·투자 확대, 예방 중심의 질병 관리 체계 구축, 필수 보건의료 안전망 확충 등 4대 전략 11개 주요 정책 과제를 추진하기로 했다. 이에 따라 수도권 및 민간 의료기관에 비해 낙후된 지방 공공 의료기관의 시설·장비 현대화를 추진했다.

그러나 〈공공보건의료 확충 종합대책〉이 목표한 공공 병상 30% 확충은 민간 병상이 계속 증가함에 따라 달성하지 못했다. 우선, 현행 건강보험제도하에서 국공립 의료기관과 민간 의료기관의 기능적 차이가 크지 않음에도, 의료기관의 대부분을 차지하는 민간 병원을 제외한 채 국공립 병원만 공공보건의료기관으로 인정하고 양적 확충을 추진하는 데 대한 비판이 있었다. 또한, 관료적 운영과 불친절, 만성적자 등으로 민간에 비해 경쟁력이 떨어지는 국공립 병원을 늘리겠다는 데 대한 국민적 공감대도 부족했다.

2013년 경상남도의 진주 의료원 폐업에 대한 논란을 계기로 지방 의료원의 역할과 기능, 누적되는 운영비 적자 같은 문제들이 공론화되었다. 나아가 우리나라 보건의료 체계에서 공공보건의료의 의미와 공공보건의료기관의 역할 등에 대한 논의도 적극적으로 이루어지게 되었다. 2015년 〈제1차 공공보건의료 기본 계획〉 발표를 앞둔 상황에서 메르스가 발생하여 감염병 분야, 취약지 공공의료 자원 공급 등에 대한 추가적인 검토가 필요하게 되었다. 이에 따라 지역·계층·분야에 관계없이 보편적인 의료서비스 접근성을 보장하는 것을 목표로 제1차 공공보건의료 기본 계획(안)을 마련하여 관계 기관 의견을 수렴하였다. 그간의 검토 및 의견 수렴 결과를 바탕으로 2016년 제1차 공공보건의료 기본 계획을 발표하였다.

(3) 공공보건의료 목표의 패러다임 전환

〈공공보건의료 확충 종합대책〉이 발표된 이후 '공공보건의료기관' 중심의 공공보건의료정책의 방향을 전환할 필요가 있다는 주장이 나왔다. 이를 위한 대규모 투자에도 불구하고 인프라 중심의 접근은 한계가 있었다.

이에 공공과 민간을 구분하기보다는 '국민에게 필요한 공익적 서비스 제공' 기능을 중심으로 공공보건의료정책 패러다임 전환을 추진했다. 〈공공보건의료에 관한 법률〉 전부개정('12.2.1 공포,

'13.2.2 시행)을 통해 그동안의 하드웨어 중심 공공의료정책에서 벗어나, 공공과 민간 관계없이 '필수 보건의료 서비스 제공'이라는 '기능'을 중심으로 공공보건의료의 개념을 전환한 것이다.

또한 '지역·계층·분야에 관계없이 보편적 보건의료 서비스 제공'을 위해 보건의료 서비스 공급이 원활하지 못한 지역에 보건의료 서비스를 제공하고 있다. 보건의료 서비스를 보장받기 어려운 계층이나 인구 집단을 위한 보건의료 서비스도 제공되고 있으며, 사회적으로 필요하나 적정공급이 안 되는 분야에 대해서도 보건의료 서비스를 제공하고 있다. 그리고 공공 부문의 대응이 필요한 질병 예방과 건강 증진 등 공공보건의료의 영역을 구체화했다.

■ 표 1-1　공공보건의료의 개념

구분	기존의 개념	앞으로의 개념
정의	공공 부문(public sector)에 의해 제공되는 보건의료	공공의 이익(public interest)을 위한 보건의료
분류 기준	서비스 공급 주체에 의한 분류	서비스 기능에 의한 분류
제공 기관	공공보건의료기관(국공립 의료기관 및 보건소)	공공보건의료기관 + 민간 의료기관 (공공 부문의 주도적 역할 필요)
대상	취약계층 중심	모든 국민

출처 : 보건복지부(2017), 2016 보건복지백서.

(4) 제1차 공공보건의료 기본 계획 수립·발표

공공보건의료의 개념 전환에 따른 서비스 주체 및 대상의 확대, 공공의료 정상화를 위한 국정조사 등을 계기로 공공의료기관의 역할 강화, 공공성과 경쟁력 제고 필요성에 대한 사회적 관심 증대. 체계적이고 종합적인 공공보건의료 정책 수행을 위한 공공보건의료 전반을 아우르는 청사진이 필요하다는 판단 하에 2016년 3월 제1차 공공보건의료 기본계획(2016~2020년)을 수립·발표하였다.

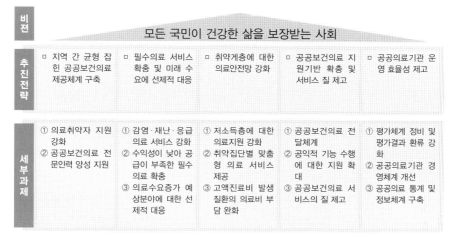

5대 추진전략, 14개 세부 과제, 46개 실행 과제

비전	모든 국민이 건강한 삶을 보장받는 사회				
추진전략	□ 지역 간 균형 잡힌 공공보건의료 제공체계 구축	□ 필수의료 서비스 확충 및 미래 수요에 선제적 대응	□ 취약계층에 대한 의료안전망 강화	□ 공공보건의료 지원기반 확충 및 서비스 질 제고	□ 공공의료기관 운영 효율성 제고
세부과제	① 의료취약자 지원 강화 ② 공공보건의료 전문인력 양성 지원	① 감염·재난·응급 의료 서비스 강화 ② 수익성이 낮아 공급이 부족한 필수 의료 확충 ③ 의료수요증가 예상분야에 대한 선제적 대응	① 저소득층에 대한 의료지원 강화 ② 취약집단별 맞춤형 의료 서비스 제공 ③ 고액진료비 발생 질환의 의료비 부담 완화	① 공공보건의료 전달체계 ② 공익적 기능 수행에 대한 지원 확대 ③ 공공보건의료 서비스의 질 제고	① 평가체계 정비 및 평가결과 환류 강화 ② 공공의료기관 경영체계 개선 ③ 공공의료 통계 및 정보체계 구축

그림 1-1 제1차 공공보건의료 기본 계획

(5) 공공보건의료기관 및 수행기관 현황

우리나라의 보건의료 체계는 민간 위주의 의료 공급 체계와 국가 주도의 재정 관리 체계를 특징으로 한다. 2016년 12월 현재 의료기관의 공급 현황은 보건소 등 공공보건기관과 병원급 이상의 공공의료기관을 모두 포함한 공공보건의료기관은 3,712개소로, 전체 의료기관의 5.4%, 병상 수는 전체의 9.1%이며, 민간 의료기관이 의료시설의 약 94.6%를 차지하고 있다. 이 중 병원급 이상의 공공의료기관은 총 220개소이다. 이러한 공공보건의료기관의 비중은 외국과 비교해봤을 때 매우 낮은 수준이다.

공공의료기관을 기능별로 보면 주로 일반 진료를 담당하는 국립중앙의료원, 국립대병원, 지방 의료원 등과, 특수 질환을 담당하는 국립결핵병원, 국립정신병원, 국립재활원, 국립암센터, 원자력병원, 국립소록도병원 등이 있다. 또한 특수한 대상을 담당하는 경찰병원, 보훈병원, 군 병원, 산재(의료)관리원 등이 있으며, 기초자치단체가 운영하는 기관으로는 지방 의료원, 적십자병원, 공단 일산 병원, 시립 일반 병원과 시·군·구 노인 병원 등이 있다.

■ 표 1-2　공공보건의료기관 현황(2016년 12월 기준)　　　　　　　　　　　　　　(단위: 개소, 병상, 명)

구분	공공보건의료기관 (A)			민간 의료기관 (D)	공공+민간	
	계 (A=B+C)	공공 보건기관 (B)	공공 의료기관 (C)		계 (E=A+D)	공공 비율 (A/E)
기관 수	3,712	3,492	220	64,751	68,463	5.4%
병상 수	63,356	365	62,991	629,105	692,461	9.1%
의사 인력	15,601	3,475	12,126	125,999	141,600	11.0%

출처: 보건복지부(2017). 2016 보건복지백서.

「공공보건의료에 관한 법률」 개정으로 민간 의료기관도 공공보건의료 수행기관으로서 공공보건의료정책에 참여할 수 있는 기반이 마련되었다. 민간 의료기관은 시 · 도에 의해 의료 취약지 거점 의료기관으로 지정되거나, 보건복지부에 의해 공공 전문 진료 센터로 지정된 경우, 또는 보건복지부 · 지자체와의 협약 체결 등으로 '공공보건의료 수행기관'으로 지정된 경우 공공보건의료정책에 참여할 수 있다.

■ 표 1-3　공공 및 민간 의료기관의 병상 비율(2008~2009년 기준)　　　　　　　　　(단위: %)

구분	공공 의료기관	민간 의료기관
캐나다	100	−
프랑스	66	34
독일	49	51
이탈리아	82	18
일본	26	74
호주	70	30
멕시코	65	35
스웨덴	98	2
영국	96	4

출처: OECD Survey of Health System Characteristics 2008~2009. 감신(2010), 공공보건의료 체계 현황과 발전방안, 보건복지포럼

■ 표 1-4　국민의료비 중 공공 부문 지출 비율(%) 추이　　　　　　　　　　　　　　(단위: %)

구분	2006	2008	2010	2012	2014	2016	OECD 평균(2014)
국민의료비(GDP 대비)	6.0	6.4	7.1	7.6	7.1	7.7	9.1
공공 의료 구성비	54.8	54.8	56.5	54.5	56.5	−	73.1

출처 : OECD Health Data 2016. 보건복지부(2017). 2016 보건복지백서.

■ 표 1-5 기능 및 관할 지역에 따른 공공 병원 분류

기능 구분	광역 이상				단일 혹은 복수 기초자치단체	
일반진료중심 (62)	국립중앙의료원(1) 국립대학병원(10) 국립대학병원분원(6) 건보공단일산병원(1)			18	지방의료원(34) 지방의료원분원(2) 적십자병원(5) 공단일산병원(1) 시립일반병원(2)	44
특수질환 중심 (122)	국립결핵병원(2) 국립정신병원(5) 국립법무병원(1) 국립재활원(1) 국립교통재활병원(1) 국립암센터(1) 국립소록도병원(1) 국립대치대병원(6)	시립장애인치과병원(1) 시립서북병원(1) 시립어린이병원(1) 도립재활병원(2) 원자력병원(2) 시도립정신병원(12) 국립대한방병원(1) 시도립노인병원(38)		76	시·군·구 노인병원(44)	44
특수 대상 중심 (36)	경찰병원(1) 산재의료원(10)	보훈병원(5)			군병원(20)	36

출처 : 보건복지부(2017), 2016 보건복지백서.

2) 지역보건의료 계획

(1) 지역보건의료 계획 수립

지역보건의료 계획은 보건사업에 대한 각종 계획을 중앙정부에서 수립하여 시달하고, 지방자치단체에서는 이를 피동적으로 집행하던 종전의 상의하달방식(top-down) 대신, 지방자치단체가 주도적으로 계획을 작성한 후 중앙정부의 조정을 거쳐 시행하는 하의상달방식(bottom-up)을 채택하여, 지방자치단체 스스로 보건기관의 기획력을 향상시키고 동기를 부여하는 것이다.

지역보건의료 계획은 지방자치단체장, 지방의회, 지역사회 네트워크를 비롯한 관련 단체와 기관 등이 계획 수립에 참여해 추진 목표를 명확히 하며, 보건의료에 대한 인식을 제고하고, 주민 건강 증진에 이바지하고 있다.

1995년에 지방자치제가 본격적으로 실시되면서 「보건소법」이 「지역보건법」으로 전부 개정되고, 1996년부터는 전국의 기초·광역자치단체가 매 4년마다 지역보건의료 계획을 자체적으로 수립하며, 매년 연차적 시행 계획도 수립하게 되었다.

지역보건의료 계획의 목적은 기초·광역자치단체 수준에서 지역 실정에 맞는 보건의료 사업

에 대한 계획을 수립해 지역 주민의 건강 욕구에 부응하는 지역보건의료 사업을 개발함으로써, 보건의료 서비스의 질 향상 및 주민 건강 향상을 도모하는 것이다.

(2) 지역보건의료 계획 평가

「지역보건법」은 매 4년마다 수립하는 지역보건의료 계획과, 그에 따라 매년 수립하는 연차별 시행 계획의 시행 결과를 보건복지부 장관이 정하는 평가 기준에 따라 평가하게 한다. 지역보건의료 계획 및 시행 결과 평가는 1994년에 우루과이라운드가 타결된 이후 수입 농산물로부터 우리 농어촌을 지키고 발전시키기 위한 농어촌 의료 서비스 개선 대책('94.9 보건사회부)에서 시작되었다.

1996~1997년에 개발된 지역보건의료 계획 평가서는 지역보건의료 계획서에 대한 평가로, 「지역보건법」이 제정된 이후 시행된 지역보건의료 계획에 대한 최초의 본격적인 평가서라는 의의가 있다. 1996~1997년에 시행된 지역보건의료 계획 평가는 그 목적이 농어촌 의료 서비스 개선 사업평가의 일부로 편입되면서 농어촌 보건소 지원 순위를 선정하는 평가 영역의 일부로 시행되었는데, 서류 평가만 이루어졌다. 1997년 제1기, 1999년 제2기 지역보건의료 계획이 제출되었으나, 일부 농촌 지역만 평가했다.

지역보건의료 계획 수립은 보건소의 기획력 향상에 많은 기여를 했다. 그러나 지역보건의료 계획 시행 결과에 대한 체계적이고 과학적인 평가가 필요하다는 지적도 제기되었다. 이에 따라 2001년에는 지역보건의료 계획 시행 결과 평가 기준 및 평가 체계 개발에 관한 연구를 실시하여, 서류 평가와 현지 평가를 병행하는 평가 체계를 개발·구축했다.

2002년도에는 전국 40개 보건소를 대상으로 시범 사업을 실시했고, 아울러 제3기('03~'06) 지역보건의료 계획도 수립했다. 2003~2006년에는 매해 지역보건의료 계획 연차별 시행 계획의 시행 결과를 평가하여 모니터링했다. 이 과정에서 2003년 40개소, 2004년 68개소, 2005년 69개소, 2006년 69개소를 선정하여 지역보건의료 계획에 따른 업무 수행 과정을 중점적으로 평가했다.

2006년에 제3기 지역보건의료 계획이 종료되면서 그동안 이루어진 서류 평가, 1~4차 현지 평가, 연차별 평가를 종합해 최종 결과를 도출함으로써 제3기 지역보건의료 계획은 마무리되었다. 이듬해에는 제3기 지역보건의료 계획 종합 평가 대회를 개최하여 지난 4년간의 평가 결과를 발표했다.

2007년에는 제4기 지역보건의료 계획('07~'10)을 수립하고, 이를 평가했다. 2008년에는 제3기와 마찬가지로 매해 지역보건의료 계획 연차별 시행 계획·결과를 작성했다. 이 과정에서 지자체의 업무 부담 경감과 업무 효율성 향상을 위해 계획·평가 방식을 변경했다. 개별적으로 수행되던 보건사업평가도 지자체 보건사업 통합 평가로 추진되기 시작했으며, 개별 보건사업에서 수립하던 보건사업 계획을 지역보건의료 계획으로 통합·수립했다.

2009년에는 지역보건의료 계획, 연차별 시행 계획·결과를 종합 진단·평가하고, 이를 지방자치단체로 환류還流하는 '지역보건의료 계획 시행' 체계를 구축했다. 바로 이 체계에서 개별 보건사업 계획을 지역보건의료 계획 중심으로 통합해 2010년 연차별 시행 계획을 수립했다. 이로써 계획 수립 효율화를 도모하고, 온라인 시스템을 통해 진단·환류를 강화하는 등 지자체 보건사업의 체계적인 관리를 위한 발판을 마련했다.

이를 통해 지자체별 보건기관 인프라와 사업 실적 등에 관한 모니터링이 가능해졌고, 실적 관리에 따른 기술 지원도 이루어지면서 보건사업 전반에 대한 수준이 제고되었다.

2010년은 제5기 지역보건의료 계획('11~'14) 수립년도로서, 지자체가 수립한 지역보건의료 계획에 대한 평가·환류를 강화하여 지자체의 계획서 활용도를 높이게 했다. 또한, 시·도 광역 기술지원단을 운영함으로써 사전 기술 지원에 의해 계획서의 수준 향상 및 환류 기능을 강화하고자 했다.

제5기 지역보건의료 계획의 주요 내용으로는 시·도의 지역보건의료 계획 비전·목표 선정, 지역사회 현황 분석, 중점 과제 선정, 중점 과제 해결 전략 수립, 개별 보건사업 계획 수립, 보건기관 자원 확충 및 지원 계획, 지역보건의료 계획 수립 활동 등이 있다. 또한 이 계획은 시·군·구에서도 동일한 내용을 포함시키되, 지역 실정에 맞게 계획을 수립하게 했다. 특히 지역보건의료자원 역량 강화 계획을 추가시켰다.

2013년에는 지역사회 통합건강증진사업을 도입하면서 지역 여건을 반영한 건강 증진 사업 계획을 수립하고, 〈2013년 지역보건의료계획〉을 2012년에 연차별 시행한 결과 및 2013년 시행 계획에 통합하여 수립하게 했다. 제6기 지역보건의료계획('15~'18)을 수행 중이며, 2017년 시행 결과 및 2018년 시행 계획을 수립('18. 2)하도록 했다.

(3) 지역보건의료 계획 수립 방법과 내용

① 작성 대상

지역보건의료 계획 수립은 시ㆍ도 및 시ㆍ군ㆍ구를 대상으로 한다.

② 작성 범위

지역보건의료 계획의 작성 범위는 지역사회 전반의 건강 환경과 자원을 모두 포함하며, 지난 4개년간 시행 결과를 토대로 향후 4년의 지역보건의료에 대한 종합계획을 수립한다.

연차별 시행 결과와 시행 계획의 작성 범위에는 전년도 지역보건의료 계획 시행 계획에 따른 시행 결과와, 당해년도 사업 수행을 위한 세부 실행 계획 등이 포함된다. 아울러 중장기 지역보건의료 계획과 시행 계획 및 시행 결과의 수립 시기와 수립 절차를 비교하면 표 1-7과 같다.

■ 표 1-6   지역보건의료 계획 수립 및 평가

구분	내용
제1기 (1996년)	- 제1기 지역보건의료 계획('97~'98년) 수립 및 일부 지역 평가 시행
제2기 (1998년)	- 제2기 지역보건의료 계획('99~'02년) 수립 및 일부 지역 계획서 평가
제3기 (2002년)	- 제3기 지역보건의료 계획('03~'06년) 수립 및 전국 시ㆍ도, 시ㆍ군ㆍ구 계획서 평가 - 제3기 지역보건의료 계획 일차 현지 평가 시행('03. 10) - 제3기 지역보건의료 계획 시행 결과('03년) 및 시행 계획('04년) 평가 시행('04. 5) - 제3기 지역보건의료 계획 이차 현지 평가 시행('04. 9) - 제3기 지역보건의료 계획 시행 결과('04년) 및 시행 계획('05년) 평가 시행('05. 3) - 제3기 지역보건의료 계획 삼차 현지 평가 시행('05. 9) - 제3기 지역보건의료 계획 시행 결과('05년) 및 시행 계획('06년) 평가 시행('06. 5) - 제3기 지역보건의료 계획 4차 현지 평가 시행('06. 9) - 제3기 지역보건의료 계획 시행 결과('06년) 평가 시행('07. 3) - 제3기 지역보건의료 계획 종합 평가 대회 실시('07. 8)
제4기 (2007년)	- 제4기 지역보건의료 계획('07~'10년) 수립 및 전국 시ㆍ도, 시ㆍ군ㆍ구 계획서 평가 - 제4기 지역보건의료 계획 일차 현지 평가 시행('07. 9) - 제4기 지역보건의료 계획 2008년 시행 계획 수립 및 평가 시행('08. 2) - 제1차 지방자치단체 보건사업 통합 평가 시행('07 시행 결과)('08. 10) - 제4기 지역보건의료 계획 2009년 시행 계획 수립('08. 9) - 제2차 지방자치단체 보건사업 통합 평가 시행('08 시행 결과)('09. 7) - 제4기 지역보건의료 계획 2008년 시행 결과 평가 시행('09. 10) - 제4기 지역보건의료 계획 2010년 시행 계획 수립('09. 10) - 제1회 보건사업 성과 대회 개최('10. 1) - 제4기 지역보건의료 계획 2009년 시행 결과 평가 시행('10.2) - 제3차 지방자치단체 보건사업 통합 평가 시행('09 시행 결과)('10. 2) - 제2회 보건사업 성과 대회 개최('10.12) - 제4기 지역보건의료 계획 2010년 시행 결과 평가 시행('11.2)

구분	내용
제5기 (2010년)	- 제4차 지방자치단체 보건사업 통합 평가 시행('10 시행 결과)('11. 2) - 제5기 지역보건의료 계획('11~'14) 수립 및 전국 시·도, 시·군·구 계획서 평가 - 제5기 지역보건의료 계획 2012년 시행 계획 수립 및 평가 시행('11. 2) - 제3회 지방자치단체 보건사업 통합 대회 개최('11.12) - 제5기 지역보건의료 계획 2012년 시행 결과 제출 및 시행 계획 수립('12. 12) - 제4회 지방자치단체 보건사업 통합 대회 개최('12.12) - 제5기 지역보건의료 계획 2013년 시행 결과 제출 및 시행 계획 수립('14. 2) - 제5회 지방자치단체 보건사업 통합 대회 개최('13.11)
제6기 (2014년)	- 제6기 지역보건의료 계획('15~'18) 수립 및 전국 시·도, 시·군·구 계획서 평가 - 제6회 지방자치단체 보건사업 통합 대회 개최('14.12) - 제7회 지방자치단체 보건사업 통합 대회 개최('15.5) - 제8회 지방자치단체 보건사업 통합 대회 개최('16.5) - 제6기 지역보건의료계획('15~'18) 2015년 시행 결과 제출 및 2016 시행 계획 수립('16. 2)

출처: 보건복지부(2017). 2016 보건복지백서.

■ 표 1-7 지역보건의료 계획과 지역보건의료 계획 시행 계획 및 시행 결과 비교

구분	지역보건의료 계획	지역보건의료 계획 시행 계획	지역보건의료 계획 시행 결과
수립 주체	• 시·도 및 시·군·구		
수립 시기	• 4년마다	• 매년	• 매년
수립 절차	• 주민·전문가 등의 의견 수렴 • 지역 내 보건의료 실태 조사에 대한 의회 의결 등	• 의회 의결을 거치지 않음. 지역보건의료 심의 위원회의 심의를 거침	• 의회 의결 거치지 않음 • 지역보건의료 심의 위원회의 심의를 거침
수립 내용	• 4년간의 중장기 총괄 계획	• 지역보건의료 계획을 근거로 당해 연도 사업 수행을 위한 세부 실행 계획	• 지역보건의료 계획 시행 계획에 따른 시행 결과

출처: 보건복지부(2017). 2016 보건복지백서.

■ 표 1-8 지역보건의료 계획 및 시행 결과 작성 주기

작성 주체	작성 계획	주기	제출 시기	제출처
시·도	지역보건의료 계획서 연차별 시행 계획 연차별 시행 결과	4년 1년 1년	시행 전년 11월 시행 전년 11월 시행 후 3월	보건복지부
시·군·구	지역보건의료 계획 연차별 시행 계획 연차별 시행 결과	4년 1년 1년	시행 전년 6월 시행 전년 6월 시행 후 2월	시·도

출처: 보건복지부(2017). 2016 보건복지백서.

③ 지역보건의료 계획 및 시행 결과 작성 주기

지역보건의료 계획 및 시행 결과에 대한 작성 주기는 〈지역보건법시행령〉 제5조 및 제6조에 따라 표 1-8과 같다.

④ 지역보건의료 계획 시행 흐름도

지역보건의료 계획 시행 전 과정에 대해 체계적인 환류 체계를 구축하고자 시·도별 기술지원단을 운영하고, 시·군·구 단위 미흡 지역에 대해 보건사업 전반에 대한 기술 지원을 강화했다. 지역보건의료 계획 시행 흐름도는 다음과 같다.

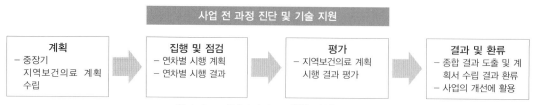

그림 1-2 지역보건의료 계획 시행 흐름도

출처: 보건복지부(2017). 2016 보건복지백서.

⑤ 작성 내용

지역보건의료 계획에 포함해야 할 사항은 비전 및 목표, 지역사회 현황 분석, 중점 과제 선정 및 계획, 개별 보건사업 계획, 지역보건의료자원 확충 및 역량 강화 계획이다. 이는 일반적으로 널리 쓰이는 보건의료 계획 수립 내용 및 단계와 유사하다.

제4기 지역보건의료 계획('07~'10)부터는 4년간 지역보건의료의 방향을 토대로 중점 추진 과제를 선정하며, 주요 보건사업에 대한 중장기 전략을 수립하게 되었다. 중점 과제는 지역사회 현황 분석(지역의 건강 수준, 지역사회 주민의 관심도, 지역보건기관 인프라 수준, 외부 환경 변화 등)을 통해 도출한 건강 문제를 지역사회 이해관계자(지자체장, 심의위원회, 의회 의결 등)의 협의를 거쳐 확정한 지역사회의 중점 추진 과제이다. 이 과제에 대해서는 지자체의 관심도가 가장 높으며, 향후 4년간 중점적으로 추진할 사업을 나타내고 있다. 제5기 지역보건의료 계획은 지자체(230개) 보건사업의 4년 단위 중장기 계획('11~'14)이다. 이는 지역사회 현황 분석을 통한 지자체 보건의료 비전·목표 수립, 지역 특성에 맞는 중점·특화 사업 수행 전략 강화, 계획 수립 과정에 다양한 지역사회 구성원 참여 유도, 지역사회보건의료 환경 변화에 대비할 수 있는 계획 수립을 주목적으로 한다.

제5기 지역보건의료 계획은 이전 계획 시행 결과의 내용을 분석함으로써 시·도 및 시·군·구의 주요 건강 문제 및 중점 추진 사업을 도출하고, 사업 계획에 대한 지원 방안을 마련하게 했다. 특히 지역보건의료 계획 내에서 수립되는 세부 사업 계획을 2013년에 도입된 지역사회 통합건강증진사업 계획을 포함하여 수립하게 했다. 아울러 예산이 반영된 연차별 시행 계획을 통해 계획의 활용도를 높이도록 했다.

그리고 지역보건 관련 관계 부서에 자료 제공을 통한 지역보건의료정책 수립 지원 및 활용도 제고를 위해 지자체에 조정 의견을 전달하고, 지자체에서 기 수립된 계획이 시행될 수 있도록 평가 결과 환류(HP 2020 공표에 따른 목표 반영 등)를 수행하도록 하고 있다. 또한 지역보건의료 계획 실행 역량 강화, 계획 우수 사례 공유 및 보건소와의 교류를 활성화하도록 함으로써 미흡 지역의 보건기관 역량 강화도 지원하고 있다. 2015년 11월 지역보건법령 개정을 통하여 취약계층의 건강관리 및 지역주민의 건강 상태 격차 해소를 위한 계획을 지역보건의료 계획에 포함하도록 했다.

제6기 지역보건의료 계획('15~'18)에서는 지역사회 전체 건강정책의 총괄관리(governance) 기능을 보건소가 수행하도록 하여 전달 체계 구축 및 자원 재정비를 위한 역량을 강화하는 계기를 마련하였으며, 「지역보건법」 개정을 통해 이러한 보건소의 고유 기능을 법제화('15. 11)하였다.

앞으로 제7기 보건의료계획 수립 시 다양한 이해 관계자의 참여와 원활한 의사소통을 통하여 정책 실현성을 높이고 지역사회 현황 분석 결과를 통해 지역보건 전반을 아우르는 종합계획으로 수립될 수 있도록 계획의 타당성을 높여 나가야 한다.

2. 보건의료의 구성 요소와 특성

1) 보건의료의 구성 요소

보건의료의 구성 요소는 광의의 개념으로 정의하면 기초의학과 임상의학을 포함하는 의과학(medical science), 의료 시설과 인력 및 의료 관련 제도를 포함하는 의료 체계(system), 의료이용자, 제공자, 기타 의료 관련 조직의 행태를 포함하는 보건의료행태(behavior) 등 세 가지 차원으로 이루어져 있다.

보건의료 체계는 다양한 하위 체계로 구성되어 있으며, 이 하위 체계들은 상호 간에 영향을 주고받으면서 보건의료 체계라는 전체 체계를 이룬다.

보건의료 체계에 대해 클레츠코브스키Kleczkowski, B. M. 등(1984)은 보건의료 체계의 구조·구성 요소와 이들의 상호 관계를 제시했다.

하위 구조의 구성 요소에는 보건의료자원의 개발과 조직적 배치, 보건의료 제공, 경제적 지원·관리가 포함되어 있다. 이 구성 요소들의 상호 관계를 살펴보면, 우선 보건의료자원이 개발된 뒤 조직적으로 배치되면, 이를 효율적으로 운영하기 위한 경제적인 지원·관리가 투입되는 식이다. 즉, 조직적으로 배치된 자원을 활용해 보건의료를 제공함으로써 '건강'이라는 산출물을 얻는 것이다.

보건의료 체계의 하위 구조에서는 인구 집단, 가족 개인의 건강이 그가 소속되어 있는 물리적·사회적 환경으로부터 영향을 받는다. 또한 보건의료는 이들을 대상으로 건강 증진, 예방, 질환 치료, 재활 서비스와 중증 장애인 및 불치병자에 대한 의료 서비스를 산출하는 기능을 담당한다. 이러한 기능은 자원의 개발과 조직적 배치의 결과로서 이루어진다. 아울러 자원의 개발 및 조직적 배치를 위해서는 경제적 지원이 이루어져야 한다.

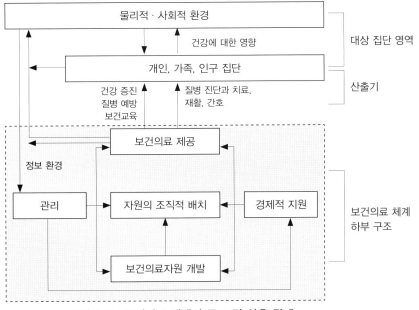

그림 1-3 보건의료 체계의 구조 및 상호 관계

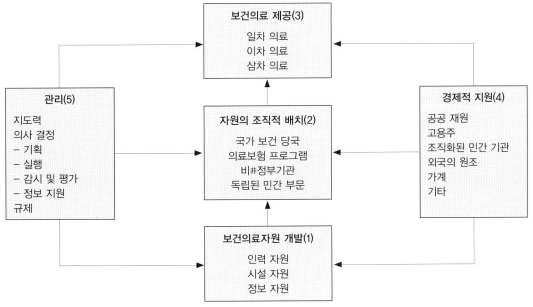

그림 1-4 보건의료 체계의 하부 구조와 구성 요소

출처: Kleczkowski, Roemer & Albert(1984). National health systems and their reorientation towards health for all. Geneva: WHO.
      Public health papers.

2) 보건의료의 분류

(1) 질병 예방적 관점에 따른 분류

질병 예방적 관점에서 보건의료를 분류하면 일차 예방, 이차 예방, 삼차 예방으로 구분된다. 일차 예방은 건강 증진 서비스와 예방 서비스를 포함하며, 이차 예방은 조기 검진, 조기 치료, 질병에 대한 진단과 치료를 모두 포함하고, 삼차 예방은 재활 서비스이다.

① 일차 예방은 소아마비 백신 접종 혹은 금연을 유도하기 위한 세금 매기기 같은 활동이다. 이는 질병이나 사고의 발생을 방지한다.
② 이차 예방은 자궁경부의 악성병변을 스크린하기 위해 pap smear를 하거나, 유방암을 조기 발견하기 위해 유방촬영술을 실시하는 활동 등이다. 이는 질병을 조기 발견함으로써 질병의 진행을 막거나 늦춘다.
③ 삼차 예방은 교통사고로 인한 부상을 치료한 후 신체 기능이 제한되는 경우를 최소화하고, 사고 전 건강 상태로 회복시키기 위한 물리치료와 같은 재활 서비스를 포함한다.

(2) 의료기술의 복잡성에 따른 분류

의료기술의 복잡성에 따라 보건의료를 분류하면 일차 의료, 이차 의료, 삼차 의료로 구분된다. 일차 의료는 예방접종이나 건강교육을 비롯한 감기나 설사, 단순 외상 등의 진료이다. 이는 주로 의원과 보건소에서 담당하는 서비스이다. 이차 의료는 병원급 의료기관에서 담당하는 서비스이고, 삼차 의료는 분과 전문의와 여러 직종의 인력이 협동 체제를 이루고 특수 시설과 장비를 갖춘 의료기관에서 제공하는 의료 서비스이다.

① 일차 의료는 인후두염, 당뇨병, 관절염, 우울증, 고혈압과 같은 흔한 건강 문제를 다룬다. 또한 예방접종, 유방 X선 촬영과 같은 활동으로 질병을 예방한다. 이는 소비자가 의료 서비스 제공자들을 찾아가는 경우의 80~90%를 차지한다.
② 이차 의료는 급성 콩팥 부전이 있는 환자의 입원치료와 같은 보다 더 전문화된 의료 서비

스를 요구하는 문제들을 다룬다.

③ 삼차 의료는 의료 시스템의 피라미드 구조의 가장 상위에 있으며, 뇌하수체 종양 및 선천성 기형과 같은 드물지만 복잡한 질환을 관리하고 치료한다.

3) 보건의료의 특성

보건의료는 일종의 서비스 활동으로, 의식주와 마찬가지로 생활필수품의 한 부분이다. 하지만 일반 상품이나 공공재화에는 없는 특성이 있다. 보건의료의 사회적·경제적 특성은 불확실성, 소비자의 정보 부족, 외부 효과, 공급의 독점성, 가치재(merit goods) 등으로 설명할 수 있다. 아울러 바람직한 보건의료의 특성은 효과성(effectiveness), 안전성(safety), 환자중심성(patient-centeredness), 적시성(timeliness), 효율성(efficiency), 형평성(equity)이라는 부분에서 적절해야 한다.

(1) 보건의료의 사회적·경제적 특성

① 불확실성

대부분 개인 수준에서는 질병의 발생 여부 및 시점, 그로 인한 진료 결과 및 진료비 발생 규모 등을 예측할 수 없다.

② 소비자의 정보 부족

질병이 발생할 경우 소비자는 자신에게 필요한 보건의료 관련 전문적 지식·기술이 없기 때문에 보건의료의 제공을 의료전문가에게 의뢰하게 된다. 이를 정보의 비대칭성(asymmetry of information)이라 하는데, 그로 인하여 의료전문가에 의한 수요(Physician induced demand)가 발생하기도 한다.

③ 외부 효과

상품의 생산·소비로 발생하는 비용과 편익을 그 상품의 생산자나 소비자가 부담하거나 누리지 않는 경우가 있다. 그 구체적인 예로는 공해 유발 산업이나 간접흡연과 같은 부정적인 외부 효과와, 연구 개발을 통한 의학 기술의 발전, 예방접종 등과 같은 긍정적인 외부 효과가 있다.

④ 공급의 독점성

환자에게 안전한 진료를 보장해주기 위해 의료인에 대한 최소한의 자격 요건을 정하는 면허 제도가 운영되고 있다. 이는 공급자에 대한 자격을 법적으로 제한한 것으로, 공급의 독점을 유발하여 보건의료시장에서의 경쟁을 제한한다.

⑤ 가치재(merit goods)

민간 부문에서의 생산량이 이윤 극대화 논리에 따라 사회적인 최적 수준에 미치지 못하기 때문에 정부가 직접 공급에 개입하는 재화이다. 의료는 대표적 가치재 중 하나이므로, 국가가 모든 국민들에게 지불 용의와 능력에 관계없이 기본적인 보건의료를 제공하는 것이다.

(2) 바람직한 보건의료의 특성

① 효과성(effectiveness)

예방 서비스, 진단적 검사 또는 치료 등 어떠한 개입 조치가 다른 대안들에 비해 더 나은 결과를 가져올 것인지에 대해 체계적으로 수집한 근거를 바탕으로 의료를 제공하는 것이다. EBM(Evidence Based Medicine)과 EBN(Evidence Based Nursing) 등이 그 예이다.

② 안전성(safety)

환자 안전이 매우 중요한 건강 문제의 하나임을 인식하여 활발한 개선 활동을 전개하는 것이다. 병원 내에 적정진료운영실을 두는 것이 그 예이다.

③ 환자중심성(patient-centeredness)

환자 개개인의 선호, 필요 및 가치를 존중하고, 그에 반응하는 방식이다. 보건의료가 제공되는 과정에서 환자의 가치관이나 의사에 따라 모든 임상적 결정이 이루어지도록 한다.

④ 적시성(timeliness)

환자의 대기 시간을 단축하고, 보건의료 제공이 제공자와 이용자 모두에게 불필요할 정도로 지연되는 경우를 감소시킨다. 이는 적시에 적절한 개입 조치를 취하지 않으면 심각한 위협을 주는 질환들에 관한 것으로, MI(Myocardial Infarction)와 CVA(Cerebrovascular Accident) 등이 그 예이다.

⑤ 효율성(efficiency)

건강보험에서 의료 행위, 약제, 치료 재료 등에 대한 보험 급여 여부 및 가격 결정 과정에서 비용-효과 분석 같은 경제성 평가를 고려함으로써 건강보험의 운영 효율성을 높이기 위한 시도이다.

⑥ 형평성(equity)

사회적 · 경제적 · 인구학적 · 지리적으로 정의한 집단들 사이에서 건강의 어떤 측면에 교정할 수 있는 체계적인 차이가 없는 것이다. 보건의료 제공이 공정해지려면, 보건의료 제공 시에 개인에게 부여된 특성에 따른 차별이 없어야 한다.

4) 보건의료 관리(health care management)의 분야와 활동 영역

(1) 보건의료 관리의 개념

'보건의료 관리'란 보건의료를 대상으로 한 모든 관리 활동을 포괄하는 용어이다. 여기에 국가 수준의 보건의료정책을 포함시키는 경우에는 '보건정책 및 관리'라는 용어를 사용하기도 한다. 보건의료 관리의 과정은 기획, 실행, 평가 또는 기획, 조직, 명령, 조정, 통제 같은 절차를 거친다.

보건의료 관리의 분야는 보건의료와 관련된 제반 현상을 탐구의 대상으로 한다. 보건의료 체계 하부 구조의 구성 요소에는 보건의료자원의 개발과 조직적 배치, 보건의료 서비스 제공, 정책 및 관리, 경제적 지원 등이 포함된다. 보건의료 체계의 산출물로는 건강 증진 및 질병 예방과 진단, 치료 및 재활 등이 있다.

(2) 보건의료 관리의 활동 영역

보건의료 관리의 활용과 활동 영역으로는 지식의 생산, 보급, 실천을 들 수 있다. 지식의 생산은 주로 대학 및 연구소를 중심으로 보건의료 관리의 연구를 통해서 이루어진다. 아울러 학회 또는 연구회 등이 주관하는 학술대회, 정책토론회, 공청회 등을 통해 연구 결과물을 공유하는 기회가 주어지기도 한다. 보급은 보건의료 관련 인력의 교육 훈련 및 일반 국민들에 대한 보건 교육 또는 정보 제공을 통해 이루어진다. 이는 대학과 같은 보건의료 관련 인력교육기관이나 교육 병원과 같은 수련기관이 주로 담당한다. 보건의료에 관련된 지식과 기술은 임상진료, 보건의료기관의 관리를 통하여 실천이 이루어진다.

3. 보건의료제도

1) 보건의료제도 현황

우리나라의 보건의료제도는 일차 의료의 문지기(gate keeper) 기능을 체계적으로 개발하지 않았으며, 저수가정책을 고수하고 있다. 진단, 치료, 투약과 개별 행위의 서비스를 총합하여 의료 행위를 한 만큼 보상하는 방식인 행위별 수가제를 광범위하게 사용하고 있다. 또한 안과의 수정체 수술, 이비인후과의 편도 및 아데노이드 수술, 일반외과의 항문 및 항문 주위 수술, 서혜 및 대퇴부 탈장 수술, 충수돌기절제술, 산부인과의 자궁 및 자궁부속기 수술, 제왕절개분만 등 7개 질병과 관련하여 질병군별 포괄수가제를 실시하고 있다. 따라서 보험수가 통제에는 성공했으나, 서비스 양의 통제에는 실패하여 전반적인 보험진료비는 통제하지 못했다. 선진국에 비해 국민건강보험의 보험료 수준이 낮은 반면 본인 부담금이 높은 편이고, 국고 부담은 총 보험재정의 17~18% 수준이다. 의사와 간호사 등 의료인력은 다른 OECD 회원국들의 것과 비교해 부족한 편이다.

다음의 기사는 우리나라 의료제도의 현 수준을 잘 제시했다고 본다.

세계 보건기구(2000)에서는 〈World Health Report 2000〉에서 건강 수준, 재원 조달의 공평성 및 의료 체계의 반응성 등 5가지의 지표를 이용하여 한국 의료제도를 191개국 중에서 58위로 평가했다. 그러나 캐나다의 〈Conference Board〉(2006)에서는 30개의 보건지표 (결과지표)를 분석한 후 우리나라 의료제도를 OECD 24개국 중에서 5위로 평가한 바 있다. 이처럼 사용하는 지표에 따라 큰 변동 폭을 보이고 있는데, WHO의 결과는 신체장애나 이환 상태를 보정한 평균건강수명의 연장과 재원 조달의 공평성 및 의료제도의 대응성 개선 사업에 사원두입의 우선순위를 높여야 함을 시사해주고 있나. 캐나나의 결과는 우리나라 의료제도가 국제적으로 '저비용 소요형'에 분류되며, 상대적으로 보아 결과지표상으로는 효과적인 제도임을 시사해주고 있다. 　　　　　　　　출처: 연합뉴스. 2008년 9월 4일 자

2) 한국의 보건행정 체계

우리나라 보건행정 체계의 특징으로는 보건의료 제공 체계의 지역화(regionalization)를 들 수 있다. 이는 의료 공급 구조의 조직화와 밀접한 관련이 있는 개념으로, 지역사회 내의 보건의료 서비스가 일정 지역 내에서 완결될 수 있도록 한다. 아울러, 주민이 필요한 의료를 일정하게 제공받을 수 있도록 의료기관과 인력의 역할을 나눈다. 이는 고도로 구조화된 시스템을 만드는 발판으로 이용되며, 제한된 지역 내에서 모든 의료자원과 서비스를 조직화한다. 지역화된 시스템에서는 서로 다른 종류의 인적자원과 시설이 일차, 이차, 삼차 의료에 각각 할당된다. 그리고 각 계층간 환자의 이동은 조정되고 통제된 방식으로 이루어진다. 여기에서는 일차 의료의 기반을 강조한다.

우리나라에서는 환자 흐름의 통제 기전이 두 가지이다. 상급 종합병원에서의 진료는 일반 병·의원의 진료의뢰서 발급이 전제되어야 보험급여 수급이 가능하다. 또한 의료기관 종별에 따른 본인 부담금을 차등화하여 대형 병원으로 환자가 몰리는 것을 막도록 했다. 그러나 우리나라의 의료전달체계 정책은 성공적이지 못했다. 단순히 보험진료비의 본인 일부 부담금에 차등을 둠으로써 마치 환자들이 의료기관을 선택할 자유를 제약하는 것처럼 여겨졌다. 게다가 의료인들 간에도 환자 흐름을 인위적으로 통제함으로써 각급 의료기관들 간의 수지에 악영향을 주는 제도로 인식되었다.

결과적으로 의료전달체계 정책은 대형 병원으로 환자가 몰리는 것을 막지 못했으며, 오히려 환자들에게 두 단계의 의료 이용을 요구하는 제도가 되었다. 이로 인해 환자들의 불만 증대와 의료 서비스 제공의 비효율은 지속되었고, 정책목표로 삼았던 보험재정의 감소도 의문시되고 있다.

3) 보건의료 체계 변화 경향

① 의료소비자의 질 높은 서비스 요구

현대사회에서 의료소비자들의 기대 수준은 점점 높아지고 있다. 이는 의료소비자들의 교육 수준이 높아지고, 과학의 발달로 정보화 사회로 진입하면서 의료 정보가 일반인에게도 널리 보급되면서 의료인이 독점하였던 의학 지식 중 상당 부분도 대중화되었기 때문이다. 또한 사회 전반적 생활 수준의 향상으로 높은 품질의 의료 서비스에 대한 기대가 높아지면서, 특히 선진화된 의료 서비스 관련 정보를 직·간접적으로 접한 고객들은 질병의 치료뿐 아니라 삶의 질을 높이기 위한 의료 서비스를 요구하고 있다.

② 소비자단체의 영향력 증대

국민소득과 교육 수준의 급속한 향상과 선진국과의 교류 증가에 따라 언론과 시민단체의 영향력도 크게 신장되었다. 최근 수많은 시민 단체들이 급속히 결성되어 노동, 환경, 보건의료, 복지 등 사회 전반에 걸쳐서 활동하고 있다. 또한 앞으로는 언론과 더불어 보건의료를 담당하는 행정부와 보건의료제도를 입안하는 입법부에 가장 큰 영향력을 행사할 것이다.

③ 의료 체계의 위협 요소 증대

보건복지부의 보건의료미래위원회에서는 〈2020년 한국 의료의 비전과 정책 방향〉이라는 보고서에서 "한국의 보건의료 체계는 그동안 상당한 성과를 거두었지만, 보건의료 체계를 둘러싼 환경과 정책 여건은 급격히 변화하고 있으며, 이러한 도전에 대한 체계적인 대응이 필요한 시점이다"라고 강조했다. 또한 "고령화, 건강 행태 악화, 의료 욕구 증가 등으로 인한 의료비 증가는 이미 상당히 진행 중인 피할 수 없는 정책 여건이며, 이를 위한 재원을 충당하기 위해 상당한 규모의 국민 부담이 불가피한 상황이다"라고 했다. 이것은 우리나라 의료 체계의 지속가능성을 심각하게 위협하는 요인으로서, 결국 보장성 수준 및 의료의 질 하락으로 귀결될 가능성이 높다. 보고서에서도 "이는 결국 국민 건강 수준을 위협하는 요인으로 작용한다"고 덧붙이면서 이에 대한 우려를 표하고 있다.

4. 보건의료 관련 산업

1) 한국의 의약 산업

(1) 의약 분업 현황

의약 분업은 의사가 진단·처방하고, 약사는 의사의 처방에 따라 의약품을 조제하는 제도이다. 의약 분업은 그 필요성과 당위성에 대해 장기간 수많은 논의와 사회적 합의를 거쳐 2001년 8월부터 시행되었다.

의약 분업 시행 초기에는 준비 부족으로 일부 시행착오가 있었다. 또한 의사의 처방이 없으면 전문의약품을 약국에서 구매할 수 없게 되면서 다소의 불편이 초래되기도 했다. 하지만 국민의 의약품 남용이 제도적으로 예방되고, 의사의 처방전이 공개되어 환자 자신은 복용하는 약의 정보를 알게 되었으며, 의사는 자신의 처방이 적절한지 한 번 더 생각하게 되었다. 또한 의약 분업 시행으로 약사는 처방의약품의 배합과 상호 작용을 점검하여 의약품의 사용을 합리화하고, 양질의 의약 서비스를 제공할 수 있는 체계가 구축되었다. 아울러 약사의 임의 조제 금지 및 복약지도 등 투약 서비스 수준 향상도 이루어졌다.

그러나 국민의료비 부담 증대와 보험재정 악화 같은 문제점이 남았다. 물론 국민의료비 부담 증대와 보험재정 악화는 수가 인상, 임의 조제 환자의 보험제도 흡수, 고가약을 처방하는 경우의 증가 등에 의한 것이었다. 또한 의료기관과 약국의 담합은 의약품 오남용을 부추길 뿐만 아니라, 의약 분업 정착에 걸림돌이 되고 있다.

우리나라의 의약 분업 현황은 기존 외래 환자들이 부담하는 원외 약국 조제료가 추가로 발생하고, 환자가 직접 부담하던 임의 조제 약제비가 건강보험이 부담하는 진찰료, 약제비, 조제료로 전가되고 있는 실정이다. 아울러 정부가 불편을 감수해야 하는 국민들을 달래기 위해 병·의원 및 약국 이용에 따른 본인 부담을 이전 수준으로 유지함으로써 건강보험에서의 급여비 지출이 증가되는 결과 등을 초래했다. 의약 분업은 의약품 오남용으로부터 국민의 건강을 지키고,

약제비를 절감하여 건강보험 재정안정화에도 기여한다는 명목하에 실시되었다. 그러나 가시적인 효과가 있었는지, 현행 의약 분업이 바람직한지에 대한 비판의 시각도 있다.

■ 표 1-9   의약 분업 전후의 외래 방문과 의료비 증가율

	1994~1999년	2000~2001년	2002~2007년
외래 방문 환자 수	7.21%	11.99%	3.13%
외래와 약국에서의 총의료비	17.49%	45.92%	9.13%
외래와 약국에서의 보험자 부담 의료비	17.22%	62.54%	9.78%

출처: 〈건강보험심사평가원연보〉(2000-2007)를 분석함.

(2) 의약 산업 육성

① 제약 산업

우리나라에서 제약 산업은 산업적으로 매우 중요한데, 그 이유는 다음과 같다.

첫째, 고령화와 신의료기술 출현, 신흥국 성장 등으로 지속적 시장 확대가 전망된다.

둘째, 기초과학기술과 다학제多學際 융박融箔 기반 산업으로 전문 인력·기술력이 강점인 우리나라의 미래 산업으로 적합하다. 블록버스터급(연 매출 5천억~1조 원 이상) 신약 개발 시 대규모 국부 창출이 가능하다.

셋째, 제약 산업 발전을 통해 국민의 건강권 확보 등도 가능하다.

하지만 국내 제약 시장은 약 19조 원으로, 세계 시장의 2%에 불과하다. 또한 제약 산업의 구조도 대부분 중소기업 위주로, 특히 영세기업이 대다수를 차지하고 있다. 제네릭 생산 중심, 내수 위주의 경영 전략 때문에 글로벌 기업이 존재하지 않는 상황도 문제이다.

그러나 우리 제약 산업에도 기회가 찾아오고 있다. 세계 제약 시장의 의약품 특허 만료로 제네릭 의약품 시장 점유율이 커지고 있으며, 신흥국들의 경제 성장에 따라 의약품 수요가 늘어날 것으로 전망된다. 또한 바이오의약품의 비중도 확대되고 있다. 이는 국내에서 생산된 양질의 제네릭·바이오의약품이 세계 시장으로 진출할 수 있는 기회가 늘어나는 것을 의미한다.

제약 분야에서는 2013년 7월에 수립된 〈제약 산업 육성·지원 5개년 종합계획〉을 바탕으로 종합적이고 체계적인 육성·지원정책이 추진되고 있다.

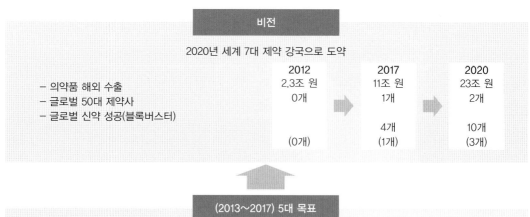

그림 1-5　제약 산업 육성·지원 5개년 종합계획 비전 및 목표

출처: 보건복지부(2014). 2013 보건복지백서.

주요 추진정책으로는 R&D 투자 활성화를 위해 신약 개발을 위한 정부 R&D 지원을 확대하는 한편, 제약 분야 미래 수요 및 우리 제약 산업의 특성과 강점 등을 고려한 '미래 제약 10대 특화 분야' 발굴과, 이에 대한 R&D 지원 강화 등이 있다.

또한 Open Innovation 전략 확산 추세에 맞춰 글로벌 제약 기업 및 해외 유명 연구소 등과 우리 제약 기업이 공동으로 '국제 협력 공동 연구'를 추진할 수 있도록 네트워킹 및 지원에 힘쓰고 있다.

제약 산업은 기술 간 융합 및 다학제적 특성을 가지고 있다. 그래서 기존 정규 교육 과정으로는 산업계에 필요한 인력을 양성하기가 어렵다. 이에 따라 '제약 산업 특성화 대학원'을 설립, 다학제 간 지식과 실무 역량을 갖춘 석사급 융합인력도 양성하고 있다.

이외에도 정부는 우리 제약 기업이 협소한 국내 시장을 벗어나 글로벌 시장으로 진출할 수 있도록 국가별 맞춤형 수출 지원정책을 전략적으로 추진하고 있다. 선진국 시장에 진입할 때 인허가 획득이 어렵다는 점을 고려하여 생산 시설 선진화 및 인허가 획득 비용 등을 지원하고, 성장 가능성이 높은 신흥국 시장에 진출하기 위해 민관 합동 시장 개척단을 파견하며, 정부 간 G2G

협력을 강화하고 있다. 또한 각국의 의약품 인허가 담당자를 초청하여 한국의 우수한 의약품 인허가제도와 산업 현장 등을 소개하는 연수제도(K-Pharma Academy) 등을 운영하고 있다.

② 의료 기기 산업

의료 기기 산업은 보건산업 중에서도 아이디어 비중이 커서 상대적으로 개발 비용·기간 면에서 유리하고, 전기·전자와 정밀기계 등 관련 국내 기술이 우수하며, 기업의 도전 의욕도 높아서 국가 차원에서 적절히 지원하면 보건산업 중 가장 빨리 성공 단계에 진입할 것으로 기대된다.

급격히 성장하는 세계 의료 기기 시장에서 후발 주자인 우리나라가 선도적 위치에 도달하려면 국내 의료 기기 산업 구조를 선진화하고, 글로벌 경쟁력을 향상시키기 위한 국가 차원의 적극적인 지원책을 시급히 마련해야 한다.

정부는 국산 의료 기기의 신뢰도 확보가 세계 시장 진출의 가장 중요한 요건이라는 인식하에 국산 의료 기기 신제품 테스트를 지원하고 있다. 이것은 대학 병원 의료진이 국산 의료 기기 신제품과 기존 외산 제품을 성능 비교 테스트하도록 지원함으로써 품질의 신뢰성을 확보하는 사업이다. 2012년도부터 시행된 이 사업은 현재까지 21개 제품에 대한 테스트를 성공적으로 추진했으며, 2014년에도 11개 제품에 대한 테스트를 진행하고 있다. 이렇게 확보한 신뢰성을 국내외 주요 의학회와 연계한 홍보를 통해 적극적으로 확산시켜 국산 제품의 브랜드 가치를 제고하고 있다.

우리나라는 의료 기기 산업에 특화된 융합지식과 실무 경험을 갖춘 석·박사급 인재를 양성하기 위한 의료 기기 산업 특성화 대학원을 운영하고 있다. 이 사업은 의료 기기 기업의 R&D 설계, 인허가, 기술 경영 등과 같은 사업화에서 핵심 역할을 담당할 전문 인력 및 기업에서 혁신 리더로 성장할 수 있는 인재를 양성하고 있다.

또한 보건의료와 관련하여 타국 정부와의 협력을 통한 의료진 교류를 활용해 해외 상급 병원에 국산 의료 기기 사용 기회를 제공하고, 해외 시장의 지속적인 수출 기반 확보를 위해 A/S 시스템인 '해외 의료 기기 종합 지원 센터'를 운영하고 있다.

2) 의료 관광 산업

(1) 의료 관광의 정의

의료 관광은 의료와 관광 서비스가 합쳐진 개념으로 보건/건강 관광(Health Tourism), 의료 관광(Medical Tourism), 의료 여행(Medical Travel), 웰빙 투어(Well-being Tour), 웰니스 관광 (Wellness Tourism), 힐링 투어(Healing Tour) 등으로 혼용하고 있다. 의료 관광의 범주도 의료 서비스만을 중심으로 보는 관점에서부터 자연을 활용한 관광 활동, 정신 수양 활동, 스트레스 관리 및 힐링 목적의 휴양 활동, 비의료적인 건강증진 활동 등으로 다양하다.

의료 관광을 관광객의 동기나 행동 측면에서 건강을 증진시키고자 하는 의도를 중심으로 정의하면, 심리적, 육체적 스트레스를 푼다는 넓은 의미로, 집을 떠나서 행하는 여행 활동의 목적 중 하나가 자신의 건강 상태를 증진시키는 것으로 보거나 건강 상태를 개선시킬 목적으로 집을 떠나 행하는 모든 휴양, 레저 행위가 의료 관광에 포함된다고 정의하기도 한다. 또한 좁은 관점에서 의료 서비스의 필요성을 중심으로 분석한 경우에는 수술이나 치과치료 등을 포함한 의료 서비스를 받기 위해 국경을 넘어 외국으로 이동하는 행위나 환자가 자신의 나라에 없거나 비싼 의료 서비스 때문에 외국으로 이동하는 과정으로 의료 관광을 정의하기도 한다.

의료 관광은 우리나라의 선진 의료 수준과 관광 자원이 융·복합된 고부가가치 산업으로 향후 관광 성장을 주도할 잠재력이 높은 사업 영역으로 기대되고 있다.

(2) 의료 관광의 유형

의료 관광의 범위를 어떻게 인식하느냐에 따라 의료 관광의 유형은 다르게 분류될 수 있고 개념들 간의 관계도 다르게 정립될 수 있다. 의료 관광과 웰니스 관광 영역으로 구분하는 경우가 가장 일반적이다.

건강 관광의 하위 개념으로 수술 등 의료 서비스 정도와 웰니스 정도에 따라 의료와 웰니스 영역으로 구분하고, 서비스 이용 목적 및 활동 형태를 기준으로 기 치료, 레저와 오락, 의료 웰니스, 치료형 의료 서비스, 수술형 의료 서비스로 나누었다. 웰니스 영역은 요가, 미용관리, 운동 등을 의미하고, 의료 영역은 물리치료, 수술 등을 포함하며 웰니스와 의료가 결합된 중간 영역인 의료 웰니스에는 재활치료와, 생활 습관 교정 등을 포함한다.

건강 관광 시설의 종류는 휴양소, 병원 및 클리닉, 호텔, 리조트, 축제, 레저센터, 크루즈 등이 있다.

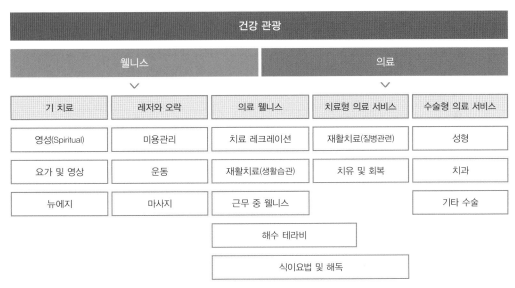

그림 1-6　의료 관광의 유형 분류

(3) 우리나라 현황 및 글로벌 시장 규모

① 우리나라 현황

2016년 우리나라를 방문한 외국인 환자는 364,189명이며, 진료 수익은 8,606억 원이다.

② 글로벌 시장 규모

의료 관광은 관광객의 체류 기간이 길고, 체류 비용이 많아서 21세기 고부가가치 관광 사업으로 성장하고 있다. 싱가포르와 태국에서 시작된 의료 관광 산업은 세계적으로 급속한 성장세를 보이고 있으며, 2012년 기준 의료 관광을 위해 자국을 떠난 관광객은 5,600만 명에 이른다.

세계 의료 관광 규모는 2012년 약 100억 달러로 2004년 대비 2.5배가량 성장하였으며, 2019년 약 330억 달러로 성장할 것으로 전망된다.

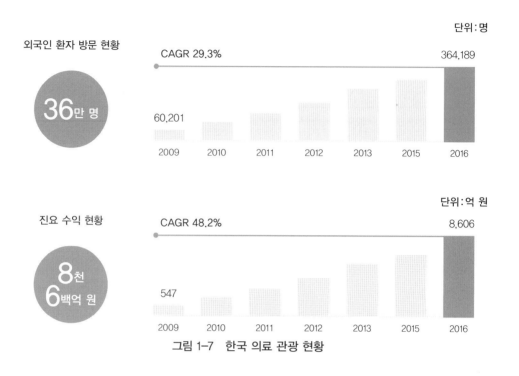

그림 1-7 한국 의료 관광 현황

의료 관광 시장이 확대되면서 최근에는 아시아 국가뿐만 아니라 차별화된 고급 웰니스 관광 상품을 내세운 유럽 국가를 중심으로 중국, 러시아, 중동 지역의 VIP, VVIP 의료 관광객 유치 경쟁이 치열해지고 있다. 의료 관광을 국가적 미래 성장동력으로 육성하고 있는 각국 정부는 의료비자 발급, 세제지원을 비롯한 각종 우대 정책들을 선보이고 있으며, 민간중심으로 의료기반이 확충되면서 의료 서비스의 질 또한 높아지고 있다. 병원은 호텔 급의 서비스를 제공하며 스파 등 휴양시설에서는 클리닉 기능을 추가로 갖추는 등 세계 각지에서 의료 관광객 유치를 위한 변화가 일어나고 있다.

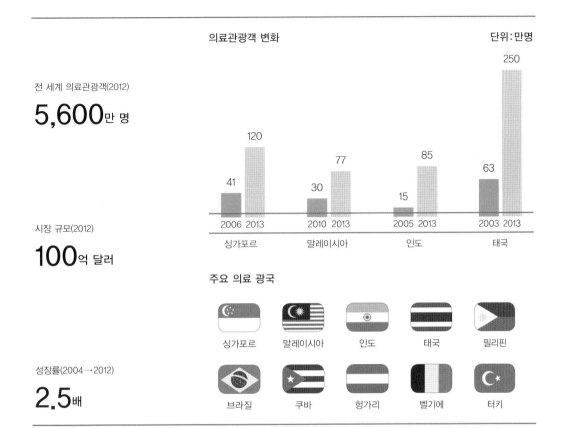

전 세계 의료관광객(2012)

5,600만 명

시장 규모(2012)

100억 달러

성장률(2004→2012)

2.5배

의료관광객 변화

단위 : 만명

주요 의료 광국

그림 1-8 글로벌 의료 관광 시장

출처: 태국에 밀리고 말레이시아 까지 추월…한국 의료 관광 성장세 꺾이나. 2015. 4. 22. 조선일보
국내 의료 관광 연관 산업 동향 및 전망. 2015. 6. 15. 한국보건산업진흥원
'의료·관광' 일석이조, 年수익 1조 넘어. 2008. 3. 24. 파이낸셜뉴스
의료관광 글로벌 춘추전국시대. 2014. 1. 20. 연합뉴스

3) 우리나라의 보완대체의학

보완대체의학(complementary and alternative medicine, CAM)은 기존의 제도권 의학을 제외한 여러 전통의학(traditional medicine)과 민간요법을 통틀어 연구 대상으로 삼는 의학을 총칭한다. 고혈압 환자가 혈압강하제를 복용하는 전통적 방법에 부가하여 명상을 통해 혈압강하제 사용량을 줄일 수 있는 것은 보완의학에 해당되며, 요통 환자가 척추 수술을 대신하여 카이로프랙틱 시술로 통증을 해소한 경우는 대체의학에 해당된다.

우리나라의 보완대체의학 현황은 한방의학에서의 의료 서비스 제공 체계 내에서 인정됨으로써 건강보험 급여 범위에도 포함되어 있다. 또한 한의사를 양성하는 정규 한의과 대학이 있고, 국가에서 한의사 면허를 인정하는 병존형 정책도 실시되고 있다. 한국통합의학회와 대한보완통합의학회 등 관련 전문 학회도 창립되어 보안대체의학을 시술할 수 있는 전문 인력이 교육과 수련을 받아 배출되면서 그 이용도 증가되고 있다.

우리나라에서는 보완대체요법으로 약물요법, 건강보조기구, 한약재, 찜질이나 온천 이용, 식이요법, 침 시술 등을 이용하고 있다. 그에 따른 비용 지출은 전체 의료비의 36.3%에 해당된다. 또한 암 환자, 당뇨병 환자, 류마티스 질환 환자가 보완대체요법을 많이 사용하고 있으며, 국민들의 건강에 대한 관심과 건강보조식품 시장의 증가, 제도권 의료에서 보완대체의료 이용 증가 등으로 보완대체요법 이용률은 증가할 것으로 보인다. 그러나 환자가 이중 삼중으로 비용을 들이면서 병원, 한의원, 보완대체의학 기관을 혼란스럽게 방문하는 것을 막아야 할 책임은 국가와 의료인에게 있다. 그래서 의료진이 환자의 요구를 이해함으로써 적절한 수용 방법을 모색해야 한다.

이를 위해서는 우선적으로 보완대체의학의 효과와 안전성을 점검하는 체계적인 연구, 보완대체의학 치료에 대한 법적·제도적 근거, 그리고 의료인과 비의료인에 대한 보완대체의학 교육과정이 마련되어야 한다.

■ 표 1-10 한방요법 및 보완대체요법의 정의 및 유형

분류	정의	요법 사례
한방요법	대체요법 중 한의사나 의료유사업자(접골사, 침사, 구사)가 제공하는 요법.	침술, 봉침, 뜸 부항
대체요법	미국에서 통용되는 (서양)의학적 접근법보다 훨씬 오래전부터 독자적으로 발전되어왔기 때문에, 그 이론과 시술에 있어 별도의 완전한 체계 위에 구축되어 제공되는 요법. 그중 국내에서 (의료)법적으로 인정되는 요법은 한방요법으로 세분됨.	아유르베다, 동종요법, 자연요법
에너지 요법	기장氣場(energe fields)을 이용하는 요법으로, 인체를 통과해 주변에서 기장을 형성하는 데 영향을 미치는 생체장요법(biofield therapies)과, 자석이나 자장과 같은 전자기장의 비전통적 사용을 포함하는 전자기 중심 요법(electromagnetic-based therapies)으로 구분되어 정의됨.	접촉요법, 영기요법, 자석요법 및 자장요법
운동요법	인체의 골격과 근육 구조에 대한 관찰 및 생리학에 바탕을 두고 있으며, 여러 근육이 조화를 이루게 하는 협동운동으로, 기본자세를 중심으로 그 기법이 변화무쌍함.	태극권, 요가
수기요법	신체의 하나 또는 여러 부위를 손으로 조작하거나 움직여주는 요법.	카이로프랙틱, 마사지요법, 접골요법, 반사요법
심신중재 요법	신체의 기능과 증상에 영향을 미치도록 정신(mind)의 역량을 향상시켜주는 다양한 기법.	최면, 미술치료, 상상요법(imagery), 친목회, 스트레스 관리, 음악치료, 댄스요법
영양요법	암 예방이나 치료 목적으로 화학-예방 제제, 특정 식품, 또는 음식물을 원료로 한 다양한 영양제 등(nutrients, non-nutrients, bio-active food components)을 복용하는 요법.	채식요법, 장수/거슨/켈리/곤잘레즈/다량 영양소 식이요법, 비타민 제제, 콩(식물), 에스트로겐 요법, 글루타민, 셀레늄, 코엔자임Q10
약물 및 생물요법	과학적 증거가 부족하여 주류 (서양) 의학에서 아직 인정받지는 않았지만, (민간요법 등에 의한) 처방 제제, 호르몬, 복합생약제제, 백신 등을 이용하는 요법.	항종양제, 허브, 꿀벌/살구-복숭아씨/허브 추출물, 겨우살이, 상어연골, 714X, 미량의 날트렉손, 메텐케펄린, 황산 히드라지늄, 델라토닌
영성요법	전인치유 측면에서의 종교적 행위로서 시행되는 요법.	중보기도 영성치유(spiritual healing)

출처: 김춘배 등, 〈우리나라 암 환자의 보완대체요법 이용 행태 및 관리 방안 연구〉, 보건복지부 2008.

💬 토론 자료

1. 우리나라 보건의료제도의 특성과 장단점에 대해 토론해보자.

2. 1차 의료 기반 보건의료 시스템(primary-care based health system)의 장점은 무엇인지 토론해
   보자.

3. 만약 당신이 우리나라 질병 관리 본부의 유방암 예방 부서의 장으로 임명되었다면, 유방암의 발
   생률과 사망률을 줄이기 위해 어떠한 일차·이차 예방 프로그램을 지지할 것인지 토론해보자.

4. 우리나라 의약 분업의 성과와 장단점에 대해 토론해보자.

5. 우리나라 의료 관광 산업의 성과와 장단점에 대하여 토론해보자.

6. 우리나라에서 이용되고 있는 보완대체요법에 대해 토론해보자.

제2장
정책 과정의 이해

학습 목표

1. 정책의 개념을 정의한다.

2. 정책의 범위와 중요성을 이해한다.

3. 정책의 종류와 유형을 나열한다.

4. 정책 설계의 구성 요소를 이해한다.

5. 정책 결정 과정을 설명한다.

6. 정책 결정 참여자를 나열한다.

7. 우리나라 정책 과정의 특징을 이해한다.

8. 정책 의제 설정의 영향 요인을 설명한다.

9. 다양한 정책 결정 모형을 이해한다.

10. 정책 집행의 단계와 성공 요인을 설명한다.

11. 실시된 정책의 평가 기준을 이해한다.

1. 정책의 개념적 이해

1) 정책의 개념 정의

우리는 대화 중에 종종 '정책(policy)'이라는 용어를 사용하고 있다. 예컨대 "최근 정부의 경기부양정책이 실효를 거두지 못하고 있다", "노인복지정책으로 인해 정부의 재정 부담이 증가하고 있다"와 같이 일상적으로 사용되고 있다. 그러나 정책에 대한 개념이나 견해는 사용하는 사람마다 다를 수 있다.

정책의 어원은 고대 그리스의 '도시국가'를 가리키는 'polis'에서 유래되었는데, 정치(politics)와 그 어원이 같다는 점이 흥미롭다. 중세 유럽에서는 정책이 '공공 부문 관련 처리' 또는 '정부 운영'을 나타내려고 policie로 쓰기도 했다. 근대 유럽에서는 '공적인 일을 처리', '공적인 문제에 대한 신중하고 현명한 관리'와 같은 사전적 의미에서부터, '정부, 단체, 집단, 개인 등이 내놓은 다양한 대안들 중에서 선택된 일정한 행동 경로나 행동 방법으로서, 현재와 미래의 세부 결정을 정해주는 지침', '바라는 목적과 그것을 달성하기 위한 수단으로 구성된 계획안' 등 다양한 의미로 사용되었다.

정책은 1950년대부터 학문적으로 연구되기 시작했다. 정책학(policy studies)을 주창한 H. 라스웰Lasswell은 학문적 의미에서 "사회 변동의 계기로서 미래를 탐색하기 위한 자치와 행동의 복합체"라고 정책을 정의했다. 또한 D. 이스턴Easton은 "사회 전체를 위한 다양한 가치의 권위적 배분", "정치 체계가 내린 권위적 결정"이라고 정의했다. 우리나라 행정학자인 정정길 등(2001)은 "바람직한 사회 상태를 이루려는 정책목표와, 이를 달성하기 위해 필요한 정책 수단에 대해 권위 있는 정부기관이 공식적으로 결정한 기본 방침"이라고 주장했다. 이처럼 정책에 대한 개념들은 시대나 관점에 따라 매우 다양하고, 학자마다 정의를 다르게 내리기까지 한다. 이와 같은 정책에 대한 개념 정의들을 종합하면 "해당 조직의 구성원과 관련된 시급한 문제들을 권위적(합법적)으로 해결하여 생활의 질과 공익 또는 이익을 향상시키려는 정부 및 기관의 미래지향적 활동 방침"이라고 요약할 수 있다.

2) 정책의 범위

정책은 종종 프로그램과 제도의 채택, 수정, 종결 등의 형태로 표현된다. 즉, 정책 사례를 연구하면서 특정 정책이나 프로그램을 채택하거나, 또는 제도 도입에 관한 연구를 통해 이루어진다. 예컨대 특정 국가의 의료보험제도, 의료비지불제도 등이 정책 연구의 주제가 될 수 있다. 또한 정책은 정부의 적극적인 개입에 의해 채택된 결정뿐만 아니라, 정부가 개입하지 않기로 하거나 회피하는 결정까지 포함한다. 여기서 정책은 일반적인 결정과 구분되는데, 이때 정책은 일련의 결정을 포함하는 보다 더 큰 단위를 가리킨다.

정책이라는 용어는 수많은 유사 용어와 혼용되어 사용되기도 한다. 예컨대 시책, 대책, 정부방침, 정부 지침 등이 그렇다. 그러나 시책, 대책, 사업 같은 용어는 정책 중에 하위 정책을 의미하는 경우가 많다. 정책의 구조상 상위 목표를 구체화하면 하위 목표가 되고, 상위 정책을 집행하는 과정에서 하위 정책도 나오게 된다. 시책은 이러한 하위 정책으로 볼 수 있으며, 정책목표를 달성하는 수단이 되고 있다. 정책을 구체화하면 프로그램이 마련되는데, 프로그램은 프로젝트로 구체화하여 집행하게 된다.

또한 법률, 규칙, 기획, 계획 같은 용어도 정책과 혼용되고 있다. 법률은 정책과 마찬가지로 목표에 따라 만들어진다는 공통점이 있다. 법률은 최후 수단으로서의 강제력을 갖추고 대상 집단을 규제하는 정부의 강력한 의지를 반영한 것이다. 또한 국가의 중요한 정책, 특히 강제력을 동원하여 국민의 권리 행사나 행동의 자유를 제한하는 규제정책은, 국회의 의결을 거쳐 만들어진다는 점에서 '법이 곧 정책'이라는 보는 것이다. 그러나 모든 정책이 법률의 형태를 띠고 있는 것은 아니다. 예컨대 배분정책은 입법 과정을 거치지 않고 행정부에서 결정되는 경우가 많다.

현대국가에서는 신공공관리(new public management)와 거버넌스governance가 등장하면서 정책의 결정과 집행 과정에 정부 기관뿐 아니라 준정부 기관, 비영리 기관, 영리 기관도 관여할 수 있게 되었다. 또한 기업 등 민간 부분에서도 기업 운영을 위한 정책 결정을 하고 있어, 정책 활동은 정부의 영역에만 국한된 것은 아니다.

3) 정책의 중요성

우리는 일상에서 수많은 정책으로부터 영향을 받는다. 예컨대 국민의 식생활, 주거, 교육, 보건, 국방의 의무, 조세, 환경, 교통 등 일상생활에 관한 모든 것은 대한민국 정책에 의해 만들어진다. 한번 채택된 정책은 장기간에 걸쳐 국민 생활에 광범위한 영향을 끼친다. 또한 정책을 만든 이들이 의도하지 않았던 결과를 보여주는 등 바람직하지 않은 결과를 낼 수도 있다. 따라서 그 영향과 효과를 다각도로 시간을 들여 검토하여 시의적절한 정책을 만들어내야 한다.

잘못된 세금정책 때문에 멸망한 국가와, 시의적절한 경제부흥정책으로 번영한 국가 등을 보면, 정책이 작게는 국민 생활의 소소한 부분에 영향을 미치기도 하지만, 크게는 국가의 흥망성쇠도 좌우한다는 것을 알 수 있다. 우리나라는 1962년부터 경제부흥정책의 일환으로 경제 개발 5개년 계획을 실시했다. 이로써 1964년에 불과 104달러였던 1인당 국민소득이 오늘날에는 2만 5,000달러에 달하는, 그러니까 불과 반세기만에 최대 빈민국 신세에서 벗어나 세계 12위의 경제대국이 되었다. 이와 같이 적절한 정책을 결정하고, 관련 계획을 수립하여 이를 실현시키는 것은 그 나라의 국민 모두에게 지대한 영향을 끼치는 것이다.

우리나라의 공공정책은 경제가 어려웠던 1960~70년대는 경제개발 및 성장 위주의 정책기조를 유지하다가 그 이후에 사회 요구 변화에 따라 민부문의 자율성 확충, 사회 안전망 구축, 삶의 질 향상을 위한 정책기조를 유지해왔고 최근에는, 분배적 형평성의 요구가 커지면서 소득재분배정책을 확충하고 있다. 또한 저출산, 고령화 및 재난, 안전 등 사회적 위기 및 위험에 대한 정책적 요구 증가에 따라 이에 대응한 정책을 확충하고 있다.

시기 적절한 정책 도입으로 사회 문제를 해결하고 국가 또는 조직의 안정과 발전을 이룰수 있는 만큼 정책의 중요성이 강조된다.

4) 정책 개념의 속성

다양한 정책의 개념들을 분석해보면 다음과 같은 주요 속성이 내포되었음을 알 수 있다.

① 정책은 주로 정부 활동과 관련이 있다. 공공정책의 가장 대표적인 주체는 정부이다. 하지만 정부만이 공공정책을 형성하고 집행하는 것은 아니다. 오늘날에는 여러 민간 기관에 의해 공공정책이 형성, 집행, 평가될 수 있으며, 이러한 경향은 점점 더 확산되는 추세이다.

② 정책에는 실현하고자 하는 특정 목표가 들어 있다(목적지향성).

③ 정책은 그러한 목표를 실현하기 위한 실제적 행동 경로(정책 수단)를 제시하고 있다(행동지향성).

④ 정책에는 소망하는 미래상 및 특정 가치를 실현하려는 의지가 표현되어 있다(미래지향성).

⑤ 정책은 다양한 정책 대상자의 이익이 복합되어 반영된 복합적 구성체이다(공익지향성).

⑥ 정책은 장기적으로 반복된다. 그렇기에 일관성을 갖추고 유형화되는 결정으로서의 속성을 지닌다.

⑦ 정책은 전반적 지침으로서의 기능을 지닌다.

5) 정책의 종류와 유형

정책을 분류하는 기준은 다양하다. 국방정책, 외교정책, 교육정책, 보건정책 같은 실질적인 분류가 있는가 하면, 배분정책, 규제정책, 재분배정책 같은 T. 로위Lowi식 분류도 있고, 상위 정책, 하위 정책 같은 계층적 분류도 있다. 또한 법률이나 계획처럼 정책과 혼용되는 유사 개념도 있다.

(1) 실질적 분류

가장 상식적으로 알려진 정책 분류 방식은 정부 조직 내에서의 역할을 바로 알 수 있게 해주는 기능별 분류이다. 즉 국방, 외교, 노동, 교통, 보건정책 등이 그러하다. 행정 부서에도 이들을 담당하는 부처가 있으며, 국회의 상임위원회도 이러한 기능에 따라 조직되어 있다. 기능별 분류는 실질적으로 도달하려는 정책목표나 이를 달성하여 구하려는 기준에 따라 분류한 것이기에 정책의 목표와 수단 등이 다르다. 보건정책 같은 경우 국민보건 향상이라는 목표를 달성하기 위해 의학이나 보건학적 이론이 필요하다.

(2) T. 로위의 분류

T. 로위의 분류는 정책 분류 방식 중 가장 중요하고 많은 영향을 끼쳤다. T. 로위는 초기에 배분, 규제, 재분배정책 등 세 가지로 분류하다가 정부기관 신설과 선거구 조정 같은 구성정책을 추가했다.

① 배분정책(또는 분배정책)

국민들에게 권리나 이익, 서비스를 배분하는 정책이다. 우리나라의 경우 경제 개발 계획 추진 과정에서 고속도로와 항만 시설 등 사회 간접 자본을 구축하고, 기업에 정부보조금과 융자금을 지원하며, 무의촌에 보건진료 서비스를 제공하고, 의료취약지역의 의료기관에 정부 보조를 지원하며, 국공립 학교 같은 교육 서비스를 제공한 것 등이 모두 여기에 포함된다.

배분정책은 이처럼 정부가 국민들에게 필요한 재화와 서비스를 산출하여 제공하는 것이다. 이 정책은 그 내용이 쉽게 하부 세부 단위로 분리 가능하고, 다른 단위와도 개별적 · 독립적으로 처리될 수 있다.

1980년 농어촌특별조치법이 제정되면서 도입된 우리나라의 보건진료원 제도는, 의료 시설이 멀어 의료 수혜를 받을 수 없는 무의촌 주민들에게 일차적인 보건의료 서비스를 제공하도록 추진된 의료배분정책 중 하나이다.

② 규제정책

규제정책은 개인이나 일부 집단의 행동의 자유나 재산권 행사를 구속하고, 반사적으로 다른 사람을 보호하려는 정책이다. 그 사례로는 기업 간의 불공정 경쟁 및 과대광고에 대한 규제 등이 있다. 의료 분야도 과대광고 규제를 비롯해 의료수가 상승을 막기 위한 각종 규제정책을 쓰고 있다.

규제정책의 특징은 규제를 목적으로 하기 때문에 불응자에 대한 법적 응징이 강력하다는 점과 개인의 자유나 권리를 제한하기 때문에 국가에서 권력을 남용할 가능성이 있어 민주국가에서는 입법기관인 국회의 의결을 거치도록 한다. 또한 규제를 통해 보호하고자 하는 수혜자와 그로 인한 피해자가 생기면서 양자 간의 갈등이 촉발되기도 한다. 규제정책으로는 다음과 같은 세 가지가 있다.

첫째, 보험수가에 의한 의료비 규제와 같은 보호적 규제정책이다. 이는 의사들이 받는 진료비를 규제하여 반사적으로 의료기관을 이용하는 다수의 일반 시민을 보호하고자 한다. 예를 들면 식품이나 의약품의 안전 규제도 같은 원리에 의해 다수의 국민을 보호한다.

둘째, 경쟁적 규제정책은 분배정책과 보호적 규제정책의 혼합형이다. 이는 특별한 이권이 걸린 서비스나 용역을 특정한 개인이나 기업체, 단체에 부여하면서 반대급부로 특별한 규제 장치를 부여하는 정책이다. 이때 독과점적인 이권을 부여받기 위해 경쟁하게 되며, 대신 서비스의 질이나 요금 등에 대해 통제를 받게 된다.

셋째, 자율적 규제정책이다. 여기에는 의사와 간호사 같은 전문직의 면허제도가 포함된다. 이는 의사에게는 의료 활동을, 간호사에게는 간호 활동을 허용하면서 광범위한 자율성도 보장하고 있다. 의료 서비스 시장에서 의료인과 의료기관에 유리한 방향으로 영향력을 행사할 가능성을 배제할 수 없으나, 의료기관의 자율적 참여에 의한 의료기관인증제 등을 통해 자율적 규제를 하고 있다.

③ 재분배정책

재분배정책은 부나 소득이 많은 계층으로부터 적은 계층으로 부나 소득을 이전하려는 정책이다. 누진세는 소비가 많은 고소득층이 누진하여 더 많은 액수를 내게 함으로써 저소득층의 사회보장 지출을 늘려 소득 재분배가 이루어지도록 한다. 재분배정책으로는 누진소득세, 영세민 취로 사업이나 임대주택 건설, 세액공제나 감면 등이 있다. 우리나라 의료보호제도도 재분배정책 중 하나로, 국민의 세금으로 가정 형편이 어려운 저소득층의 의료비를 지원해줌으로써 저소득층

가계비에서 의료비 지출이 줄어듦에 따라 실질 소득을 향상시키는 효과를 갖게 한다.

재분배정책의 주요 개념은 많이 가진 자와 적게 가진 자, 노동자계급과 자본가계급 등 대립되는 계급 간의 평등한 소유를 문제로 삼는다.

④ 구성정책

구성정책이란 선거구 조정, 정부의 새로운 기구나 조직 설립, 공직자 보수와 군인 퇴직연금 등에 관한 정책을 포함한 정치 체제에서 투입의 조직화, 그리고 체제의 구조와 운영에 관련된 정책 등을 말한다.

보건 관련 구성정책의 한 예로 1994년 국민의 복지 욕구가 증대됨에 따라 복지 업무 추진을 위해 보건사회부를 보건복지부로 개편하고, 하부 조직으로 국민연금국을 신설한 것을 들 수 있다. 정책을 추진하기 위해서는 기구나 조직의 신설·변경과 더불어 업무를 추진하기 위한 법적 근거로 법령 신설·변경이 동반되는데, 이것이 곧 정책 변경인 셈이다. 선거구 조정도 이와 유사하여, 선거구 조정으로 지역구의원이 증가하거나 감소하면 그로 인해 관련 지역의 정책 결정 및 집행 과정에 영향을 받게 된다.

T. 로위의 분류는 정책 분류 중 가장 중요하다고 간주되나, 몇 가지 한계를 지적받고 있다. 즉, 일정한 논리에 의해 연역적으로 도출된 것이 아니기 때문에 정책을 전체적으로 포괄하지 못하며, 상호배타적으로 분류할 수 없다는 약점이 있다.

(3) 앨먼드와 파웰의 분류

G. 앨먼드Almond와 G. 파웰Powell은 정치 체제의 산출 활동을 기능적 특성에 따라 배분, 규제, 추출, 상징정책 등 네 가지로 분류했다. 그중 배분정책과 규제정책은 T. 로위의 분류에서 제시된 내용과 같으므로 위의 설명으로 대신하고, 추출정책과 상징정책에 대해서만 설명하고자 한다.

① 추출정책

자원을 민간 부분에서 추출하고 조달하여 운영하는 정책이다. 인적 자원 추출의 예로는 징병

정책과 노력 동원 등이 있고, 물적 자원 추출의 예로는 조세정책, 각종 성금, 물자 수용, 강제 토지 수용 등이 있다. 보건의료계의 예로는 의사가 군 복무를 하는 대신 의료취약지역에서 공중보건의로 근무하게 하는 공중보건의제도가 있다.

② 상징정책

정치지도자들이 정치 체제나 정부의 정통성을 확보하거나 홍보하기 위해, 또는 국민이 다른 정책에 순응하게 하기 위해 상징적인 이념을 내세워 호소하거나, 미래의 업적·보상을 약속하는 정책을 일컫는다.

국민이 조세 납부를 잘하도록 유도하기 위해, 또는 위기 시에 국민의 지원을 얻어내기 위해 상징정책을 이용하는 경우가 많다. 평화의 댐이나 독립기념관 같은 건축물 건설도 한 예이며, 국경일을 만들고 관련 행사를 하거나 국민윤리를 교육하여 애국심을 앙양하는 것도 그 예이다. 보건의료 계통에서 '보건의 날'을 지정하여 기리거나, 간호계에서 '나이팅게일 탄신일'을 정해 기념하는 것도 간호계의 상징정책의 한 예다. 이상과 같이 추출 정책과 상징정책 모두 국민이나 구성원의 지지를 얻고자 하는 정책이다.

G. 앨먼드와 G. 파웰의 정책 분류는 단순히 정치 체제의 업적이나 산출물 파악만으로 이루어져 있어 T. 로위의 분류 방식의 목적과 견줄만한 뚜렷한 목적이 없다는 약점이 있다.

③ 종합

D. 이스턴은 정책을 '투입을 변화시켜 산출로 전환하는 정치 체제의 산출물'이라고 했다. 정치 체제에서 '투입'이 가리키는 것은 '요구'와 '지지' 두 가지이므로, 산출물인 정책도 '요구충족정책'과 '지지획득정책'으로 분류할 수 있다. 이 문제들을 세분화하면 요구충족정책은 강자나 불량한 자로부터 피해를 입지 않도록 규제함으로써 보호해주는 '규제정책'과, 다양한 재화와 서비스를 제공하는 '배분정책'으로 구분할 수 있다. 정부에 대한 국민들의 지지를 얻기 위한 지지 획득정책은 체제 유지·운영에 필요한 물적·인적 자원을 추출하여 제공받기 위한 추출 정책과, 지지 획득을 위한 순응확보정책으로 구분할 수 있다. 전자는 G. 앨먼드와 G. 파웰이 구분한 바 있

는 추출정책을 의미한다. 그리고 후자는 G. 앨먼드와 G. 파웰이 구분한 상징정책과 T. 로위가 구분한 구성정책 등을 하위 정책으로 포함하고 있는데, 개발도상국에서 주로 나타나는 언론 탄압과 언론 통제 등에 의한 여론조작정책도 이에 속한다.

■ 표 2-1   정책의 구분

정치 체제의 투입 요소별 분류	정책의 세분		내용
요구충족정책	규제정책		일부의 활동 자유나 재량권 감소로 타인 보호
	배분정책		권리, 이익, 서비스, 재화의 공급
지지획득정책	추출정책		징병, 조세 등 인적·물적 자원의 추출
	순응확보정책	상징정책	이념과 애국심 고취 등
		구성정책	정부의 기구, 선거구 조정 등 구조·운영 등
		여론조작정책	선전, 언론 통제를 통한 여론 조작

6) 정책목표

정책목표는 정책을 통해 미래에 이루려는 바람직한 상태이다. 예를 들면 보건정책의 목표는 국민의 건강 향상이며, 경제안정정책의 목표는 경제 안정이다.

정책목표는 시간적으로는 미래성을, 그리고 도달하려는 상태를 향한 방향성을 지닌다. 또한 정책목표는 무엇이 바람직한 상태인가를 판단하는 가치 판단에 의존하기 때문에 주관적이며, 타당성이나 규범성을 지니고 있다. 예컨대 국민보건 향상, 공해 감소, 물가 안정, 교육비 감소처럼 정책목표는 일반적으로 사회의 한 부분에 바람직한 상태에 관한 것이다. 그러나 정부의 기구개편정책이나 인사정책 같은 정책목표는 정부 조직 관리의 기본 방침이나 인사 관리의 기본 방침으로서의 성격을 띠고 있다. 또한 기준에 따라 다양하게 분류할 수도 있다. 즉, 달성 목표의 내용에 따라 경제적 목표, 사회적 목표, 문화적 목표, 정치적 목표 등으로 분류하며, 정책목표의 적극성에 따라 소극적 목표와 적극적 목표로 분류한다.

소극적 목표는 정책목표가 문제 발생 이전 상태로 되돌아가는 것을 목표로 삼는 것은 소극적 또는, 치유적 목표라고도 한다. 반면 적극적 목표는 과거에 경험하지 않았던 새로운 상태를 창조하려는 적극적 태도에서 나온 목표로, 창조적 목표라고도 한다. 예를 들면 공해가 없던 과거 상태로 되돌아가려는 환경정책의 목표가 소극적 목표라면, 우리나라가 여태껏 도달하지 못했던 국민소득 3만 달러 수준을 달성하겠다는 목표는 적극적 목표이다. 그러나 소극적 목표와 적극적 목표가 언제나 뚜렷이 구분되는 것은 아니다.

한 정책이 다양한 정책목표를 갖는 경우도 많다. 이러한 목표들은 때로 상호 모순되기도 하고, 서로 독립적인 경우도 있다. 또한 보완적일 때도 있고, 상하 관계에 놓인 경우도 있다. 예를 들면 우리나라의 생산 연령 감소 문제를 해결하기 위해 인구 증가를 정책목표로 삼았다고 해보자. 그러면 출산 장려와 이민자 확대는 인구 증가라는 목표의 하부 목표가 된다. 그리고 이 둘은 서로 독립적이다. 또한 출산 장려를 위해 보육 시설을 확대하고, 경제적 지원 등을 한다고 해보자. 그러면 이들은 목표 달성을 위한 하위 수단으로서의 역할을 한다. 이러한 수단들은 또한 이를 달성하기 위한 더 아래 단계의 수단으로 구체화할 수 있다. 이와 같이 정책목표는 목표–수단의 계층을 이루기도 한다.

2. 정책 설계와 정책 수단

1) 정책 설계와 구성 요소

정부가 특정한 정책문제를 해결하고자 하면, 이를 실천 가능한 정책으로 전환하는 정책 설계 (policy design)가 필요하다. 즉, 정책문제를 확인한 정책결정자가 그 문제를 적극적으로 고려해야 할 의제로 설정한 뒤, 이를 실천 가능한 정책으로 전환하는 것이다. 정책 설계란 특정 정책문제를 해결함으로써 정책목표를 달성할 수 있는 정책을 설계하는 과정이다. 그래서 정책결정자는 정책 설계 과정에서 정책목표를 확인하고, 인과 모델을 구성하며, 정책 도구를 선택하고, 정책 대상 집단을 파악하는 등 네 가지 요소를 고려해야 한다.

첫째, 정책목표를 분명히 해야 한다. 정책목표는 정책을 통해 달성하려는 상태, 즉 정책문제를 해결하면 달성하게 되는 미래상이다. 즉, 정책목표는 어떤 정책을 통해 더욱 나은 상태를 이룰 수 있다고 믿거나, 관련된 정책문제를 방치하면 미래 상태가 바람직하지 못해진다고 판단될 때 정책 수단을 동원하여 달성하고자 하는 바람직한 상태가 정책목표다. 물론 어떤 상태가 바람 직한지에 대한 평가에는 규범적 가치 판단이 필요하다. 그래서 정책목표의 설정 과정은 주관적 인 가치 판단의 과정이고, 그 과정을 통해 설정된 목표는 주관성과 규범성을 어느 정도 갖고 있 다. 문제에 대한 해결을 모색하는 과정에서 정책의 목표가 문제를 제거하는 것인지, 완화하는 것인지, 아니면 악화를 막고자 하는 것인지를 선택해야 한다.

둘째, 타당한 인과 모델을 고려해야 한다. 정책목표에 대한 합의 후에, 정책목표와 수단 간의 관계에 대한 이론을 구성해야 한다. 인과 이론(causal theory)은 문제 발생의 원인에 관한 이해를 토대로 어떠한 개입, 즉 문제에 대한 어떠한 대응이 문제를 완화시킬 수 있는가에 관한 이론이 다. 즉, 무엇이 문제를 야기했으며, 어떤 조치가 그 문제를 완화시킬 것인가에 대한 이론을 정리 하여 검토해야 한다. 하지만 어떤 현상에 관한 인과 이론을 개발하는 것은 매우 어려운 과제다. 그래서 최선의 인과 이론을 개발하여 정책 설계에 반영하는 것은 행정기관 공직자의 책임이다. 정책을 아무리 정교하게 설계했더라도 인과 이론이 잘못되면 정책문제 해결이 바람직하게 이루어질 수 없기 때문이다.

원인과 결과의 관계에 대한 추론은 자연 현상(또는 자연 세계)과 사회 현상(또는 사회 세계) 중 어디에 속하는가에 따라 달라질 수 있다. 자연 세계는 사실과 사건의 세계이며, 하나의 사건이 다른 사건을 유도함으로써 이루어지는 사건들의 순서를 기술할 수 있으면 인과성을 확인한 것으로 간주한다. 사회 세계에서의 사건은 보통 사람의 의지에 따른 결과로 보며, 사회 세계는 통제와 의도의 세계로 본다. 따라서 사회 세계에서는 사람의 의도적 행위 변경을 위한 정책 개입이 가능해진다. 그러나 날씨, 조류, 지진과 같은 자연 현상은 이를 바꿀 수 있는 정책 개입이 불가능하다.

동일한 사건을 인과적으로 다르게 해석할 수도 있다. 즉, 집단에 따라 인과관계에 대한 판단을 다르게 할 수 있다. 그 판단에는 의도된 결과뿐만 아니라 의도되지 않은 결과도 포함된다. 예를 들면 공장에서 일어난 기름 유출이나 폐기물 누출 같은 환경 재난은 종종 부주의나 태만에 의한 것으로 해석되지만, 기업주들은 마치 예측 불가능한 기상 조건이나 재난 탓으로 돌리려는 경향이 있다.

그래서 인과 이론에는 정부와 사회가 취해야 하는 적절한 행동이 무엇인지, 정부가 공공정책으로 성문화해야 하는 구성으로는 어떤 것이 있는지 등이 강하게 함축되어 있다.

셋째, 정책 수단 선택에 대한 문제이다. 정책 수단이란 정책결정자가 정책목적을 달성하기 위해 활용하는 도구를 일컫는다. 정책이 효과를 내게 하려면 어떤 도구가 또는 어떤 수단이 필요할까? 즉, 어떤 조직이 프로그램을 집행할 것이며, 집행 체제는 어떻게 설계할 것인지, 누가 담당할 것인지 등에 대한 고려가 포함된다.

넷째, 정책 대상 집단에 대한 이해가 있어야 한다. 정책 대상 집단이란 정책의 적용 대상인 사람이나 집단을 의미한다. 정책 적용 대상이 된다는 것은 그 정책으로부터 직간접으로 영향을 받는다는 의미이다. 정책 대상 집단으로는 정책이 제공하는 서비스나 재화의 수혜 집단, 그리고 정책 비용 부담자 등이 있다. 이 경우에는 변화를 유도하려는 개인이나 집단에 관한 분석이 요구된다.

2) 정책 수단 및 정책 수단의 유형

정책 수단이란 말 그대로 '정책목표 달성을 위한 수단'이다. 예컨대 인구 증가라는 정책목표 달성을 위해서 출산 장려와 이민자 이입을 확대하는 것이 정책 수단이다. 정책 수단은 이와 같이 정책의 실질적 내용을 의미하는, 즉 '정책의 핵심 구성 요소'가 된다.

정책 수단은 국민들에게 직접적인 영향을 미치기 때문에 이를 둘러싼 이해당사자들 간의 갈등은 치열하다. 정책을 둘러싸고 일어나는 정치적인 갈등이나 타협에서는 "어떤 것을 정책 수단으로 할 것인가?"가 주요 쟁점이 된다. 정책목표에 대한 갈등도 그 목표에 따라 채택될 수 있는 정책 수단으로 인한 이해관계 때문에 벌어지기도 한다.

정책 수단으로는 실질적 정책 수단과 실행적 정책 수단이 있다. 실질적 정책 수단은 상위 정책목표에 대해서는 하위 정책 수단으로서 역할을 하고, 정책목표의 계층 중에서 더 하위 수단에 대해서는 목표로서 역할을 한다. 그렇기 때문에 '도구적 정책목표' 또는 '도구적 정책 수단'이라고도 한다. 실질적 정책 수단은 구체적인 정책의 실질적 내용에 의해 결정되기 때문에 '실질적 정책 수단'이라고 부른다.

실질적 정책 수단을 실현시키려면 목표-수단 계층제를 따라 하위로 내려오면서 이를 더욱 구체화해야 한다. 직접 실현할 수 있는 정책 수단에는 실현을 위한 작업이나 활동과, 이들을 위해 필요한 요소들이 구비되어야 한다. 예컨대 정책 실행을 위한 설득, 강압, 유인 같은 방법을 순응 확보 수단으로 삼는 실행적 정책 수단을 사용해야 한다. 또한 정책 수단을 적용하기 위해 이들을 담당할 집행 기구, 집행 요원, 자금, 공권력 등이 필요한데, 이 역시 실행적 · 보조적 정책 수단이다.

3. 정책 과정

이론적으로, 정책 과정은 대체로 정책 의제 설정, 정책 결정, 정책 집행, 정책 평가 및 정책 변동 같은 단계로 구분된다. 그러나 실제 운용 과정에서는 시간적인 선후先後를 구별할 수는 있으나, 각 단계를 명료하게 분류하기는 어려운 동태적이고 복합적인 과정으로 나타난다.

1) 정책 과정의 개요

일반적으로 정책 과정을 거치는 동안 갈등과 타협이 존재하며, 크고 작은 여러 요소가 서로 영향력을 행사하면서 정치적 활동에 개입된다. 또한 정책 과정은 순환적 과정에 따라 정책이 형성되면서 정책 결정을 이룬 뒤 정책을 집행하고 평가하며, 각 단계마다 환류 과정을 통해 변동하게 된다. 그 와중에 다수의 활동 주체들이 복합적으로 개입하고 참여하며, 참여자마다 자신들의 이익에 부합하도록 영향력을 행사하는 동태적 과정이 전개된다.

정책 과정에 대해서는 학자마다 다양한 견해를 제시하고 있다.

먼저 B. 존스Jones가 제시한 체제 분석 개념에 의거한 정책 과정의 5단계는 다음과 같다.

① 문제 규명 단계 – 정책문제를 정부의 문제로 귀속시키는 정책 의제를 설정하는 단계이다.

② 정책 개발 단계 – 정부 내에서의 행동 단계로, 정책 대안을 작성하고, 그 대안을 합법화하며, 예산을 배정하는 단계이다.

③ 정책 집행 단계 – 정책 결정을 한 후 문제 해결을 위해 정책을 집행하는 단계이다.

④ 정책 평가 단계 – 정책 결정에 의해 집행된 정책이 목표를 달성했는지 재검토하는 단계로, 평가 결과를 피드백하는 단계이다.

⑤ 정책 종결 단계 – 집행 후 정책문제가 해결되었는지, 또는 정책목적을 달성했는지 검토하여 정책 종결 여부 또는 변경을 결정하는 단계이다.

한편 J. E. 앤더슨Anderson은 정책 과정을 다음과 같이 정리했다.

① '문제 형성 및 정책 의제 설정 단계'로, 정부가 해결해야 할 문제와 대중이 주목하는 문제의 핵심을 규명하고, 정부가 의제화할 방법이나 과정을 규명하는 단계이다.

② '정책 대안 작성 단계'로, 정책문제를 해결할 수 있는 대안을 찾아내는 단계이다.

③ '정책 대안 채택 단계'로, 많은 정책 대안 중 최적의 대안을 선택하는 단계이다.

④ '정책 집행 단계'로, 이미 결정된 정책 대안을 실행하거나 구체화하는 단계이다.

⑤ '정책 평가 단계'로, 정책으로 해결하고자 했던 문제에 대한 해결 정도를 평가하는 단계이다.

이 외에도 H. O. 라스웰H.O.Lasswell은 정책 과정을 정보 수집 과정, 지지 획득 과정, 정책 입안 과정, 정책 수정 및 보완 과정, 정책의 적용 및 집행 과정, 그리고 평가 과정으로 구분하였다. 또한 Y. 드로어Y. Dror은 정책 과정을 기본방침 결정 단계, 정책 결정 단계, 정책 결정 이후단 계 등 3단계로 나누고 이를 다시 18개의 세부 단계로 나누었다.

최근 이슈가 되고 있는 보건의료의 문제로 간호인력 부족 문제, 오염된 주사제 주입으로 인한 환자사망 등의 환자안전문제와 같은 문제들이 정책의제화되는 과정, 해결할 수 있는 정책대안은 무엇인지, 실행가능하고 효과성이 높은 최적의 대안은 무엇인지, 이를 집행하기 위한 구체적 단계는 무엇인지, 정책의 효과성을 평가할 수 있는 평가 도구나 방법은 무엇이 있을지 등에 대해 토의하고 고려해보는 것은 좋은 학습이 될 것이다.

2) 정책 결정 과정과 의사 결정 과정

정책 결정 과정은 의사 결정 과정과 같은 의미로 사용되기도 한다. 이는 정책 결정에서 핵심적인 활동이 '의사 결정'이라는 인지적·지적 활동을 통해 이루어지기 때문이다. 또한 의사 결정 과정은 흔히 문제 파악–목표 설정–대안 탐색–대안 비교·평가–대안 선택 단계로 이루어지는데, 이 과정이 정책 결정의 합리 모형 과정과 동일하기 때문이다.

일반적인 의사 결정은 정책문제 해결만을 위해서가 아니라 조직의 운영상 문제부터 개인의 사적 문제까지를 해결하기 위해 내리는 결정을 총망라한 것이다. 그래서 정책 결정은 의사 결정의 일환으로서 정책문제 해결을 위한 지적·인지적 의사 결정 과정이라고 볼 수 있다.

3) 정책 과정의 참여자

정책 과정이나 정책 결정 과정은 정치 체제의 핵심적인 활동이다. 이 과정에서 만들어지는 정책이나 정책의 결과는 모든 국민들에게 직·간접적으로 영향을 끼치게 된다. 즉, 정치 체제나 정부가 국민에게 영향을 끼치는 것은 모두 정책 과정과 그 산출 과정을 통해 이루어진다고 할 수 있다. 그러므로 국민이나 조직, 단체 들은 이 과정에 참여하여 영향력을 행사하고자 한다.

우리나라와 같은 민주국가에서는 국민은 선거를 통해 정부의 총책임자인 대통령과 국회의원을 선출하고, 이들과 이들의 지휘·감독을 받는 행정 관료가 정책 과정에 공식적으로 참여한다. 정책결정자 및 참여자는 다음과 같다.

(1) 대통령

정책 결정 과정에 대한 대통령의 참여 정도나 권한은 국가 체제에 따라 차이가 있다. 대통령은 정책결정권, 정책 집행권, 국군통수권, 비상대권 등 중요한 의사 결정권을 가지고 있으며, 정책 의제 설정 과정에서부터 정책 결정 단계, 정책 집행 단계에 대해서까지 권한을 가진다.

일반적으로 개발도상국의 경우 대통령의 권한이 막강한 편이다. 하지만 대통령제를 택한 선진국에서도 대통령의 권한은 상당하다. 우리나라는 대통령이 국가원수이자 행정수반이기 때문에 정책 결정에 절대적인 영향력을 행사한다. 대표적인 예가 우리나라의 의약 분업 시행과 관련된 것이다.

우리나라에서는 1963년에 약사법을 개정하면서 의약 분업에 대해 명기함으로써 의약 분업이 추진되기 시작했다. 그러나 의약 분업은 의사협회 등 이익집단의 반대에 부딪쳐 정권이 여러 번 바뀌는 와중에도 실현되지 못했다. 그러나 1997년에 김대중 대통령 후보는 100대 선거 공약으로 의약 분업을 포함시켰고, 대통령이 된 후에는 의사들의 대대적인 파업과 저항을 무릅쓰고 최우선 국정 과제로 삼고서 강력히 추진했다.

(2) 의회

입법기관인 의회는 입법권뿐만 아니라 예산권과 결산심의권, 고위관료임용동의권, 대정부질의권, 조약동의권, 국정조사권 등을 가지고 있다. 이에 따라 정책 과정에서 법률을 제정하고, 다양한 집단의 이익을 표출하여 결정·집행하는 데 관여하며, 국가정책을 감사하는 기능을 통해 통제하기도 한다.

(3) 관료 집단

전통적으로 행정부처나 각급 행정기관은 의회나 대통령이 결정한 정책을 단순히 집행하는 곳으로 알려졌다. 그러나 오늘날의 행정조직은 다양한 정보, 전문성, 그리고 방대한 물적·인적 자원을 보유하고, 정책 과정 전반에 걸쳐 영향력을 행사한다.

최근 정부가 처리해야 하는 문제가 다양하고 복잡해지는 추세라, 그것을 해결하려면 전문적인 지식을 갖추고 정보를 정확히 분석하면서 신속히 대처해야만 한다. 행정조직을 구성하는 관료 집단은 선출직인 대통령이나 국회의원에 비해 장기적으로 근무하고 전문성을 띠고 있다. 그래서 그들의 핵심 고유 업무인 정책 집행과 정책 평가 기능뿐만 아니라, 정책 의제 설정 과정이나 정책 결정 과정에도 큰 역할을 담당하고 있다. 정책 의제는 일반 의제, 법령 관련 의제, 경제정책 관련 의제 등이 있는데, 그중 일반 의제는 총무처에서 접수한 뒤 차관회의에 회부하여 토의·의결하고 있다.

의회의 승인이 요구되는 정책은 국무회의에서 정책 의제로 성립된 뒤 의회로 보내진다. 따라서 의회의 지지를 구하기 위해서 정부와 여당 간의 당정정책협의회, 당정조정협의회, 경제문제연석회의, 당정실무기획위원회 등을 통해 정책 의제를 협의하게 된다.

(4) 사법부

사법부의 기능은 입법부와 행정부가 한 행위의 위헌 여부를 결정하고, 실제로 헌법에 위배

되었을 경우에는 이를 취소하거나 무효화하는 권한이 있다. 따라서 사법부의 법률 심사나 법령 해석 및 판례 등은 정책 과정에 지대한 영향을 미친다. 예를 들면 미국의 사법부가 학교에서의 인종 차별(흑백 간 학교분리제), 공립학교에서의 예배 등에 대해 위헌 판결을 내림으로써 공공정책 형성에 지대한 영향을 끼친 바 있다. 그러나 사법부가 행정부를 견제할 정도로 독립성과 위상을 갖추지 못한 많은 개발도상국에서는 정책 과정에서 사법부의 역할이 제한되어 있다.

최근 우리나라에서도 헌법소원의 빈도가 늘면서 사법부의 정책 과정에 대한 영향도 늘고 있는 추세이다.

(5) 이익집단

이익집단은 특수한 이해관계를 같이하는 사람들이 공동의 이익을 실현하기 위해 만든 단체들이다. 대표적인 예로는 노동조합, 전국경제인연합회, 대한의사협회, 대한간호협회, 재향군인회 등이 있다. 이들은 현대사회의 다원화·복잡화로 직업의 다양화, 다양한 이해관계의 출현, 정당과 의회가 직능 대표성을 반영하지 못한다는 현실 등에 따라 결성되면서 그 활동을 확대시켜 자기 단체에 유리한 결정이 이루어지도록 영향력을 행사하고 있다.

이익집단은 자기 집단의 이익을 위해 정책결정자를 위한 득표 활동이나 정치 자금 지원 같은 정치적 지원을 약속하거나 정보·자료 제공, 혹은 정치적 지지를 철회하는 등 다양한 방법과 수단을 통해 압력 활동을 함으로써 자신들의 관심사가 정부의 공식적인 의제로 받아들여지도록 하고 있다.

때때로 정부가 정책을 결정한 후에도 이익집단의 활동에 의해 집행 과정에서 정책이 무산되거나 지연되는 등 영향을 받기도 한다. 한 예로 1985년에 건설부가 민자 등 960억 원을 투입하여 개발하기로 했던 북한산 국립공원 기본 계획이 서울특별시산악연맹을 비롯한 자연보호단체들의 반대로 보류되었다. 이는 정책 집행 과정에서의 순응 확보가 얼마나 중요한지를 보여준다. 2015년에는 CCTV 설치를 규정한 '영유아보육법 개정안'이 여야가 합의하고 보건복지위원회에서 만장일치로 가결되었는데도 본회에서 부결되었다. 그 당시 언론 보도에 의하면 어린이집연합회 등 어린이집 원장들로 이루어진 단체들이 조직적인 로비를 함으로써 국회의원들이 반대표를 행사했다고 한다. 결국 다시 잇달아 발생한 어린이집 학대 사건으로 여론이 들끓자, 법안의 일부를 수정한 뒤 다시 표결에 부치기로 했다고 한다.

(6) NGO

NGO(Non-gorvernmental organization, 비정부 기구)는 시민사회에서 공익을 목적으로 자발적으로 활동을 하는 민간 기구이다. 종종 비영리 단체, 시민 단체, 시민사회 단체 등으로 불리기도 한다. 일반적으로 NGO는 공익을 목적으로 활동하기에 정부나 시장 경제 활동과는 무관하게 운영되며, 자치적·자발적 운영을 특징으로 한다. 따라서 노동조합, 정당, 이익단체 등과는 구분된다.

과거에는 경제 원조 사업이나 인권 운동 등을 했으나, 현재 보건·복지, 환경, 소비자 보호, 문화·예술, 교육 영역 등 사회 각 분야로 활동이 확대되었다. 최근 들어 NGO가 증가하는 주요인으로는 정부 부문에 대한 불신과 관료 조직의 한계에 대한 대안으로 NGO 활동의 공적이 부각되는 것과, 다원화된 사회에서 시민의 공공 서비스 수요 증가 및 정책 선도자로서의 NGO의 역할 증가 등을 들 수 있다.

정책 형성 과정에서 NGO의 역할은, 정책 의제 설정 과정부터 정책 결정, 집행 및 평가에 이르기까지 과정 전반에 영향을 끼친다.

정책 의제 설정 과정에서 NGO는 시민들의 자발적인 참여를 바탕으로 사회의 각종 이슈에 대해 의견을 수렴하고, 정책 의제 설정 과정에서 시민의 의견을 대변한다. 또한 시민사회가 제기한 특정 문제가 정책 의제로 채택되도록 하기 위해 정치적 지지 기반을 확보해야 한다. 이를 위해 NGO의 활동은 제도적인 방식과 비제도적인 방식을 병행한다. 일반적으로 정부의 관심사안이라면 정부위원회 등 공식 기구를 통해 의견을 개진하고 있으며, 정부에서 관심을 보이지 않는 주제에 대해서는 시위·집회 및 캠페인 등 비제도적 방식으로 이슈화하기도 한다. 또한 NGO들 간의 전략적 연대를 통해 정치자원을 공유하고, 지지 기반을 확대하기도 한다. 2000년 총선 당시 NGO 간 연대를 통한 낙천·낙선 운동 사례는 정보통신기술 발달과 시대적 상황 덕에 가능했던 한국적 NGO 운동의 특성을 잘 보여주었다.

정책 결정 과정에서 NGO는 자신들이 추구하는 가치가 정책으로서 반영될 수 있도록 정부 기관들에 영향력을 발휘한다. 예컨대 관련 이슈에 대한 전문적 지식이나 자료 같은 내부 자원을 정부기관에 제공하거나, 내부의 정치적 자원을 동원해 압력을 가하기도 한다. 또한 이익집단들 간의 이해가 첨예할 경우, 불신을 받는 정부를 대신하여 각종 정책을 위한 중재자 역할을 하기도 한다. 정부가 NGO에 대해 긍정적인 태도를 가지고 있거나, 정책 과정상에서 정부의 독점 정도가 적을수록 NGO의 정책 과정 참여는 활발해진다.

정책 집행 과정에서 NGO는 감시와 비판의 역할을 수행함으로써 공익을 추구한다. 또한 정책 집행의 파트너로 참여하기도 하는데, 이럴 경우 일반적으로 재원은 정부가 지원하고 서비스는 NGO가 공급한다. 즉, NGO는 정부와 수직적 관계를 이루어 활동하기도 하고, 독자적으로 수임하여 주도적으로 활동하기도 한다.

보건 분야에서는 대한보건협회가 보건복지부의 건강 증진 사업 중 절주 사업 등과 관련해 재정 지원을 받아 대국민 서비스 사업을 직접 수행하고 있다. 때로는 정부정책의 집행에 NGO가 참여하는 것은 논란거리가 되기도 한다. 그 이유는 정부와의 밀접한 협조 관계라든가 재정지원을 받는 데 따른 종속적 관계가 NGO의 자율성을 침해하게 되기 때문이다.

(7) 정당

정당은 공공이익을 실현하는 것을 목표로 정치적 견해를 같이 하는 사람들이 자발적으로 조직한 집단이다. 일찍이 영국 정치가 에드먼드 버크(1729~1797)는 정당을 '그 성원 전원의 지지를 받는 특정 원리에 입각해서 공동의 노력으로 국가적 이익을 추진시키는 것을 목적으로 하는 사람들의 결합체'라고 정의한 바 있다. 그러나 정당은 실제로는 집권을 목적으로 투쟁하는 정치 단체인 경우가 많다.

오늘날의 대의제 민주주의는 이념적으로는 여론정치를 기본 정신으로 하며, 많은 경우 여론을 기초로 국가정책을 결정한다. 이는 사회 대중의 공통된 의견이 반영된 여론이 한 나라의 정치적 · 사회적으로 지대한 영향력을 발휘하기 때문이다. 따라서 민주주의 사회에서는 올바른 여론을 조성 · 반영해야 한다.

정당은 이같이 국민의 다양한 견해를 정치 과정을 통해 주요 갈래로 조직화하고 가치화하여 당론으로 채택함으로써 정책 과정에 투입한다. 정당은 선거 시에는 공약 또는 정당정책 같은 형식으로 정책 의제나 정책 대안을 제시하고, 원내 활동을 통해서 법안을 제출하고 통과시켜 정책

결정 기능을 수행한다. 아울러 사회적으로 크게 이슈가 되는 사건이 발생하면, 그에 대한 여론을 반영하여 법안을 마련하기도 한다.

(8) 언론

신문과 잡지 등 활자 매체와 라디오와 TV 등 전파 매체, 그리고 컴퓨터와 스마트폰 등 인터넷 매체가 크게 발전하면서 오늘날 대중매체는 인간의 생활뿐만 아니라 삶 전반에 다양한 영향을 끼치고 있다. 그리하여 사상, 가치관, 태도의 형성에도 크게 작용하고 있다. 현대사회의 인간은 매스미디어에 조종당하고 있다고 할 만큼 언론은 사회 각 분야에 큰 영향력을 행사하고 있다.

대중매체는 정치 과정이나 정책 과정에서 투입 기능, 전개 과정 그리고 산출 기능에 이르기까지 다양한 기능을 수행하고 있다. 또한 정치 과정이나 정책 과정에서 정치사회화 기능, 국민에 대한 정치교육적 기능, 정치선전적 기능 등 다양한 기능을 수행하는데, 그 대표적인 특징은 다음과 같은 세 가지이다.

첫째, 시민이나 이익집단 혹은 지역의 문제를 보도하는 보도적 기능을 수행한다. 그 과정에서 정책을 의제화시키는 기능을 한다. 즉, 정당과 이익집단, 대중운동단체, 관료 집단 등은 정책결정자에게 자신들의 이익을 표출하기 위해 건의, 항의, 시위, 성명서 발표 등 다양한 방법과 전략을 사용하는데, 대중매체는 이러한 이익 표출을 기사화하고 보도함으로써 이익 표출의 통로를 제공한다. 또한 대중매체는 일반인이 미처 인식하지 못한 중요 문제를 발굴하고 일깨워 국민들이 관심을 갖게 함으로써 여론을 조성하며 정책 의제로 만들기도 한다.

둘째, 산출 과정에서 정부가 결정한 정책의 내용이나 취지, 방향 등에 대해 대중에게 전달해 이해시킴으로써 정책 집행을 용이하게 한다. 대중매체의 이러한 기능이 제대로 수행되지 않으면 국민의 정책 불응이 발생하기도 한다. 때때로 대중매체에서 국민의 국가정책에 대한 반대 견해나 문제점을 적극 보도하면 국가정책이 변경되기도 한다.

셋째, 대중매체는 정책결정자를 감시하고 비판하며, 정책 집행 내용을 추적·평가하는 등 정책결정자로서의 역할을 수행하기도 한다.

(9) 일반 시민

일반 시민 즉, 국민 개개인도 다양한 방법을 통해 정책 과정에 영향을 미친다. 물론 정당이나 이익집단, 언론 등에 비해 영향력은 적을지라도 정책 과정에 직·간접적으로 영향을 끼치는 것은 사실이다. 그 이유로 다음과 같은 두 가지를 들 수 있다.

첫째, 대의민주제에서 일반 시민들은 선거를 통해 자신이 원하는 정책을 표현함으로써 정책 과정에 참여한다. 즉, 대통령 및 국회의원, 지방자치단체장 등을 뽑는 선거에 참여함으로써 정책 과정에 비공식적으로 영향을 미친다. 심지어 미국의 일부 주나 일부 국가에서는 일반 시민들이 입법 과정에서 직접 투표하기도 한다.

한 예로 미국 캘리포니아 주지사였던 아널드 슈워제네거는 대중 발의 투표제도 덕분에 옛 주지사를 쫓아내고 당선되었다. 스위스에서는 유권자 10만 명의, 이탈리아에서는 납세자의 1% 정도인 50만 명의 동의를 구하면 국민 투표를 발의할 수 있다.

프랑스에서도 지방 의회에서는 주민투표제도가 시행되고 있다. 2004년 4월 26일 프랑스 최초로 생 레미 드 프로방스에서는 지역 유권자 중 20%인 1,500여 명의 서명에 따라 주민 투표가 실시되었다. 대중 발의 국민투표제도는 현재 이탈리아와 스위스 그리고 미국 캘리포니아 주 정부가 실시한다. 그리하여 스위스에서는 2002년 전기 회사 민영화 법안이 대중이 주도한 국민 투표에 의해 거부되었고, 2005년에는 유전자 재조합 식품(GMO) 허용 법안이 국민 투표로 거부되기도 했다.

둘째, 개인의 지적 활동이나 정책에 대한 새로운 시각 혹은 아이디어를 개발해 정책 과정에서 새로운 방향과 방안을 제시함으로써 참여하는 경우도 있다.

예컨대 미국 생물학자 레이철 카슨은 40년 전에 《침묵의 봄》이라는 저서를 통해 살충제에 대한 광범위한 피해를 알림으로써 살충제 통제 정책을 세우는 데 기여했다.

마틴 루서 킹 목사는 미국 앨라배마 주 몽고메리 시에서 "흑인은 버스에서 백인에게 자리를 양보해야 한다"는 규정에 항의하여 버스 이용 거부 운동을 벌였다. 이를 계기로 킹 목사는 인권 운동가이자 흑인해방운동가로 활동하면서 남북전쟁 이후 해방되었음에도 여전히 차별을 받던 흑인들을 위해 공민권법과 흑인투표권법 등을 만드는데 기여했다.

실화를 바탕으로 한 영화 〈기디언의 트럼펫(Gideon's Trumpet)〉은 작게는 한 인간의 드라마이자, 크게는 1960년대 미국을 휩쓴 민권 운동을 보여주는 기념비적인 드라마이다. 가난 때문에 변호사를 선임할 수 없었던 클래런스 기디언이 차별적인 법제도에 저항하여 권리를 찾았던 사건으로 연방대법원과 각급 법원은 극빈한 피고인을 위해 국선 변호인이 성실한 변론을 하게끔 보장해야 한다는 세부 원칙을 정립하는 계기가 되었다. 그리하여 영어에 능통하지 않은 소수 민족 피고인을 위해 피고인 자신의 언어를 구사할 수 있는 변호인의 조력을 받을 권리까지 보장하게 되었다. 기디언의 승리는 곧 돈 없고 힘없는 약자, 심지어 일가친척 하나 없는 혈혈단신의 죄수도 한 국가의 최고법원이 법을 개정할 수 있게 할 수 있음을 실증해주었다. 즉, 국민 개인의 정책 과정 참여의 대표적인 사례인 것이다.

4) 우리나라 정책 과정의 특징

우리나라 정책 과정의 특징은 다음과 같다.

첫째, 정책 과정에서 공식적인 역할을 부여받은 정책 과정 참여자의 역할이 매우 크다. 이러한 특성으로 정책이 정치지도자나 관료의 신중하지 못한 판단과 결정에 의해 돌발적으로 의제화되고 집행되면서 정책 실패를 초래하는 경우가 있다.

둘째, 민의보다는 관료 중심의 기술적 합리성에 의존하는 경우가 많다. 특히 1980년대까지는 시민의 이익을 대변할 조직이 활성화되지 못했기 때문에 그러한 현상이 두드러졌었다. 그러나 최근에는 이익집단과 NGO단체의 활성화로 시민운동 등 단체 교섭 활동에 의해 기술적 합리성이 영향을 받거나, 포퓰리즘에 따른 민의 반영 사례가 늘고 있다.

셋째, 정책 과정에서 국회의 기능이 약해 실질적으로 관여하지 못하고 있다. 강력한 대통령제로 인해 대부분의 정책 결정이 행정부 상층에 집중되어 있어서 정책 과정 전반에서 국회의 기능이 약화되어 있다. 또한 국회의원들도 전문 관료에 비해 전문 지식이나 경험이 부족하고, 국민 전체의 이익보다는 소속 정당의 당론이나 지역구의 이익을 대변하는 경우가 많다.

넷째, 사회적으로 중요한 문제에 대해 정책 과정이 비공개로 이루어지는 경우가 많다.

4. 정책 의제의 설정

인간이 공동체를 이루고 살아가는 사회 어디서나 공동의 노력으로는 해결하기 어려운 다양한 사회 문제가 발생한다. 이러한 사회 문제 중에는 공동체 구성원들의 자발적인 노력으로 완화되거나 해결될 수 있는 문제가 있는가 하면, 정부의 개입 없이는 해결이 어려운 문제도 있다. 이러한 문제가 방치되면 많은 사람들이 고통을 당하면서 사회나 정부에 대한 불만을 제기하게 된다.

그렇다고 모든 사회 문제를 정부가 해결할 수는 없다. 이는 정부 자체의 능력의 한계 때문이기도 하지만, 정부의 정책 결정 체제를 지배하는 정치 엘리트들의 편견과 이해관계 등이 얽혀 있기 때문이다.

이와 같이 정부의 개입을 필요로 하는 많은 사회 문제들 중 정부가 그 해결을 전제로 공적으로 채택·토론하게 되는 문제가 정책 의제(agenda)이다. 또한 정부가 정책적 해결을 위해 사회 문제를 정책상의 문제로 채택하는 과정이나 행위를 '정책 의제 설정'이라고 한다.

이러한 정책 의제를 채택하는 과정을 '정책 의제 채택 과정' 또는 '정책 의제 설정 과정'이라고 한다.

1) 정책 의제의 설정 과정

R. 코브Cobb와 C. 엘더Elder는 사회 내에서 문제가 발생한 뒤 정책문제로 채택되기까지 밟게 되는 단계를 개략적으로 아래와 같이 요약했다.

(1) 사회적 쟁점

'사회적 이슈' 또는 '사회적 쟁점'은 문제의 성격이나 해결 방법에 대해 집단들 간에 의견이 일치되지 않아 논쟁의 대상이 되는 사회 문제를 말한다.

사회 문제의 해결은 일반적으로 사회계층이나 집단에 각기 다른 영향을 미친다. 물가 상승 문제를 해결하면 서민들이 혜택을 보고, 의료비 상승 문제를 해결하면 의료 이용을 하는 많은 국민들이 혜택을 본다.

또한 문제의 해결이 특정 집단에는 혜택을 주면서 다른 집단에는 피해를 주는 경우도 적지 않다. 예를 들어, 의료비 인상을 막는 것은 의료이용자인 시민들에게는 혜택이 되지만, 의료기관 운영자들에게는 피해를 준다. 일반적으로 규제정책은 피규제자의 희생으로 타 집단을 보호하게 되는 것이기 때문이다.

그런데 문제의 핵심적 성격을 무엇이라고 정의하는가에 따라 선택하게 되는 해결 방법도 달라지는 경우가 많다. 예를 들어, 쌀값 폭등 문제를 보자. 쌀값 폭등이 서민 생활을 위협하는 것이 문제인가? 또는 다른 물가 상승에 영향을 주는 것이 문제인가? 그에 따라 해법이 달라진다. 첫 번째 문제는 쌀값보조금을 지원함으로써 해결할 수 있다. 하지만 두 번째 문제는 쌀값을 인하하는 게 답이다.

사회 문제를 쟁점화하는 것은 주도자(initiator)의 역할이며, 또한 이를 주목 받게 하려면 점화장치(triggering)가 필요하다. 이에 대한 사례로 간호인력 개편 문제를 들 수 있다. 2012년 K대학에서 2년제 간호실무학과가 개설된 뒤 학생 모집에 들어갔다. 그러자 이를 반대하는 대한간호협회의 저지 활동으로 실무학과 개설이 2017년까지 잠정 중단되면서 '간호인력 개편 문제'가 정책 의제화되었다. 이 경우 K대학의 간호실무학과 신설이 간호인력 개편 정책의 점화장치가 된 것이다.

(2) 공중 의제

R. 코브와 C. 엘더는 정치적 논란거리인 의제를 '체제 의제'와 '정부 의제'로 분류했다. 체제 의제는 '공중 의제'라고도 부르는데, 이는 일반 대중이 주목하는 이슈로서 정부가 해결하는 것이 마땅한 것으로 인정되는 사회 문제이다. 결국 쌀값 폭등 문제는 국가가 해결해주리라 믿는데 반해, 여름의 폭염은 국가가 해결해야 할 공중 문제가 아닌 것이다.

(3) 정부 의제

정부 의제는 '제도적 의제' 또는 '공식 의제'라고 불린다. 정부 의제는 정부의 공식적인 의사 결정에 의한 해결을 위해 심도 있게 고려하기로 명백히 밝힌 문제들이다. 따라서 정부 의제는 정책 의제 설정 과정을 통해 얻어지는 산출물로서, 협의의 정책문제인 것이다. 공중 의제가 정부 의제로 받아들여지는 과정이 정부 의제 설정 이론의 핵심인데, 이때 어떤 의제가 정부 의제가 되고, 또 어떤 것은 그렇지 않는지를 밝히는 것이 정책 의제 설정 이론의 핵심이다.

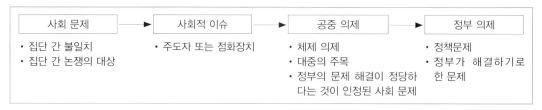

그림 2-1 정책 의제 설정 과정

출처: 정정길 등, 206쪽.

(4) 정책 의제 설정 과정

모든 정책이 같은 경로를 밟아 정부 의제가 되는 것은 아니다. 표 2-2처럼 다양한 유형이 있으며, 이 외에도 다음과 같이 예외적인 것이 있다.

① 사회 문제가 정책결정자에게 인지되어 바로 정부 의제가 되고, 그래서 정책 결정을 하게 되는 것이다. 우리나라의 재정이 매우 열악하고 국민의 의식 수준도 낮았으며 다들 먹고 사는 문제로 전전긍긍하던 1960년대에 "돈과 기술이 없으니까 할 수 없다!"는 반대에도 불구하고 진행된 고속도로 건설과 중공업 중흥 등 국가 기반 시설 확충 등은, 사회적 쟁점화와 공중의제화 과정을 뛰어넘어 사회 문제를 바로 정부 의제로 만든 경우라고 볼 수 있다.

② 사회 문제가 사회 쟁점이 됨으로써 많은 사람들 간에 논란이 되고 있는 상태에서 정부 의제로 채택하여 심각하게 검토하는 것이다.

③ 사회 문제가 갑자기 일반인들에게 알려지고, 이를 해결하기 위해 정부의 조치가 필요하다는 의견이 확산되면서 정부 의제로 채택되는 것이다. 안전 관련 정책과 국가안전청 신설이 바로 그 사례이다. 그간 늘 안전의 중요성을 인식해왔고 관련 규정도 있었지만, 지켜지지도 않았고 아무도 관심을 갖지 않다가 2014년 세월호 사건이 점화장치가 되자 갑자기 공

중의제화하고 정부 의제가 되지 않았던가.

④ 사회 문제가 사회적 쟁점화되면서 공중 의제가 되고, 이것이 정부 의제로 채택되는 네 단계를 모두 거치는 것이다.

■ 표 2-2 정책 의제 형성의 유형

유형	1단계	2단계	3단계	4단계
제1 유형	사회 문제 ──────────────────────→			정부 의제
제2 유형	사회 문제 ──→ 사회적 쟁점 ──────────→			정부 의제
제3 유형	사회 문제 ──────────────→		공중 의제 ──→	정부 의제
제4 유형	사회 문제 ──→ 사회적 쟁점 ──→	공중 의제 ──→		정부 의제

출처: 정정길 등, 272쪽.

(5) 주도 집단과 의제 설정 과정

사회 문제가 사회 쟁점이 되고, 일반 대중에게 널리 퍼지고, 결국 정부 의제로 채택되는 경우는 민주적 의제 설정 과정을 나타낸다. 그러나 이 과정에는 예외가 많고, 의제 설정을 주도하는 집단이 정부 내 세력인가, 아니면 외부 세력인가에 따라 의제 설정 과정뿐만 아니라 정책 과정 전반에 차이가 있게 된다. R. 코브 등은 정책 의제 설정 과정을 외부 주도형, 동원형, 그리고 이 두 가지의 혼합형 등으로 구분했다.

외부 주도형은 정부 바깥에 있는 집단이 자신에게 피해를 주는 사회 문제를 정부가 해결해줄 것을 요구하면서, 이를 사회쟁점화하고 공중의제화하여 정부 의제로 채택하도록 정부에 강요하는 의제 설정 과정이다. 이러한 모형은 정부에 압력을 가할 수 있는 이익집단이 발달하고, 정부가 외부의 요구에 민감하게 반응하는 정치 체제를 지닌, 다원화되고 민주화된 선진 사회에서 많이 발견되는 유형이다.

동원형은 외부주도형과는 반대로 정책 의제가 정부 내의 정책결정자들에 의해 주도되는 경우이다. 이 경우에는 주로 정치지도자들의 지시에 의해 사회 문제가 바로 정부 의제로 채택되고, 그럼으로써 정부가 PR 활동을 통해 공중 의제로 만들게 된다. 즉, 정부가 문제를 해결하기로 미리 결정한 후, 이 문제를 해결해야 하는 당위성과 그 내용에 대해 일반 대중을 이해·설득시키기 위해 PR 활동을 하는 것이다. 이 모형은 정부의 힘이 강하고, 민간 부문의 이익집단은 취약한 후진국에서 많이 나타나는 모형이다.

　반면 정부기관 내의 관료 집단이나 정책결정자들에게 접근할 수 있는 외부 집단에 의해 주도되면서 최고 정책결정자에게 접근해 문제를 정부의 의제로 만드는 경우가 내부접근형이다. 내부접근형의 주도 세력은 낮은 지위의 고위 관료인 경우가 많다. 이럴 경우 주도 집단인 관료들이 공중 의제로 만들기 위한 적극적 PR 활동을 피함으로써 반대에 부딪힐 가능성을 줄여 결정된 내용이 그대로 또는 수정을 최소화하여 바로 집행되게 하려고 한다. 즉, 말 그대로 '밀실음모형'인 것이다.

2) 정책 의제 설정의 영향 요인

　R. 코브와 C. 엘더는 특정 문제가 정부 의제로 설정되는 두 요소를 제시했다. 첫 번째 요소는 문제의 성격이며, 두 번째 요소는 주도 집단의 영향력 행사이다. J. 킹던Kingdon은 세 번째 요소로 정치적 상황을 추가했다.

(1) 문제의 성격

　사회 문제가 중대할수록 정부 의제로 선택될 가능성이 높다. 말하자면 그 문제로 인한 피해자의 숫자가 많거나, 피해의 강도가 크거나, 피해에 대한 사회적 의미가 중대하다면 그 문제는 '중대한 사회 문제'라고 볼 수 있다. 또한 문제가 일시적인 현상일 때보다 근본적이고 장기적이라면 정부 의제로 채택되기 쉽다. 그러나 문제가 근본적일지라도 해결 대책이 없으면 정부 의제가 될 가능성은 낮아진다. 또한 문제가 단순하고 구체적일수록 정부 의제가 될 가능성이 높아진다.

　아울러 문제의 내용에 따라서 정부 의제가 될 때 영향을 받기도 한다. 배분정책과 관련해서는 재화와 서비스 혜택을 받을 특정 부문의 국민들이 정책문제 채택 과정에서 더욱 적극적인 역할을 할 것이다. 문제가 해결되면 국민 모두가 혜택을 받게 되나 일부 공장주가 비용을 부담해야 하는 공해 문제에 대해서는, 비용을 부담해야 하는 일부 시민의 강력한 반대로 인해 공식 문제화가 거부된다. 그래서 선거에 임하는 정치지도자들이 이를 정책문제화하려고 노력을 하지 않게 되면서 이러한 문제는 정책문제가 되기 어려운 경우가 많다. 반면 외국이나 타 정부의 비슷한 선례가 있거나, 극적 사건 및 위기 상황에서 대두된 사회 문제들은 정부 의제가 될 가능성이 높아진다.

(2) 주도 집단과 참여자

특정한 문제를 해결하기 위해 노력하는 주도 집단의 정치적 파워는 정책문제가 정부 의제가 되는 데 지대한 영향을 미친다. 즉, 주도 집단이 정부 내 정책결정자인 동원형이나 내부접근형일 경우 정부에서의 의제화는 매우 쉽게 이루어진다. 아울러 주도 집단이 외부 주도형이라면 정부지도자가 수동적 역할을 하는 경우가 많다.

선진국은 다원주의적인 편이라 외부 주도형이 많고, 개발도상국은 강력한 권력집중형인 편이라 내부주도형이 많다. 그러나 J. 킹던의 분석에 따르면 다원화된 사회인 미국에서조차 정부 의제 설정 시에 의회나 행정부의 유력 지도자의 역할이 매우 중요하다고 한다. 이로써 의제 설정에 관해서는 미국에서도 하향식이 매우 보편적임을 알 수 있다. 즉, 대통령이나 그의 보좌관은 정부 의제를 통해 여론의 초점이 되는 공중 의제를 좌우하는 경우가 많은 것이다.

외부 주도 집단의 영향력이 크기는 하지만, 이익집단들도 흔히 새로운 문제를 정부 의제로 채택하기보다 자신들에게 주어지고 있는 혜택을 빼앗아갈 수 있는 정책이 정부 의제가 되는 것을 방해하기 위해 더 많은 영향력을 행사하고 있다. 이러한 경우 외부 주도 집단의 영향력을 배제시킬 수 있는가는 정부의 정책결정자들의 정치적 힘에 달려 있다. 외부 주도 집단의 정치적인 힘이 강할수록 정책문제로 확대시킬 수 있는 가능성이 높다. 이는 이들의 정치적인 힘이 집단의 규모, 응집력, 재정력, 구성원들의 지위와 명망 등 정치적 역량에서 나오기 때문이다.

(3) 정치적 요소

개발도상국에서는 정부의 공식 정책결정자가 정책 의제 설정에 미치는 영향이 지대하다. 이는 정치 체제의 구조가 중앙집권화되어서 행정부가 우위에 있기 때문이다. 더욱이 대통령의 권력이 막강하여 동원형이나 내부접근형 중심으로 정부 의제가 결정되는 경우가 많기 때문이다. 반면 미국과 같은 다원주의 사회에서는 이익집단의 영향이 상대적으로 크다.

정치적 요소 가운데 정치 체제의 구조뿐만 아니라 정치적 분위기도 정책 의제 설정에 큰 영향을 미친다. 예컨대 미국과 같은 보수주의적 자본주의 국가에서도 9.11 테러 이후 테러방지 분위기가 확산되면서 국가 안보나 국익 보호를 우선하는 문제들이 정부 의제로 채택되는 등 정치적 분위기가 정책 의제 설정에 영향을 끼치기도 했다. 우리나라도 1969년대에는 경제 성장을 우선시했기 때문에 환경 문제와 노동 문제 등은 사회적 이슈가 되지 못했다. 그러나 경제 성장이 어느 정도 이루어진 지금, 환경 문제와 노동 문제 및 복지 문제 등은 정치 이슈화 되면서 공중 의제로 떠올랐고, 또한 정치적 분위기에 힘입어 정부 의제가 되고 있다.

정책결정자의 변동은 정책의 변동을 가져온다. 대통령과 국회의원을 선거로 선출하는 대의민주주의도 곧 '정책 선택'이라고 볼 수 있다. 대통령 선거에 의해 행정부가 바뀌면 동시에 정치적 분위기와 이념이 바뀌고, 정책 의제 설정에도 커다란 변화가 오기 때문이다.

5. 정책 결정 모형

1) 정책 과정에서의 의사 결정

(1) 의사 결정과 정책 결정

바람직한 정책 결정은 중요하다. 이를 위해서는 지적인 작업과 합리적인 의사 결정 과정이 필요하다. 정책결정자가 정책을 결정하기 위해 수행하는 과정과 적용하는 방법이 의사 결정을 내릴 때의 그것과 거의 동일하기 때문이다. 예컨대 국가의 중요한 정책은 최종적으로 대통령이 결정하고, 중요성이 가벼운 정책을 결정할 때는 장관이나 차관이 하기 마련이다. 이는 결국 개인의 의사 결정에 의해 이루어지는 셈이다. 국회를 비롯한 기초 단체 의회나 위원회에서 이루어지는 정책 결정은 집단적 의사 결정의 원리를 적용하여 이루어지기도 한다. 이러한 집단적 의사 결정을 하는 경우에도 종종 책임 있는 일부 개인이 정책 결정에 실질적 영향을 행사하기도 한다.

정책 결정은 이처럼 개인의 의사 결정 논리를 적용해 설명하기도 하고, 합리적 의사 결정을 위한 집단적 의사 결정의 논리가 적용되어 이루어지기도 한다. 하지만 일반적으로 의사 결정 과정을 여러 차례 거치게 된다. 이를 테면 과장이나 국장이 다양한 대안을 준비한 뒤, 그중에서 실제적으로 추진해야 할 대안을 결정한 후, 이 대안을 중심으로 차관이나 장관에게 보고한 뒤 수정하거나 원안대로 결정한 다음, 대통령에게 보고하거나 국무회의에 상정하여 대안을 결정한다. 만약 최종적인 결정권이 국회에 있는 사안이라면 국회의 의결을 거친 뒤 결정한다. 또한 여러 하위 정책들이 하나의 상위 정책을 구성하는 경우에도 의사 결정을 여러 차례 거침으로써 정책 하나가 만들어지기도 한다.

(2) 의사 결정과 정책 집행

정책 결정과 마찬가지로 결정된 정책을 집행하기 위해서도 여러 차례의 의사 결정이 요구된다. 정책 집행은 결정된 정책에 대한 다양한 정책 수단 중 적절한 수단을 찾아내어 정책목표를 실현해가는 것이다. 그러므로 정책 집행도 연속적인 의사 결정 과정이라고 볼 수 있다.

이와 같이 정책 과정 중 '정책 결정'과 '정책 집행'이라는 중요한 두 작업에서 수많은 의사 결정이 이루어진다. 물론 정책 결정을 바람직하게 하는 데에는 올바른 의사 결정이 반드시 요구된다.

2) 합리성과 정책 결정 모형

(1) 합리성의 의미

고전 철학에서 합리성(rationality)은 인간으로 하여금 사색하고 숙고하며 이성적으로 행동하게 하는, 인간만이 지닌 고유한 특성으로 정의되었다. 또한 합리성은 인간이 정의, 평등, 자유와 같은 문제에 관심을 가지게끔 하는 합리성의 낭만적 시각을 내포하고 있다. 그러나 합리성이 행정 행태의 규범적 근거가 되자 그 성격이 달라지면서 인간의 연민이나 감성을 배제한 냉철한 계산 과정을 대변하는 개념으로 변모했다.

행정학에서 합리성은 주어진 목표를 달성하기 위한 수단의 적합성을 의미한다. M. 베버Weber는 합리성을 '수단적 합리성' 또는 '형식적 합리성'이라고 했다. 또한 H. 심슨Simon과 M. 베버는 합리성이 조건적(conditional)일 뿐만 아니라, 규범적(normative) 속성을 지녔다고 했다. 합리성의 조건적 특성은 합리성이 목표 달성에 기여하는 태도·행동을 요구하는 데에서 나타난다. 때때로 이러한 목적-수단 합리성의 규범적 특성은 합리성이 가치중립적이 아니라 그 자체로서 가치가 됨을 뜻한다. 합리성은 종종 냉담하거나 중립적 행위를 요구함으로써 가치중립적·몰가치적 개념인 것으로 오해되기도 한다.

합리성의 인식론적 본질은 목적론적(teleological) 사고에 근간을 두고 있다. 목적론적 가치 체제는 인간의 행위를 행위 결과에 따라 판단하고, 행정의 합리성을 다음과 같이 부여한다.

첫째, 바람직한 목적 달성을 위해서라면 어떠한 행정 절차도 (혹은 적어도 거의 모든 수단들도) 정당화될 수 있다는 것이다. 즉, 수단은 그 자체로서 거의 의미가 없다고 보기에 폭력, 비밀, 왜곡 같은 행위도 때때로 정당화될 수 있다는 것이다.

둘째, 행정이 사회 전체의 이익을 극대화시킬 수 있다면 공공재화나 서비스가 국민들 간에 어떻게 배분되느냐에 관계없이 정당화될 수 있다는 것이다.

(2) 정책 결정 모형

정책 결정 모형은 '합리 모형'과 '합리성의 제약을 인정하는 모형'으로 크게 나누어볼 수 있다. 합리 모형은 합리적인 개인이 해결해야 할 문제와, 자신이 선택한 결과에 대해 완전한 지식을 가지고 정책 결정 절차에 따라 합리적으로 결정하는 것을 말한다. 합리 모형은 다양한 모순 때문에 오늘날에는 적용되지 않는 모형이지만, 정책 결정과 의사 결정을 위한 이론적 근거로 활용되고 있다.

① 합리 모형

합리 모형은 간단히 말해서 의사결정자가 고도의 합리성과 이성에 따라 의사 결정을 한다고 보는 이론이다. 즉, 모든 대안을 탐색하고, 대안이 가지고 있는 모든 결과를 예측하여 최선의 대안을 선택하는 포괄성이 합리 모형의 핵심이다. 합리 모형은 의사 결정의 규범적인 기본 전제와 합리적인 의사 결정 과정을 담고 있어서 오히려 합리적이지 못하다는 비판을 받고 있다.

합리 모형에서 가정하는 합리성에는 다양한 측면이 있다. 특히 의사 결정을 위해서는 '기술적 합리성'과 '경제적 합리성'이 중요하다. 기술적 합리성은 목표 달성을 위한 수단이 목표 달성에 얼마나 적합한지에 대한 '목표와 수단 간의 인과관계의 적절성'을 의미한다. 경제적 합리성은 목표 달성뿐만 아니라 비용 대비 효과 면에서 능률적이라는 것이다. 즉, 보다 더 적은 예산으로 보다 더 많은 결과를 얻는 경우가 경제적 합리성이 높은 경우이다. 기술적 합리성과 경제적 합리성은 대안의 비교·평가 기준으로 중요한 역할을 한다.

합리 모형의 기본 전제는 다음과 같다.

- 대안 선택의 기준이 정해져 있다.
- 대안에 따른 결과를 정확하게 알 수 있는 예측 능력이 존재한다.
- 내용이나 비용 면에서의 편익을 계산할 수 있는 능력이 있다.
- 합리적 의사 결정이 이루어지는 의사 결정 체제가 갖춰져 있다.
- 대안 선택 과정에서 비합리적 요소가 개입되지 않는다.
- 물적·인적 자원이 충분하다.

- 목표나 가치가 변동되지 않는다.

- 종합적인 분석에 초점을 맞추고 있다.

- 의사결정자는 전지전능하여 문제를 완전히 이해하고 종합적으로 파악한다.

행정 문제들은 매우 복잡한데다 미래가 불확실하여 예측하기 어렵고, 정보가 완전하지 못한 경우가 빈번하다. 따라서 현실적으로 이러한 기본 전제가 잘 부합되지 않는 경우가 대부분인지라 실제로 적용하는 데에는 많은 한계가 있다.

이러한 결함에도 불구하고 합리 모형은 합리적 · 종합적 모형으로서 의사 결정에 관한 학술적 논의에서 준거 기준으로 남아 있다. 그 이유는 합리 모형만큼 일관성 있고 종합적인 대안 모형이 없기 때문이다. 한편 최근 컴퓨터의 발달과 수리 모형의 발전으로 합리성을 전제로 한 이론이 부활하고 있으며, 통계적 의사 결정 이론과 게임 이론 또한 발전하면서 불확실성을 의사 결정에 확률로 포함시키는 데에도 기여하고 있다.

② 제한적 합리성으로서의 만족 모형

H. 심슨(1947)은 "인간은 의사결정자로서 정보 처리 능력에 한계가 있으며, 완전한 대안 탐색 및 완전한 분석을 수행하는 데 필요한 합리성에 제약을 가지고 있다"고 지적하면서 합리 모형에 대한 대안으로 만족 모형을 제시했다. 즉, 정책결정자는 최적의 대안이 아니라 만족할 만한 정책을 선택할 수 밖에 없다고 봤는데, 그 이유는 다음과 같다.

정책 결정 과정에서 정책결정자는 모든 대안을 탐색하지 않고 일부 소수의 대안만을 무작위적이며 순차적으로 탐색하게 된다는 것이다. 어떤 대안을 탐색한 후 그 결과가 만족스럽지 못하다면 다른 대안을 떠올려 그 결과를 예측해보는 식이다. 그러다가 만족할 만한 대안이 떠오르면 결정을 하게 되는데, 이때 만족의 기준은 주관적이다.

'만족 모형'은 합리 모형에 의한 정책 결정이 어렵다는 점이 논리적으로 지적되면서 발전된 이론으로, 현실적 상황을 비교적 정확하게 설명한다는 점을 인정받고 있다. 따라서 기술적 · 설명적 이론으로 평가받고 있다. 그러나 처방적 · 규범적 이론 면에서 보면 부정적인 평가를 받고 있다. 즉, 책임 회피 의식이나 보수적 사고를 가진 공무원들에게 만족 모형을 처방적으로 적용한다는 것은 맞지 않으며, 또한 만족 여부는 정책결정자의 주관에 따른 것이기 때문에 만족의 기준이 처방적·규범적 의사 결정 기준으로는 합당하지 않다는 것이다.

③ 제한적 합리성으로서의 점증주의 모형

만족 모형과 점증주의 모형은 '합리 모형의 비현실성을 개선하고자 발전된 모형'이라는 공통점을 가지고 있다. 하지만 만족 모형이 정책결정자의 인지 능력의 한계에 초점을 맞췄다면, 점증주의 모형은 정책 결정의 상황에 초점을 맞추고 있다. 점증주의 모형은 말 그대로 기존의 정책이나 결정을 부분적이며 점차적으로 조금씩 수정해나가는 모형이다.

점증주의 정책 결정 모형의 특징은 다음과 같다.

첫째, 달성해야 할 목표를 결정하는 작업과, 그 달성을 위한 정책 대안을 선정하는 작업이 뚜렷하게 구분되지 않고 밀접하게 관련되어 있다. 즉, 정책 대안을 선택하기에 앞서 목표나 가치 기준을 설정하는 것이 어렵기 때문에 목표와 수단을 동시에 선택하게 된다.

둘째, 목표와 달성 수단이 뚜렷이 구분되지 않기 때문에 목표-수단 분석이 부적절하다.

셋째, 좋은 대안을 판단하는 기준은 정책관련자의 합의에 의한 것이라 정책 판단에 분석적·기술적 합리성보다 정책관련자들의 동의가 중요하다.

넷째, 정책결정자의 지적 능력의 제한과 정보 부족 등으로 포괄적 분석이 어렵다.

다섯째, 정책 대안의 비교와 선택은 부분적·순차적으로 이루어지며, 계속 수정되어야 한다는 것 등이 특징이다.

점증주의 모형은 "다원주의 국가에서 이루어지는 정책 결정의 실상을 비교적 정확하게 기술한다"는 평가와, "생각보다 널리 적용되지는 않는다"라는 평가 등 서로 상반되는 평가를 받고 있다. C. 헤이즈Hayes는 목표의 갈등 여부와 수단적 지식의 갈등 여부에 따라 네 가지 영역, 즉 (A) 목표와 수단적 지식 모두가 갈등 상황, (B) 수단적 지식은 합의되었으나 목표는 갈등 상황, (C) 목표는 합의되었으나 수단적 지식은 갈등 상황, (D) 수단적 지식과 목표 모두 합의된 경우 등에 따라 적합한 정책 결정 모형을 분석했다. 그중 수단과 지식 기반 모두 갈등하고 있는 (A) 영역의 경우에만 점증주의가 불가피하며, (D) 영역은 합리적 의사 결정, (C) 영역은 순수지식 기반 문제에 따라 사이버네틱스 모형에 따른 정책 결정이 이루어진다. 아울러 (B) 영역도 점증적 정책

결정 영역이지만, 복잡한 갈등 상황을 거쳐 점증적 결정이 이루어진다고 본다.

④ 쓰레기통 모형

쓰레기통 모형은 조직의 구성 단위나 구성원 사이의 응집력이 아주 약한 혼란 상태에서, 즉 고도로 불확실한 상황에서 의사 결정이 어떻게 이루어지는지를 설명했다. 이는 조직화된 무정부 상태하의 의사 결정 모형으로 평가된다.

조직화된 의사 결정 모형은 다음과 같은 세 가지 특징 또는 전제 조건을 가지고 있다.

- 의사결정참여자가 무엇이 바람직한지에 대한 기준과 선호가 모호한 채 의사 결정에 참여한 다는 것이다.
- 목표와 수단 간에 인과관계가 명확하지 않아 구성원들은 조직에서 일어나는 생산 및 생존 관련 문제들이 어떤 과정을 거쳐 이루어지는지를 이해하지 못한다. 시행착오를 거치면서 경험과 필요에 의해 개발된 실용적 방법으로 진행하는 것이다.
- 조직에서 시간이 지남에 따라 의사결정참여자가 바뀌고 유동적이 된다는 것이다.

또한 쓰레기통 모형은 다음과 같은 네 가지 의사 결정 요소가 있다.

- 의사 결정이 요구되는 의사 결정 문제
- 문제를 해결하기 위한 해결 방안
- 의사 결정 참여자
- 결정을 내릴 것으로 기대되는 시점에서의 선택의 기회 등이다.

이 네 가지는 완전히 독립적인 것은 아니나 많은 부분에서 독립적인 흐름을 형성한다.

쓰레기통 모형의 의사 결정은 이와 같은 세 가지 전제 조건이 성립된 상황에서 네 가지 요소가 우연히 결합되어 발생하는 경우가 많다.

이 모형은 전통적이고 규범적인 합리적 선택 모형과 비교하면 문제가 매우 많아 보인다. 그러나 이는 실제로 대학 같은 조직에 만연된 현상이다. 또한 신념 체계나 가치 체계, 정치 체계가 바뀌는 사회적 혼란의 와중에서 일어나는 의사 결정 형태를 설명하는 데에도 도움이 된다. 이 모형을 J. S. 킹던(1995)은 '정책의 창(policy window) 모형' 또는 '다중 흐름 모형' 등으로 발전시키기도 했다. 이 모형은 모형에 쓰인 개념 중 일부의 의미가 불분명해 혼란을 초래한다는 문제점이 지적되고 있다.

⑤ 사이버네틱스 모형

사이버네틱스Cybernetics는 동물의 특성을 연구하여 학습 능력과 재생 능력을 갖춘 기계를 만들려는 인공두뇌학을 말한다. 이 학문은 제2차 세계대전 전후에 N. 위너Wiener에 의해 시작되어 W. R. 애시비Ashby에 의해 계승되었다. 또한 J. 스타인브루너Steinbruner는 사이버네틱스를 응용하여 정부의 관료제 시스템하에서 이루어지는 정책 결정을 분석했다. J. 스타인브루너는 정책 결정 현상을 바라보는 시각을 분석적 패러다임에 의한 합리 모형에 의한 것과, 사이버네틱스 패러다임에 의한 사이버네틱스 모형에 의한 것으로 구분했다.

사이버네틱스 패러다임의 기본 전제는 대부분의 의사 결정이 단순한 의사 결정 메커니즘에 의해 이루어지며, 그 경우에도 성공적으로 해결된다는 것이다. 사이버네틱스 의사 결정 모형의 과정은 다음과 같다.

첫 번째 단계에서는 체제의 주요 변수를 일정한 상태로 유지하여 의사 결정 규칙을 단순화한다. 두 번째 단계는 일부 확실한 변수에 집중할 수 있도록 불확실한 정보를 통제한다. 세 번째 단계는 미리 설정된 표준운영 매뉴얼을 준비하여 정밀한 적응 방안을 마련한다. 네 번째는 조직의 문제상황이 매뉴얼로 대처할 수 없을 정도로 비일상적일 경우에는 표준 매뉴얼의 내용을 수정, 변경, 추가할 수 있도록 학습하여 레퍼토리를 변경해간다.

⑥ 혼합 탐색 모형

합리 모형, 만족 모형, 점증 모형 등 기존 모형의 한계를 보완하기 위해 이러한 이론의 장점을 혼합하여 시도한 모형이다. 대표적인 것으로는 A. 에치오니Etzioni의 혼합 탐색 모형과 Y. 드로어Dror의 최적 모형이 있다.

A. 에치오니는 혼합 탐색 모형에서 "공공정책에 관한 결정은 근본적 결정, 맥락적 결정, 세부적 결정이 혼합되어 이루어진다"고 보았다. 이 중 근본적 결정은 전반적·근본적 방향을 결정하고, 세부적 결정은 근본적 결정에서 정한 맥락에 따라 점증적으로 결정해나가는 것이다.

A. 에치오니는 혼합 탐색 모형을 능동적 사회에서 행사되어야 할 사회 지도 체계로서의 조직 원칙이라고 했다. 예컨대 합리 모형은 결정이 집중되어 있고 통제적·계획적 요소도 강해서 전체주의적 사회에 적합하고, 점증 모형은 다원적이고 합의를 중시하는 민주주의 사회에 적합하다면, 혼합 탐색 모형은 이를 모두 혼합한 모형이 요구되는 능동적 사회(active society)에 적합하다는 것이다.

그러나 혼합 모형은 현실에서의 정책 결정이 A. 에치오니가 설명한 대로 이루어지지 않으므로, 기술 모형으로 적합하지는 않다는 평가를 받고 있다. 다만 처방적 모형으로는 타당하다는 평가를 받고 있다. 즉, 합리 모형을 근본적 결정의 문제와 세부적 결정의 문제로 분류해 현실에 좀 더 적용할 수 있도록 전략을 제시했다는 평가를 받고 있다.

⑦ **최적 모형**

Y. 드로어는 합리 모형과 점증 모형 모두에 문제가 있음을 지적하면서, 두 모형을 종합하여 현실주의와 이상주의를 결합시킨 최적 모형을 제시했다. 이 모형은 정책 결정 단계를 초정책 결정(meta-policymaking) 단계, 정책 결정 단계, 정책 결정 이후 단계 등 3단계로 구분된다. 특히 초정책 결정 단계는 '정책 결정에 대한 정책 결정' 단계로, 정책의 문제와 가치 및 자원 등을 확인하고, 이를 정책 결정 기관에 할당하며, 바람직한 정책 결정 체제를 구축하거나 재설계하고, 합리 모형과 점증 모형 등 정책 결정의 주된 전략을 결정한다.

Y. 드로어의 최적 모형은 영감이나 직관, 통찰력 같은 초합리적 요소가 정책 결정에서 합리적 분석 못지않게 중요하다는 것을 인정했다. 또한 '정책 결정에 대한 정책 결정 단계', 즉 초정책 결정 단계를 부각시킴으로써 초정책 결정을 정책 과정의 단계에 포함시켰다. 아울러 정책 결정의 여러 국면 간의 관계를 포괄함으로써 하나의 거대한 정책학 패러다임을 형성했다는 점 때문에 긍정적 평가를 받고 있다. 그러나 너무 광범위한 내용을 포괄해 다루다 보니 최적이라는 의미가 모호해졌다는 비판을 받기도 했다.

⑧ T. 앨리슨의 모형

T. 앨리슨Allison의 모형은 새로 개발된 모형이라기보다 주로 정책 결정 과정에 초점을 맞추고 다양한 의사 결정 모형을 종합하면서, 기존 모형으로는 설명할 수 없는 정책 결정 과정을 추가한 것이다. T. 앨리슨은 1962년에 발발한 쿠바 미사일 위기 당시 케네디 정부의 대응 방안을 설명하기 위해 다원적 관점을 도입했다.

T. 앨리슨의 모형은 정부를 잘 조정된 유기체로 보는 합리 모형(Model Ⅰ), 정부를 반독립적 하위 조직들이 느슨하게 연결된 집합체로 보는 조직 과정 모형(Model Ⅱ), 정부를 각각 독립적인 정치적 참여자들의 집합체로 보는 관료 정치 모형(Model Ⅲ) 등으로 요약되며 모형별 특징은 표 2-3과 같다.

T. 앨리슨의 모형은 다양한 의사 결정 모형을 조합한 뒤 재분류하고, 제3 모형으로서 정치 모형을 새롭게 제시했다. 그래서 거의 모든 정책 과정을 설명할 수 있다.

■ 표 2-3 T. 앨리슨의 3가지 모형의 요소별 특징

요소 \ 모형	합리 모형(Ⅰ)	조직 과정 모형(Ⅱ)	관료 정치 모형(Ⅲ)
조직관	조정과 통제가 잘되는 유기체	느슨하게 묶인 하위 조직들의 집합체	독립적인 개인적 행위자들의 집합체
권력의 소재	최고지도자가 보유	반독립적인 하위 조직들	독립적인 자유재량권을 가진 개인적 행위자들
행위자의 목표	조직 전체의 전략적 목표	조직 전체의 목표 + 하위 조직들의 목표	조직 전체의 목표 + 하위 조직의 목표 + 개별 행위자의 목표
목표의 공유 정도	매우 강함	약함	매우 강함
정책 결정 행태	최고지도자의 명령 · 지시	표준 운영 절차, 프로그램 목록	정치적 게임 규칙에 따라 협상, 타협, 연합, 지배
정책 결정의 일관성	강함	약함	매우 약함

출처 : 정정길 등, 552쪽.

6. 정책 집행

정책 집행은 "정책결정자가 의도한 결과를 달성하기 위한 일련의 과정이며, 정책의 내용을 구체적으로 실현하는 과정이다"라고 정의된다.

1970년대 초까지만 해도 정치권에서 정책을 결정해주면 집행을 통해 의도했던 목적을 달성할 수 있다는 생각이 지배적이었다. 그러나 정책 집행은 저절로 이루어지는 것이 아니라 집행과정에서 수없이 많은 하위 실행정책 결정을 통해 구체화되고 실현된다.

1) 정책 집행의 유형

(1) 고전적 기술관료형

정책결정자가 결정한 정책 내용을 정책집행자가 충실히 집행하는 유형으로, 집행자는 약간의 기술적 권한만 가지고서 결정자의 의도대로 집행만 한다.

(2) 지시적 위임형

집행 과정에서 행정적 조치권을 집행자에게 위임함으로써 집행자가 재량권을 행사할 수 있다.

(3) 협상자형

정책결정자와 정책집행자가 수단과 목표에 대해 합의하지 못한 경우, 정책결정자와 정책집행자가 협상과 흥정 등을 통해 정책목표를 달성해나간다.

(4) 재량적 실험가형

정책결정자는 추상적인 목표만 결정하고, 정책집행자가 집행 과정에서 재량권을 가지고서 구체적 목표와 수단을 선택할 수 있다.

(5) 관료적 기업가형

정책집행자가 정책결정권을 장악하고서 정책목표를 세우고 결정하는 정책 과정 전반에 개입하여, 정책결정자를 설득하거나 압력을 가해 영향력을 행사한다.

2) 정책집행론

(1) 고전적 집행론과 현대적 집행론

① 고전적 집행론

고전적 정책집행론자들은 정책이 결정되기만 하면 정책결정자가 의도한 대로 집행됨으로써 정책목적을 달성할 것이라 생각했다. 또한 정책 결정은 정치·행정이원론을 주축으로 정치적 성격을 띠고서 이루어지며, 따라서 정책집행자는 정책결정자와 완전히 분리된다고 이해했다. 또한 행정 과정을 단순하게 보았기 때문에 정책이 결정되면 집행은 자동적으로 이루어진다고 생각했다.

정책 집행은 다양한 변수들의 상호작용과 교호작용으로 이루어진다. 따라서 정책 과정은 복잡하고 동태적이다. 예컨대 결정된 정책이 집행 과정을 거치면서 수많은 변수가 개입되어 처음에 의도했던 정책과 달성된 정책목표가 괴리될 수 있다. 이러한 차이에 대한 이해가 현대적 정책집행론으로 발전한 것이다.

② 현대적 집행론

J. 프레스맨Pressman과 A. 윌더브스키Wildavsky는 미국 캘리포니아 주 오클랜드 지역의 실업자구제정책이 당초에 계획했던 성과를 내지 못한 원인을 분석한 뒤 《집행론(Implementation)》이라는 책을 발표했다. 이 책에 따르면 실업자구제정책의 실패 원인은 집행 과정에 참여하는 기관이 너무 많아서 일을 기능석으로 할 수 없었고, 수많은 부서에서 온 참여사들 간에 합의와 동의가 안 됨에 따라 의사 결정이 거부되어 집행을 불가능하게 했으며, 또한 정책 집행에 영향을 미치는 위치에 있는 사람들이 빈번히 교체되면서 일관성을 유지할 수 없었기 때문이라고 했다. 즉,

정책의 수단과 목표 사이에 있었어야 할 인과관계가 실종되었기 때문이다. 그래서 만들어진 현대적 집행론의 특징은, 정책 결정과 집행은 단일 방향을 따라 순차적으로 진행되는 것이 아니라 상호교호적 · 순환적으로 진행되는 정치적 과정이라고 보는 것이다.

(2) 하향적 접근법과 상향적 접근법

하향적 접근법은 "정책결정자가 명료한 정책목적을 제시하고서 집행 단계를 통제할 수 있는 능력이 있다"는 전제를 가지고 출발한 것이다. 상향적 접근법은 "일선 관료가 정책 전달의 주요 행위자이며, 정책 집행이란 집행자의 네트워크 내에서 이루어지는 교섭 과정이다"라고 보고서, 집행 현장에서 집행 문제가 처리되는 과정을 객관적으로 기술하고자 한 것이다. 통합 모형은 하향적 접근법과 상향적 접근법 사이의 차이점을 극복하고자 다양한 이론적 모형을 통합한 것이다.

① 하향적 접근법(top-down approach)

정책 결정은 중앙 정부가 하고, 정책 집행은 상부에서 내려온 지시에 따라 하부에서 충실히 수행하는 접근법이다. 하향적 접근법에서는 정책결정자의 영향이 집행 과정에서 크게 작용하며, 정책결정자가 수립한 정책목표가 집행 결과와 얼마나 일치하는가에 초점을 둔다. 따라서 집행자의 재량권이 매우 제한된다.

하향적 접근법을 성공시키기 위한 주요 조건은 목표를 분명히 하는 것과, 목표 실현을 위해 명확하게 정의된 정책 수단 및 법령이나 권위 있는 정책을 진술하고, 최상부에서 제시한 정책 메시지를 집행하는 연계 조직을 갖추어야 하며, 집행자의 능력과 헌신 및 이해관계자와 통치자의 지지와 안정적 집행 환경 등이다.

그러나 하향적 접근법은 정책목표를 성공적 집행의 필수 요인이라고 보고 있으나, 현대사회는 서로 상이한 정책목표를 지닌 수많은 집단이 공존하는 다원적 민주주의 체제하에 있다는 점에서 문제가 있다. 즉, 정책결정자와 일선 관료, 정책 대상 집단 간에 상충되는 정책목표를 가질 수 밖에 없는 상황에서 일선 관료나 정책 대상 집단의 전략적 행동의 중요성이 과소평가되는 것이다.

② **상향적 접근법(bottom-up approach)**

상향적 접근법은 "집행 과정에서 영향력이 가장 큰 집단은 정책결정자가 아니라 정책문제 해결을 위한 지식을 가지고 있는 집행권자이며, 집행이란 곧 다수의 참여자들 간에 발생하는 상호 작용이다"라고 본다.

그래서 상향적 접근법은 정책목표보다 정책 집행에 초점을 두고 있다. 여기서 정책 결정은 일선 관료의 집행 과정에서 구체화되기 때문에 결정과 집행을 명확히 구분할 수 없다. 따라서 이 접근법에 따르면 집행의 성패는 정책결정자의 의도에 대한 순응 정도가 아니라, 일선의 집행 관료들이 바람직한 행동을 하도록 동기 유발을 하는 데 달려 있다.

상향적 접근법은 실제적인 집행 과정과, 집행 과정에서 발생되는 일에 대해 인과관계, 나아가 집행 현장에서 발생하는 생각 못한 결과나 부작용을 파악하여 기술·설명할 수 있다는 장점이 있다. 그러나 상향적 접근법은 일선 집행 관료의 영향력을 지나치게 강조함으로써 정책결정권자가 통제할 수 있는 집행의 거시적인 틀이 경시되는 경향이 있으며, 국가 전체의 기조가 간과될 수 있다는 문제점도 지적받고 있다.

③ **통합 모형**

R. 앨모어Elmore는 상·하향적 접근법의 장단점을 통합했다. 이에 따라 하향적 접근법으로 '정책목표의 설정-목표 달성의 수단 설정-집행에 대한 평가 기준 설정'을 하고, 상향적 접근법으로 '실무 집행 계층에서 일선 집행 관료와 대상 집단의 바람직한 조직 운용 절차 발견 - 상향적 과정을 거쳐 상부에서 집행할 수 있는 정책 수단 선택'을 하는 체제로서 통합 모형을 제시했다.

이 모형은 정책결정자가 집행 관료와 대상 집단의 반응을 예견하여 정책 설계를 해야 한다는 논리에서 출발한다. 이는 실제로 실현 가능성이 희박하다는 문제점을 지적받고 있다.

3) 정책 집행의 단계

정책 집행의 첫 번째 단계에서는 집행에 필요한 사항을 규정하고, 표준 운영 절차(SOP)를 개발 · 작성해야 한다.

두 번째 단계에서는 정책 집행에 필요한 인적 · 물적 자원과 정보, 기술, 정치적 지지 등을 정부 내외에서 추출하여 적기에 동원해야 한다.

세 번째 단계에서는 의도했던 정책목표를 달성하기 위해 정책 집행을 적극적으로 추진해야 한다. 그러기 위해서는 담당자의 자발성과 창의성을 발휘할 수 있는 구조와 분위기를 조성해야 하며, 이에 대한 전략과 동기 부여 활동도 해야 한다.

네 번째 단계에서는 정책이 의도하고 계획한 대로 바람직한 방향에 따라 진행되는지 확인하면서 통제하고, 진행 상황을 평가하여 효율성을 높여야 한다.

4) 정책 집행의 성공 요인

① 정책의 내용이 바람직하고 소망스러운 경우 성공 가능성이 높아진다.

② 정책 집행을 구현할 수 있을 정도의 자원이 투입되어야 한다.

③ 정책 대상 집단이 순응할 수 있도록 정책집행자들에게 권한이 부여되어야 한다. 즉, 설득, 유인, 강압 등 다양한 순응 유도 수단을 동원할 수 있는 권한이 주어져야 한다.

④ 정책집행자의 적극적 태도와 능력이 매우 중요하다.

⑤ 정책 집행이 능률적이고 효율적으로 이루어질 수 있는 조직 구조를 갖춰야 한다.

⑥ 정책 집행 당시의 사회경제적 · 정치적 · 윤리적 여건이나 환경이 정책 집행에 지대한 영향을 끼친다.

⑦ 대중이나 매스컴의 반응과 지지 등 여론이 중요하다.

⑧ 대통령, 장 · 차관, 국회의원 같은 정책결정자는 정책 집행에 필요한 예산, 인력, 권한 등을 지원해줄 수 있는 권력자이다. 그러니 이들의 지지나 태도도 중요하다.

⑨ 정책에 영향을 받는 정책 대상 집단은 크게 수혜 집단과 비용 부담 집단으로 나눌 수 있다. 정책 집행이 성공적으로 이루어지려면 수혜 집단의 강력한 지지가 있어야 하며, 비용 부담 집단의 저항도 약해야 한다.

7. 정책 평가

"평가하지 않으면 성과를 알 수 없고, 성과를 모르면 미래를 설계할 수 없다"는 말이 있다. 이렇듯 평가는 다음을 준비하기 위해 지난 일을 돌이켜보는 매우 중요한 과정이다.

정책 평가는 정책 결정·집행을 통해 처음 의도했던 목표에 얼마나 도달했으며, 또한 효과적으로 달성했는지를 측정하는 활동이다. 즉, 사회 문제를 해결하기 위해 결정된 정책의 목표를 제대로 달성했는지를 과학적으로 분석하는 활동이다. 또한 분석에 그치지 않고 그 결과를 피드백하여 다음 정책을 수립하는 데에도 반영한다.

정책 평가의 첫 번째 목적은 책무성 확보이다. 평가 대상인 정책의 내용, 성격, 집행 단계 등에 따라 다르겠지만, 일반적으로 국민의 세금으로 진행되는 각종 정책이나 사업은 정책 형성 과정에서 국민의 동의를 받아야 한다. 또한 수립된 정책을 집행하는 과정과 결과에 대해서도 국민에게 책임을 져야 한다.

두 번째 목적은 정책 정보의 환류이다. 정책 집행 과정과 그에 따른 결과를 평가한 정보가 정책결정자, 정책관리자, 일선 집행자에게 환류되어 활용될 경우, 정책이나 프로그램의 보완·수정, 정책 관리와 집행의 효율성 제고를 이룰 수 있다.

세 번째 목적은 정책이나 프로그램 평가가 정책 수단과 정책목표와의 관계를 구명하거나, 정책 평가를 통해 성공적인 정책 수단을 밝혀내는 등 사회 현상에 대한 새로운 지식을 축적함으로써 학문 발전에도 기여할 수 있다는 점이다.

1) 정책 평가의 의의

정책 평가는 정책이 국민의 요구에 어느 정도 부응하였는지를 평가하는 것이다. 이러한 평가를 통해 합리적인 정책 결정에 도움이 되는 정보를 제공하고, 관련 정보를 분석함으로써 정책을 수정·보완하며, 자원을 재분배하고, 정책을 집행하는 행정인들이 자기 활동을 성찰할 수 있는 기회도 제공할 수 있다.

2) 정책 평가의 기준

정책 성과를 평가하려면 적절한 평가 기준이 있어야 한다. 평가 기준이 적합하지 못하면 잘못된 잣대로 평가하게 됨으로써 그 결과를 신뢰할 수 없게 된다. 그렇기 때문에 평가에서 기준은 매우 중요하다. 보건의료정책 평가는 어떤 사회적 가치를 적용하느냐에 따라 이익을 보는 계층과 손해를 보는 계층이 나타나기 마련이다. 따라서 일정한 가치 기준을 적용하여 평가하는 것은 비합리적이다. 그렇기 때문에 가치 판단을 제한하거나 적절한 가치를 적용하여 객관적·합리적 평가 기준을 마련하는 것이 중요하다.

WHO는 정책 평가의 기준으로 적절성, 적정성, 효율성, 효과성, 과정, 영향 등을 제시했다. A. 도나베디안Donabedian은 공급자 측면의 평가 기준으로서 생산성, 유효성, 적절성, 효율성, 접근성 등을 제시했다. 또한 M. 로버츠Roberts 등은 보건의료 체계의 성과를 평가하는 기준으로는 효율성, 접근도, 서비스의 질 등을 제시하고, 보건의료의 성과 목표를 평가하는 기준으로는 건강 수준, 국민들의 만족도, 재정 관련 위험으로부터의 보호 등을 제시했다.

이와 같이 다양한 정책 평가 기준들 중에서 이번 장에서는 효과성, 효율성, 형평성, 대응성, 민주성, 적정성 등을 설명하고자 한다.

(1) 효과성(effectiveness)

정책이 목표를 얼마나 달성했는지를 평가하는 지표이다. 즉, 정책목표에 대한 공헌도를 나타낸다. 그러므로 효과성은 정책이 얼마나 성공했는지를 나타내는 지표이다. 보건의료의 정책목표 중에는 양적인 것과 질적인 것이 있는데, 양적인 목표의 달성도는 비교적 측정하기 쉬우나 질적인 목표는 평가하기가 어려울 수 밖에 없다.

(2) 효율성(efficiency)

산출 대 투입의 비율을 의미한다. 즉, 제한된 자원과 수단을 활용하여 최대의 산출을 얻어내는 것이 효율성이다. 그래서 일정 목표를 달성하기 위한 최소의 자원과 수단을 사용하는 것을 의미한다. 보건의료 사업에서 효율성은 제한된 자원으로 보건의료정책의 목표를 최대한 달성하는 것과, 가급적 적은 부담과 비용으로 국민의 요구를 충족시켜주는 것을 의미한다.

(3) 형평성(equity)

서로 다른 집단이나 개인들에게 비용과 편익이 공평하게 분배되는가에 관한 것으로, 배분적 평등과 관련된 개념이다. 형평성은 가치 판단의 문제와 직결되어 있기에 어떤 정책 이념보다 더 근원적이며, 상위 가치에 해당된다. 보건의료정책에서도 불평등 해소를 위한 원칙이 중요하다.

(4) 대응성(responsiveness)

특정 집단의 요구나 선호에 맞춤으로써 만족시키는 정도를 말한다. 즉, 정책대상자의 요구, 기대, 선호에 부응하면서 환경 변화에 빠르게 대응하는 것을 포함했다. 일반적으로 "정부가 제공한 보건의료 서비스에 국민이 얼마나 만족하는가?"로 평가한다.

(5) 민주성(democracy)

현대 복지 국가의 가장 보편적인 가치이며, 따라서 모든 정책을 평가할 때 기본적인 기준이 된다. 정책 평가에서 민주성이란 정책의 여러 과정에 국민이 참여하고, 여론이 반영되며, 그 집행에도 국민의 의사가 고려되는가를 말한다.

(6) 적정성(adequacy)

프로그램의 규모가 수요에 비추어볼 때 알맞은 수준인지를 판단한다. 또한 문제 해결을 위한 수단의 충분성과 같은 의미이다. 이는 적절성의 하위 개념이기도 하다.

3) 평가 유형

정책 평가는 기준에 따라 다르게 분류할 수 있다. 일단 책무성 유형에 따라 행정적 평가, 사법적 평가, 정치적 평가로 분류되며, 평가의 주체에 따라 내부 평가와 외부 평가로 분류할 수 있다. 또한 평가 시점에 따라 사전 평가, 진행 평가, 사후 평가로 구분할 수도 있다.

사전 평가는 정책 결정이 이루어지기 전에 대한 것으로, 계획된 정책과 행위의 효과·결과를 미리 예측하는 것이다. 일반적으로 사전 평가는 정책 분석이라고 한다. 진행 평가는 정책 집행 도중에 이루어지는 평가로, 집행 과정을 개선하기 위해 실시하며, 과정 평가 또는 형성 평가라고 한다. 사후 평가는 정책 집행이 종료된 후에 정책의 영향을 판단하기 위한 것으로, 총괄 평가라고도 한다. 이 장에서는 정책 평가의 핵심을 이루는 과정 평가와 총괄 평가에 대해 살펴보고자 한다.

(1) 과정 평가

과정 평가는 형성 평가와 사후적 과정 평가로 구분할 수 있다.

형성 평가는 정책 집행 과정에서 집행 전략이나 집행 설계를 수정·보완하기 위한 평가이다. 이에 반해 사후적 과정 평가는 정책 집행 이후 관리 절차, 관리 전략, 인과관계 경로 등을 평가한다. 즉, "정책 효과는 어떠한 경로를 통해 생겨나는가?", "정책 효과가 나타나지 않을 경우 어떤 경로가 잘못된 것인가?", "보다 더 강한 효과를 미치는 경로는 없는가?" 같은 질문을 통해 정책 과정을 수정·보완하는 것이다.

집행 과정 평가 또는 집행 분석은 정책이 의도된 대로 집행되었는지를 확인·점검하여 평가하는 것이다. 이는 "원래 집행 계획에 따라 수립되었던 활동 계획대로 제대로 수행되고 있는가?", "계획된 양·질의 자원이 계획된 시간에 투입되었는가?", "서비스가 원래 의도한 정책 대상 집단에 전달되었는가?", "정책집행자는 관련 법률과 규정에 따라 집행했는가?" 같은 질문으로 평가하는 것이다.

(2) 총괄 평가

총괄 평가는 정책이 집행된 뒤 사회에 미친 효과를 산출 측면(output aspect), 결과 측면(out-come aspect), 영향 측면(impact aspect) 등에 따라 추정하여 판단하는 것이다.

정책 산출이란 대상 집단과 수혜자들이 받는 재화와 서비스 및 자원을 의미한다. 예를 들면 무료 급식 서비스 수혜를 받는 아동들의 수, 인구 1,000명 당 병상 수 등이다.

정책 결과 또는 정책 영향은 정책 산출로 인한 대상 집단과 수혜자들의 행동이나 태도의 실제적 변화를 말한다. 예를 들면 무료 급식 서비스의 수혜 학생들이 배가 고프지 않은지, 병상 수가 늘어서 입원 대기 기간이 줄어들었는지 등이다.

정책 영향은 장기적인 요소라 측정하기가 쉽지 않으며, 그에 따른 의도된 효과뿐만 아니라 부수적 효과도 고려해야 하기에 파악하기가 쉽지 않다.

총괄 평가는 평가 목적에 따라 효과성 평가, 능률성 평가, 공평성 평가로 구분할 수 있다.

효과성 평가는 정책 집행 결과가 정책목적을 달성했는지를 평가하는 것이다.

능률성 평가는 정책의 효과를 투입된 자원 대비 산출 결과로 평가하는 것이다.

공평성 평가는 정책 효과 대비 비용의 배분이 사회 집단·지역들 사이에서 공평하게 배분되었는지를 평가한다.

💬 토론 자료

1. 정책은 바람직한 사회 상태를 이루려는 정책목표와, 이를 달성하기 위해 필요한 정책수단에 대하여 권위 있는 정부기관이 공식적으로 결정한 기본 방침이라고 할 수 있다. 이러한 정책의 범위에 대해 토론해보자.

2. 최근 이슈가 되고 있는 간호 관련 정책들을 조사하고, 정책 분류의 준거에 따라 분류해보자.

3. A 병원은 간호 부서 차원에서 새로운 간호정책을 발굴하고자 한다. 어떠한 방법으로 정책을 발굴할 수 있을지 토의해보자.

제3장
보건의료정책

학습 목표

1. 보건의료정책의 개념을 정의한다.

2. 보건의료정책의 성격을 이해한다.

3. 보건의료정책의 환경 요소를 설명한다.

4. 정책환경과 정책의 상호작용을 설명한다.

5. 의료시장 및 보건의료 환경의 변화를 이해한다.

6. 세계 보건의료정책의 변천 과정을 이해한다.

7. 우리나라 보건의료정책의 변천을 설명한다.

8. 우리나라 보건의료 체계의 특징을 알아본다.

9. 우리나라 보건의료정책의 방향을 이해한다.

10. 우리나라의 〈국민건강증진종합계획 2020〉을 설명한다.

11. 우리나라의 최근 보건의료 방향과 시책을 이해한다.

1. 보건의료정책 이해

1) 보건의료정책의 개념

보건의료는 보건과 의료의 합성어로 건강 증진·보호와 질병 예방 같은 보건 개념과, 질병의 진단, 치료, 환자의 재활 등 치료적 개념을 포괄하며, 넓은 의미의 보건에 포함된다. '포괄적 보건의료' 개념은 건강 개념을 단순히 건강과 질병 측면에서만 생각하는 이분적 사고방식에서 벗어나, 예방적 요소와 치료적 요소 및 재활적 요소 등을 포함한 총체적 건강 개념 모델(holistic model)이 제시되면서 대두되었다.

역사적으로 근대 이전에는 보건의료에 국가가 직접 개입하지 않았다. 이는 질병과 건강 문제를 국지적·지역적·개인적 문제로 보았기 때문이다. 근대 유럽 국가들이 중상주의정책에 따라 국가 전체의 이익 추구를 위해 국민적 일체감을 강조하면서 국민국가가 형성되었다. 그러자 이때부터 국가가 국민의 건강에 개입하기 시작했고, 이에 따라 국가적 차원의 보건의료정책이 수립되었다.

보건의료정책은 정부와 공공기관이 보건의료 부문의 성과 향상이라는 목적을 달성하기 위해 계획적으로 추진하는 활동이다. 즉, 전국민 또는 특정 인구 집단의 건강 상태를 증진·유지시키는 것을 목표로, 정부나 기타 단체들이 수행하는 의도적·전략적 활동인 것이다.

국민은 보건의료정책을 통해 양질의 보건의료 서비스를 적정 가격과 적정 시기에 효율적으로 제공받을 수 있어야 한다. 또한 보건의료인과 보건의료기관은 보건의료의 정책목표를 달성하기 위해 보건 및 진료와 연구 등 보건의료 관련 행위를 적절하게 수행해야 한다. 또한 정부는 보건의료자원을 효율적·효과적으로 활용해 보건의료의 생산성을 높일 수 있어야 한다.

넓은 의미의 보건의료정책은 의료정책, 예방정책, 관련 분야 간 보건의료정책(intersectional health Policy) 등 세 가지로 구분할 수 있다.

의료정책은 질병의 진단, 치료, 간호, 진료를 관리하는 것으로, 건강 문제가 있는 사람들을 대상으로 한다.

예방정책은 건강한 사람을 대상으로 한 질병 예방뿐만 아니라, 질병을 가진 사람의 질병 진행과 악화 예방을 위한 것으로, 예방 접종과 검진 프로그램 및 건강 증진을 위한 보건 정보 제공, 교육, 식수, 음식 규제 등을 통한 안전 관리 활동 등을 포함한다.

관련 분야 간 보건의료정책은 직접적인 공중보건 업무는 아니지만 건강에 영향을 주는 다른 부문에서 대중의 건강 손상을 방지하는 정책으로, 교통안전과 건축 규제 및 고용정책, 노동정책 등이 여기에 포함된다. 예컨대 교통 안전이 확보되지 못해 교통사고가 난다면, 보건 외 다른 분야의 요인으로 건강에 손상을 입는 셈이다.

보건의료정책은 사회적·경제적 생산성 향상과 인간의 기본권 중 하나인 국민의 건강권 수호를 위한 국가의 필수적이고 근본적인 정책이다. 보건의료정책이 추구하는 이념은 다음과 같다. 국민적 측면에서는 형평성, 우수성, 적시성, 편리성, 경제성 등이며, 의료인 및 의료기관 측면에서는 의료 관련 행위의 보장성이고, 국가 측면에서는 보건의료자원 활용의 효율성, 효과성, 생산성, 국가 경쟁력 제고 등이다.

2) 보건의료정책의 성격

보건의료의 특성으로 인해 발생되는 보건의료정책 고유의 성격은 다음과 같다.

첫째, 보건의료정책은 보건의료의 질 향상으로 국민건강을 보호·증진하는 목적지향적 성격을 지녔다. 이를 위해 과거에는 의료 서비스에 대한 접근도를 높이기 위한 의료인력 충원, 시설 확충, 전국민 의료보험 실시 등 제도와 시설에 초점을 두었다. 그러나 앞으로는 의료의 질 향상과 의료비 안정 등이 주요 정책 과제가 될 것이다.

둘째, 보건의료정책은 국민건강을 실현할 수 있는 수단과 방법을 내포하고 있다. 이러한 특성은 보건의료정책의 목표를 달성하기 위한 물적·인적 자원 활용과 효율적인 수단을 동원하는 수단지향성을 부여한다.

셋째, 보건의료정책은 수단을 동원해 목적을 달성하려는 행동지향적 정책 집행을 추진한다.

넷째, 보건의료정책은 불만스럽고 바람직하지 않은 문제 상황을 수정하고, 소망하는 바를 실현하고자 사회 변화에 능동적으로 대처하는 변동지향적 성격을 지녔다. 소득, 교육 수준, 의식 수준이 변화하면 국민의 보건에 대한 요구, 의식, 불만이 변한다. 이에 따라 보건의료정책도 바꾸어야 한다.

다섯째, 보건의료정책은 바라는 미래상을 달성하려는 의지를 표현하는 미래지향성을 지녔다. 예컨대, 우리나라 보건복지부에서 제시한 보건의료정책인 〈국민건강증진종합계획 2020(Health Plan 2020)〉은 2020년까지 달성하려는 국민의 건강 수준을 설계하여 반영한 것이다.

여섯째, 보건의료정책은 다수에게 이익을 주려는 성향, 즉 공익지향성을 지녔다. 물론 정책으로 인해 일부가 불편이나 불이익을 당할 수 있으나, 해당 정책이 국민 다수에게 유익을 주고 국민 건강 보호·증진이라는 목적을 실현하며, 공익에 부합하면 정책의 권위를 인정받는다. 또한 이러한 공익지향성은 보건의료정책이 강제성을 갖추도록 해준다.

일곱째, 정책이란 정치직 관련성 안에서 형성, 집행, 평가되는 징치관련성이 있다. 물론 보건의료정책도 예외는 아니다.

보건의료정책은 공공보건의료 서비스를 전달하기 위한 정책인 바, 보건의료 서비스는 일반 행정 서비스와는 다른 몇 가지 특성을 가지고 있다. 이런 특성들은 정책 입안에서부터 정책 평가에 이르기까지 모든 과정에서 고려되어야 하는 바, 구체적으로 다음과 같다.

① 보건의료 서비스는 소비자의 적극적인 참여에 따라 결과가 크게 다르게 나타난다. 그렇기 때문에 소비자의 참여가 매우 중요하다. 즉, 일방적으로 제공되는 서비스가 아니라 '소비자의 참여로 공동 생산된다'는 특징을 지니고 있는 것이다.

② 보건의료는 생산과 소비가 동시에 일어난다는 특성을 지녔다. 그러나 서비스의 가치가 소비와 동시에 소멸되는 것이 아니라, 상당한 시간이 지난 후에 나타나는 경우가 많다.

③ 보건의료 서비스는 다른 서비스에 비해 시간적 제약을 많이 받는다. 즉, 제때 치료하지 않으면 치료 효과가 없을 뿐 아니라 비용 면에서도 손해를 볼 수 있다. 따라서 적절한 시기를 놓쳐서는 안 된다.

④ 보건의료 서비스는 서비스에 대해 소비자가 가질 수 있는 정보가 부족할 뿐만 아니라, 의

료전문가의 자율권에 의한 공급자 지배 형태로 운영되고 있다. 그래서 서비스를 선택·평가할 때 소비자가 매우 불리한 위치에 있게 된다.

⑤ 일반적인 재화나 서비스는 소비자가 단독으로 효용을 결정하는 데 비해, 보건의료 서비스는 소비자가 갖는 제한성으로 인하여 공급자가 그 효용을 지배하는 경향이 강하다. 또한 보건의료 서비스는 소비자와 서비스 공급자의 접촉을 통해 이루어진다. 따라서 보건의료 사업의 효율은 보건의료 서비스 종사자들의 자질이나 능력, 마음가짐으로부터 크게 영향을 받으므로, 이들에 대한 적극적인 관리 방안이 요구된다.

⑥ 보건의료 서비스는 노동집약적·기술집약적으로 생산되는 무형의 서비스라는 점에서 질적 수준이나 생산성을 계량적으로 평가하고 관리하기가 매우 어렵다.

⑦ 보건의료 서비스의 숙련도와 전문성은 제공하는 사람과 서비스가 요구되는 상황에 따라 차이가 있기 때문에 표준화하기가 어렵다.

3) 보건의료정책의 특징

보건의료정책이라 해서 다른 부문의 정책과 크게 다르지 않다. 그러나 보건의료문제는 일반인이 알기에는 전문적이고 기술적이며, 공급자의 이익을 강조하고 있으며, 보건의료정책에 기본이 되는 가치에 대한 규정이 명료하지 않다는 점에서 다른 부문과 차이가 있다. 이에 따라 가치체계에 차이가 있는 집단 간의 갈등우려가 있다. 또한 의료제공이 복잡하여 일반인이 의료의 질을 판단할 수 없고, 대부분의 사람들이 보건의료나 의학의 효용에 대해 신뢰하고 있어 조세부담이 늘지 않는 한도에 한에서는 보건 분야의 자원투입을 지지하는데 주저하지 않는 현상이 두드러진다. 이와 같은 보건의료 분야의 특징으로 인해 보건의료정책은 정책 수립과 집행 과정에서 고유의 특징을 지닌다.

첫째는 시장경쟁의 전제조건이 맞지 않음으로 인해 시장경제원리 적용에 한계가 있다. 보건의료 분야는 외부효과, 공공재, 정보의 비대칭, 독과점 등의 사회경제적 특성을 지녀 시장실패 가능성이 높다. 이에 따라 적절한 정부개입이 요구되는 분야이다.

둘째는 국가정책에서 보건의료정책의 우선순위는 대체로 국가경쟁력과 비례한다고 한다. 국가 간 비교연구결과에 따르면 국가의 경제성장은 의료기술 발전, 질병퇴치, 국민의 영양상태 향상, 개인위생개선으로 기대수명을 증가시키고 사망률을 낮추는 결과를 보였다. 우리나라가 1977년 건강보험제도를 도입할 수 있었던 것도 지속적인 경제성장이 받쳐주었기 때문인 것이다. 따라서 보건의료가 지속적으로 성장과 발전을 하기 위해서는 국가의 경쟁력과 재정의 지속적 향상이 받쳐주어야 한다.

세 번째로는 보건의료 서비스가 갖는 외부효과라는 특성에 따라 보건의료정책의 파급효과는 광범위하다는 점이다. 보건의료정책의 대상은 모든 국민을 포함하고 있다 해도 과언이 아니다.

네 번째는 건강의 인권적 가치로 인해 보건의료정책에서 형평성이라는 가치가 강조된다는 특징이 있다. 건강 문제는 사회경제적 문제로 이어져 건강 불평등은 사회경제적 불평등을 초래하기 때문에 국민의 건강 형평성은 정부의 최우선 관심대상이 될 필요가 있다. 이에 따라 보건의료정책은 효율성보다 형평성이 강조된다.

이 외에도 건강보험의 도입, 소득 및 의식수준의 향상등으로 보건의료 서비스에 대한 국민의 요구가 급속히 증가하고 있으며, 복잡한 보건의료 전달 체계와 의료전달 과정의 참여집단의 다양성, 의료비지불 체계의 복잡성 등 보건의료전달 구조의 다양성으로 한번 설정된 정책은 바꾸기 어려운 경직된 구조를 갖고 있어 조건의료 체계의 개혁이 매우 어렵다는 특성을 갖고 있다.

2. 보건의료정책의 환경

정책환경은 정책 체계 주변에서 밀접하게 영향을 주고받는 일체의 외부 요소를 총칭하며, 유형 환경과 무형 환경으로 나뉜다. 유형 환경은 정책 과정에 영향을 미치는 제반 정책참여자들로 정당, 대중매체, 이익집단 등이다. 무형 환경은 정치, 행정, 문화, 공익, 사회적·경제적 여건 등으로 정치·행정 체계에 영향을 미치는 무형의 힘이다. 정책환경은 끊임없이 변화하며, 정책은 이렇듯 변화하는 정책환경과 상호 교류하면서 직·간접적 영향을 받으며 만들어진다. 즉, 정책환경의 변화는 정책 수정, 새로운 정책 수립, 기존 정책 폐기 같은 정책 변화를 가져온다.

1) 보건의료정책의 환경 요소

일반적으로 정책과 상호작용을 하는 주요 정책 환경 요소는 다음과 같다.

(1) 자연적 조건

일반적으로 정책은 국토의 면적, 기후, 지형, 토질, 부존자원 등과 같은 자연조건으로부터 영향을 주고받는다. 그러나 오늘날에는 과학기술의 발달로 자연조건의 제약을 극복해나감으로써 그 영향력이 감소되고 있다.

(2) 인구학적 특성

보건의료정책은 인구의 규모, 분포, 구성비, 인종적·신체적 특징 등 다양한 인구학적 특징과 상호작용한다. 예를 들면, 도시와 농촌의 보건의료정책이 다르고, 인구 연령층이 낮은 지역과 노인인구가 많은 지역 간의 보건의료정책에도 차이가 있다.

우리나라는 노인인구의 급속한 증가로 최단기간에 초고령화 사회에 도달함으로써 노인의 의료 수요가 급증하고 있다. 또한 20년간 점진적으로 출산율이 저하되면서 현재 세계 최저출산율을 기록하는 등 급속한 인구 환경 변화를 겪고 있어, 이에 대한 정책이 마련되고 있다. 그러나 대책이 환경 변화를 따라가지 못하고 있다.

(3) 정치 체제

정책은 선거제도와 그 운영, 정당의 구조와 활동, 이익집단의 구성과 활동, 정치 과정의 성격 등 정치 체제와 상호작용한다. 김대중 전 대통령은 선거 기간 중 건강보험 통합을 주요 공약 중 하나로 내세웠으며, 당선 이후에 공약 실천을 위해 건강보험을 통합했다. 이는 보건의료정책이 정치로부터 영향을 받은 사례이다. 또한 진보주의자들은 재분배를 중시하여 저소득층에 대한 복지 확대를 주장하고, 보수주의자들은 자유 시장 경제에 의거한 시장 기능을 중시하는 정책을 선호한다.

(4) 행정 체제

행정 기구와 구조, 관리 방식, 공무원의 행동 양식, 시민들의 요구에 대한 대응 방식과 태도 등은 정책의 성격과 내용을 결정하는 가장 큰 변수 중 하나이다.

(5) 정부 구조

정책은 입법부, 사법부, 행정부 사이의 권력 구조, 지방자치제도의 실시 범위, 중앙 정부와 지방 행정부 사이의 권력 구조 및 권한 배분 등 정부 구조와 그 운영으로부터 영향을 받는다.

(6) 법 체계

모든 정책 과정은 법의 테두리 안에서 이루어짐으로써 합법성을 갖춰야 한다. 정책 과정은 법치 행정의 원리에 지배된다. 그렇기 때문에 헌법, 각종 법령, 시행령 그리고 각종 행정 규칙·규정의 내용과 성격은 곧 정책의 내용과 성격을 결정하는 환경적 변수가 된다.

(7) 경제 체제

국가의 경제 체제에 따라 정책의 내용도 매우 달라진다. 예컨대, 자본주의 경제 체제와 사회

주의 경제 체제 사이의 선택은 경제정책이지만, 이는 다른 여러 정책에도 영향을 끼치는 중요한 정책 환경으로 작용한다.

(8) 사회 구조

사회를 규율하고 있는 제도와 관행, 행동 양식 같은 사회 구조는 정책에 직·간접적으로 영향을 미친다. 나라마다 정책 과정은 다를 수밖에 없다. 왜냐하면 정책 과정은 오랜 시간에 걸쳐 그 나라만의 제도, 문화, 관습 등 유·무형의 사회 구조가 형성됨으로써 그 나라에 적합하게 추진되어왔기 때문이다. 미국이 아직도 전국민건강보험을 실시하지 못하고, 독일도 조합주의보험정책을 실시하는 상황도 다 각 국가의 문화적 전통과 사회 구조에 따른 것이다.

(9) 문화 체계

교육, 예술, 문학, 스포츠, 여가 활동 같은 문화적 요소는 현대사회에서 매우 중요한 삶의 요소가 되고 있다. 특히 고도 산업사회로 갈수록 그 중요성이 커지고 있다. 보건의료정책의 궁극적 목표는 '삶의 질 향상을 통한 인간 존엄성 유지'이다. 그러므로 보건의료정책 과정에서 문화적 요소는 중요한 정책 환경이 되고 있다.

(10) 과학기술의 발전

모든 학문 분야는 과학기술의 발달로부터 지대한 영향을 받았다. 물론 보건의료 분야도 예외는 아니다. 항생제와 예방 접종, 의료 기구 등의 발달로 전염성 질환을 퇴치하고, 질병 진단·치료 수단이 획기적으로 발전한 것이다. 이는 발전된 과학기술에 힘입은 바가 크다.

이렇듯 과학기술의 발달은 의과학의 기술 자체를 변화시키고, 질병의 양상과 인구 구조 및 사회 전반에도 영향을 끼쳐 보건의료정책의 변화를 요구한다. 아울러 컴퓨터와 인터넷 등 IT 기술의 발달로 보건의료정책 분야에도 큰 변화가 일고 있다.

(11) 국제적 여건

'지구촌'이나 '세계화'라는 단어가 말해주듯이 국가 간 교류와 이동이 증가하면서 점차 국경의 개념이 무너지고 있다. 이러한 국제적 여건 변화가 바로 국내 상황에도 영향을 주어 변화를 야기할 수 있는 환경이 조성되기에 이르렀다. 그래서 현재 우리나라에는 없는 질환에 대한 대비 차원의 보건의료정책을 세워야 한다. 예를 들어, 최근 범세계적으로 문제가 되었던 신종 플루, 사스, 에볼라 출혈열, 메르스 같은 질환은 각각 중남미와 아프리카, 중동 같은 일부 지역에서 발생했으나, 전 세계로 급속히 퍼져나가면서 국가 간에 공동 대응을 한 바 있다. 이렇듯 세계화는 사회 구조와 생활양식 등에 영향을 끼쳐 전통적인 가치관이나 사회제도에 변화를 가져오고, 새로운 보건 문제도 발생시키고 있다. 그러므로 이러한 문제에 적극적으로 대처하기 위한 보건의료정책을 수립해야 한다.

(12) 이데올로기적 환경

이데올로기는 한 국가의 기본 정책과 각종 사업을 형성하고 집행하는 기본적 틀이다. 또한 보건의료정책 과정에서도 역시 틀로서 작용한다. 이데올로기는 정치 체제와 경제 체제, 정부 구조와 밀접한 관계가 있으며, 이러한 관련성으로 각종 정책이나 사업에 작용함으로써 국가사회와 구성원의 총체적 삶의 내용과 형태를 바꿀 정도로 영향을 미친다.

1960년대 이후부터 우리나라의 국가정책 우선순위에서는 경제적 가치가 복지적 가치보다 줄곧 상위를 차지했다. 이때에는 '성장이 곧 복지'였기 때문이다. 하지만 1990년대에 문민정부가 들어서면서 세계화를 추진하자 성장과 복지의 균형을 이루려는 시도가 이루어졌고, 그래서 이러한 기조는 변화되었다. 김대중 정부가 들어설 즈음에 경제 위기로 인한 대량 실업이 발생하자, 국내 진보 진영의 영향으로 시장 경제 체제와 사회적 평등의 이념을 토대로 한 '생산적 복지' 개념이 탄생함으로써 복지가 확대되기 시작했다. 그 후 참여정부에서는 '참여복지'라는 개념으로서 보편적 복지를 도입해 사회적 빈부격차를 해소하고, 기본 생활을 보장하고자 했다. 이후 연이어 들어선 이명박 정부와 박근혜 정부는 보수 성향의 복지정책을 펼 것으로 예상되었으나 복지의 불가역성과 포퓰리즘 등으로 인해 참여정부의 정책을 그대로 이어가거나 오히려 복지의 범위를 확대하는 경향을 보였다.

이렇듯 이데올로기는 정책의 기조를 형성하는 바탕이 되어왔다. 그러나 우리나라 정부의 보건복지정책은 그 바탕에 깔린 이데올로기가 분명하지 않으며, 일관성도 결여된 경향이 있다. 이로 인해 우리나라 보건의료정책도 문제가 발생하면 임기응변식 처방을 하고 있다.

2) 정책 환경과 정책의 상호작용

정책의 내용과 정책 과정은 다양한 환경 요소와 상호작용을 한다. 즉, 정책은 환경에 영향을 끼치고, 환경도 정책에 영향을 주는 것이다. 정책은 환경 자체를 적극적으로 변화시키려는 속성을 지녔는데, 이렇게 정책이 환경에 변화를 가져오는 효과를 '정책 효과(policy effects)'라고 한다. 정책 효과는 의도한 효과(본원적 효과)와 의도치 않은 효과(부수적 효과)를 수반할 수 있다. 또한 단기적이고 단순하며, 직접적이고 유형적이며, 가시적인 일차적 환경 변화 효과와, 장기적이고 복잡하며, 간접적이고 무형적이며, 비가시적인 이차적 환경 변화 효과로 구분된다.

보건의료정책은 건강 보장이라는 일차적 환경 변화를 가져온다. 하지만 건강이 장기적으로 보장되면 삶의 질 향상과 생산성 증가로 이어지면서 결과적으로는 보건의료정책이 이차적 환경 변화 효과를 낳게 된다.

보건의료정책의 경우, 일차적 환경 조건으로 꼽는 것은 의료 수요와 공급의 불균형, 만성질환 증가, 전염병 만연, 의료자원의 불균형 같은 직접적·가시적 요인들이다. 이차적 환경 조건은 급격한 산업화 현상, 인구 이동, 핵가족화, 소득 수준, 교육 수준 같은 경제적·사회적·문화적 요인들로, 이러한 환경 조건은 장기적·간접적으로 보건에 영향을 끼친다.

우리나라의 건강보험정책에는 정치적·경제적 조건이 주요한 환경 변수로 작용했다. 예컨대, 1963년 의료보험법은 제정된 뒤에도 상당 기간 동안 실시되지 못하다가 강제 가입에 의해서야 실시되기 시작했다. 이는 사회 전반의 경제력 부족 때문이었다. 또한 1963년 의료보험법 제정뿐 아니라 1977년 건강보험 실시, 1989년 전국민건강보험 실시 같은 경우에도 이를 추진하지 않을 수 없었던 정치적 환경이 중요한 변수로 작용했다.

정책은 환경 요인들에 영향을 주고, 환경 요인들은 정책에 영향을 준다. 그리고 그 결과가 또 정책과 환경 간의 상호작용에 영향을 주는 복잡하고도 동태적인 상호작용을 한다. 또한 환경 변화가 심한 사회일수록 복합적·동태적 작용을 하게 되는 바, 이에 따라 새로운 정책 수요가 커지고, 기존 정책도 수정하라는 압력이 증대된다.

3) 의료시장 및 보건의료 환경 변화

(1) 의료시장의 주요 변화

① 소비자 주권주의의 확대

국민의 소득과 교육 수준이 향상되면서 생활 수준도 향상되었고, 인터넷 등 IT 기술의 발달로 정보에 대한 접근이 용이해지면서 정보량도 많아졌다. 이에 따라 질 높고 고급화된 보건의료 서비스에 대한 수요가 증가하고, 진료 과정에 참여할 수 있게 해달라고 요구하는 등 소비자 주권주의가 확대되면서, 알 권리 충족에 대한 소비자들의 권리 의식도 급격히 높아지고 있다.

② 의료기술 발전의 가속화

생명공학 기술의 급격한 발전, 맞춤형 의약품 개발, 첨단 휴대 가능 의료 기기 보급 등은 의료시장의 패러다임 변화를 요구하고 있다.

③ 의료기관 간의 경쟁 심화

의료인이 더 많이 배출되고, 거대 의료 자본이 시장에 참여하면서 의료기관의 경쟁은 더욱 심화될 것이다. 더군다나 우리나라 의료 시장을 개방하라는 압력도 증가하면서 경쟁의 범위는 국경을 넘어 확대될 전망이다.

(2) 의료 환경의 변화

① 글로벌 헬스케어 시대 도래

소득이 높다면 누구나 최상의 의료진으로부터 의료 서비스를 받기를 원할 것이다. 따라서 경제적 여건을 갖춘 사람들은 양질의 의료 서비스를 제공받기 위해 세계 어디든 찾아갈 것이다. 그리하여 의료 서비스업체나 의료인들은 수익을 낼 수 있는 개방된 시장으로 진입할 것이다. 우리나라 사람들도 이미 오래 전부터 1조 원 이상으로 추정되는 의료비를 미국과 일본 등 선진국에 지불하고 있다. 이에 반해 교포와 외국인들은 우리나라에 와서 성형수술과 치과 진료 등을 받고 있다.

이렇듯 시장 개방은 거스를 수 없는 대세이다. 특히 의료 서비스 소비 촉진을 위해 외국 환자 유치를 위한 의료 관광에 대한 관심도 커지고 있다. 이미 미국, 유럽, 일본의 많은 환자들이 의료비가 저렴하고 의료 서비스의 질도 좋은 싱가포르, 태국, 인도 등으로 의료 관광을 가고 있다. 아울러 중국에서도 경제가 발전하면서 건강에 대한 관심이 증가하고, 미국에서도 의료비 부담이 크다는 점 등의 의료 여건으로 인해 타국으로의 원정 치료가 늘고 있다. 또한 병원이 부족한 유럽권과 중동권 환자들의 원정 치료도 늘고 있는 바, 향후 이들이 국제 의료 관광을 위해 아시아권으로 이동할 것으로 전망된다.

2009년, 정부는 의료 관광 산업을 육성하고자 의료 서비스 산업을 '신성장 동력 산업 17개 분야' 중 하나로 선정했다. 이는 해외 환자 10만 명을 유치하면 6,000명의 일자리 창출과 9,000억 원 이상의 수입이라는 파급 효과가 있기 때문이다. 2017년 우리나라를 방문한 외국인 환자 수는 32만 1,574명으로 집계되었다. '09년 외국인 환자 유치가 허용된 이후 '16년 36만 4,189명로 정점을 찍었으나 사드사태 영향으로 중국 환자 수 감소하여 2017년에는 전년 대비 12% 감소한 상태이다. '17년 국적별 환자 수는 중국, 미국, 일본, 러시아, 카자르스탄, 몽골, 베트남, UAE 순이다.

② 인구노령화에 따른 노인요양 및 만성질환 관리 요구 증대

우리나라는 저출산·고령화 사회로 급속히 변모하고 있으며, 그 속도는 전 세계에서 최단시간을 기록하고 있다. 예컨대, 고령화 사회로의 전환 기간이 일본 38년, 미국 88년인데 비해 한국은 28년으로 보고되었다. 우리나라의 인구는 현재(2017년 4월 1일자) 5,070만 명으로 세계인구 순위 27위이나 우리나라 출산율(2015년)은 1.17명으로 경제협력개발기구(OECD) 평균 1.68명에 훨씬 미치지 못하고 최하위 수준에 있다. 2015년에는 '생산가능인구' 73.4%, '65세 이상 고령인구' 12.8%, '0~14세 유소년인구' 13.8%의 인구구조에서 2065년에는 '고령인구' 42.5%로 15년의 2.8배가 증가할 것이며 유소년인구는 9.6%, 생산가능인구는 47.9%로 감소할 것으로 예측하고 있다(KOSIS, 2017). 인구추계에 따르면 2026년에는 20% 이상인 초고령화 사회가 될 것이며 또한 2030년에는 노인인구가 24.1%에 이를 것으로 예측되고 있어 심각성이 크다.

저출산·고령화 사회는 다음과 같은 위기 요인들을 동반한다.

첫째, 노동력과 노동생산성이 감소된다.

둘째, 경제 성장이 급속히 둔화된다.

셋째, 생산 가능 인구의 노인 부양 부담 증가로 인해 세대 간 갈등이 첨예화·심화된다.

넷째, 노인의료비와 연금 등 공적 자금 부담이 증가하면서 국가재정수지가 악화된다.

마지막으로, 가족 기능 약화에 따른 가족복지의 국가·사회의 공동 부담이 증가되고, 복지서비스 요구가 폭증한다.

앞으로의 보건의료정책은 이러한 위기를 경감시킬 수 있도록 수립되어야 한다. 즉, 출산장려와 더불어 늘어가는 노인인구에 대한 대책을 세워야 한다. 특히 노인인구 대책과 관련해서는 노인 건강 증진 프로그램 활성화, 노인 요양 시설 확충, 노인 요양 보호 업무 인력 확보, 각종 복지서비스와 보건의료 서비스를 연계한 효율적인 복지 프로그램 개발, 노인 의료 관련 재원 조달 준비 등 국가 및 사회의 제도와 시스템 구축이 이루어져야 할 것이다.

③ 의료시장 개방

WTO(World Trade Organization, 세계무역기구)와 DDA(Doha Development Agenda, 도하개발의제)[1]의 협상에 의하면 의료 서비스 공급에는 네 가지 유형이 있다.

제1 유형은 자국에서 다른 나라의 의료 서비스를 공급받는 '국경 간 공급형'이다.

제2 유형은 자국 환자가 다른 나라에 가서 치료를 받는 '해외소비형'이다.

제3 유형은 다른 나라에 의료기관을 설립하는 '상업적 주재형'이다.

---

1) WTO 148개 회원국들이 자유무역 확대와 지속 가능한 개발을 목표로 한 세계무역규범 개정에 관한 다자간무역협상을 의미한다. DDA는 2015년 12월까지 총 6차례 각국 각료들이 모여 WTO 체제하에서 다자간 무역 협상을 했다. 이름에도 있듯이 협상 과정에서 개발도상국의 필요와 이익을 특별히 고려할 것을 강조하고, 최빈개도국들이 세계 무역에 더 많이 참여할 수 있도록 시장 접근을 보장하고, 균형적 규범을 제정하며, 지속적 기술 지원과 능력 개발 프로그램 등의 중요성을 강조했다. DDA의 주요 의제는 ① 농산물, ② 비농산물, ③ 서비스, ④ WTO 규범, ⑤ 지적 재산권, ⑥ 무역과 환경, ⑦ 무역과 개발, ⑧ 분쟁 해결 절차, ⑨ 무역원활화 등 9개 분야이다. DDA의 협상 방식은 '일괄 타결(Single Undertaking)' 방식으로, 다자간 협상에서 개별 사안별로 하나씩 협상을 타결하는 것이 아니고, 모든 의제를 하나의 package로 간주해 한꺼번에 타결하는 방식이다(대외경제정책 연구원, 2004).

제4 유형은 의료인이 다른 나라로 이동해 의료 서비스를 공급하는 '자연인 이동형'이다.

이 네 가지 유형 중 제1 유형과 제2 유형은 별 문제가 없으나, 제3과 제4 유형에 대해서는 주의를 기울여야 한다. 이 경우 의료기관 설립 시에는 내국인에 대한 역차별을 방지해야 하며, 의료인의 이동에 관해서는 우리 의료인이 외국에 진출하는 경우뿐만 아니라 다른 나라의 면허를 가진 내국인과 외국인이 국내로 진출하는 문제도 있기 때문이다. 중국에서 한의학을 공부하는 학생이라든가, 헝가리와 필리핀 등지에서 서양의학을 공부하는 학생이 많아지고 있다. 만약 이들이 국내에 진출한다면 의료시장에 큰 영향을 줄 것이다.

세계 통상 협력은 WTO를 중심으로 한 다자간 협력 체제와, FTA(Free Trade Agreement, 자유무역협정)[2]를 중심으로 한 지역주의 통상 체제라는 양대 축으로 이루어져 있다. WTO 체제하의 다자간 무역 협상인 DDA에서 보건의료 분야의 주요 의제는 무역 장벽 완화 또는 제거 등이었다. 이를 위해서는 보건의료 서비스 개방, 의약품 및 의료 용구, 식품, 화장품과 같은 상품에 대한 시장 접근 확대를 목적으로 하는 관세 인하 등이 먼저 이루어져야 한다.

최근 WTO의 DDA 협상이 교착 상태에 빠지면서, FTA를 중심으로 한 지역주의가 가속화되고 있다. 정부는 세계적인 FTA 확산 추세에 대응해 해외 시장을 확보하고, 국내 시장을 개방해 경쟁력을 강화하기 위해 여러 국가와 동시다발적으로 FTA 협정을 추진하고 있다. FTA에서 보건의료 관련 분야의 협상 대상은 협상 상대의 주요 목적과 관심에 따라 범위나 중요도가 달라진다. 하지만 협상 대상에는 대체로 의약품, 의료 기기, 화장품 등 보건의료 관련 상품의 관세 인하, 상품 시장 접근 관련 인허가 절차에 대한 비관세 장벽 제거, 지적 재산권 보호, 보건의료 서비스 시장 개방, 면허의 상호 인정 등이 해당된다.

④ **정보화의 가속화**

인터넷 등 IT 기술을 이용해 의료 정보나 의료 서비스를 전달하는 E-Health 활동이 새로운 의료 패러다임으로 등장했다. E-Health 사업을 통해 보다 더 비용 대비 효과적인 운영을 하고,

---

2) 협정을 체결한 국가 간에 상품/서비스 교역에 대한 관세 및 무역 장벽을 철폐함으로써 배타적인 무역 특혜를 서로 부여하는 협정이다. FTA는 그동안 유럽연합(EU)이나 북미자유무역(NAFTA)등과 같이 인접 국가나 일정한 지역을 중심으로 이루어졌기 때문에 흔히 지역무역협정(Regional Trade Agreement, RTA)이라고도 한다(문재우, 115).

의료서비스의 가치를 올릴 뿐만 아니라, 병원 서비스 만족도와 이미지 향상을 통해 고객의 재구매를 유도하여 이탈고객을 최소화하는 데 기여할 수 있다.

또한 U-Health도 등장하면서 의료시장의 새로운 영역까지 열게 되었다. U-Health의 U는 유비쿼터스Ubiquitous의 첫 알파벳으로, '언제 어디서나 장소와 시간에 구애를 받지 않음'을 의미한다. 즉, U-Health는 의료와 IT 기술을 접목시켜 예방, 진단, 치료 및 사후 관리 같은 보건의료 서비스를 일상생활과 통합해 언제 어디서나 자유롭게 이용할 수 있도록 하는 것이다. 이것은 특히, 만성병을 앓는 노인이 급증하는 고령화 시대에 병원을 방문하는 대신 가정에서 진료를 받을 수 있다는 점에서 환상적이다.

U-Health의 등장은 의료시장의 새로운 영역도 열었다. U-Health 사업을 통해 보다 더 비용 대비 효과적인 운영을 하고, 의료 서비스의 가치를 올리는 것은 물론, 병원 서비스 만족도와 이미지 향상을 꾀하고, 고객의 재구매도 유도해 고객 이탈을 최소화할 수 있다.

U-Health 서비스의 또 다른 긍정적 효과는 의료비 절감과 가정 치료를 동한 환사의 삶의 질 향상이다. 또한 환자의 가족이 수발 비용과 시간적 부담을 줄임으로써 경제 활동에 참여할 수 있도록 하는 것은 물론, 독거노인의 생활 문제도 해결할 수 있다. 특히 우리나라는 인터넷 보급률이 높고 사용도 일상화되어 있어서 다른 나라에 비해 조건 면에서 유리하다.

⑤ 의료 기구 사용 증가

일반적으로 수요는 공급을 창출하지만, 때때로 공급이 수요를 창출하기도 한다. 즉 의료 기기의 개발은 필요에 의해 이루어지지만, 일단 개발되면 그 사용과 소비의 증가가 뒤따르는 것이다.

의료 기기 도입도 편리, 수익 또는 고급화의 요구에 부응해 늘어나면서, MRI와 CT, PET-CT 같은 고가 장비가 과도하게 수입·사용되고 있다. 이는 진료비 상승을 부채질하는 면도 있다. 이러한 고가 장비는 물론, 재료학·공학의 발달로 의료제공자의 편리나 효율성 추구, 대상자의 치유 효과, 편의 등을 위해 의료용 소모품과 치료 보조 기자재도 개발되었다. 그런데 이로써 치료 효과나 편리성이 높아지는 한편 의료수가가 급등하는 효과도 동반되고 있다.

⑥ 보건의료 서비스에 대한 소비자의 인식 변화

소비자의 권익이 신장되면서 의료 서비스의 질, 의료기관, 의료인 등에 대한 정확한 정보를 제공받으려는 요구도 늘고 있다. 이와 함께 의료 서비스를 받았는데도 원하는 결과를 얻지 못하거나 서비스에 대한 불만을 갖는 경우도 많아지고 있다.

과거에는 의료소비자가 의사에게 순종적이고 보험제도에도 수동적인 태도를 보였다. 그러나 오늘날에는 자기결정권과 알 권리 등에 대한 인식이 높아지면서 의료소비자의 권리 의식도 신장되고 있다. 이는 불만족스러운 의료 서비스에 대한 의료소비자의 불만이 의료 분쟁으로 이어질 가능성이 커졌음을 시사한다. 그러므로 합리적인 대처와 조정의 필요성이 증대되고 있다.

또한 의료소비자들의 수요가 수동적인 치료 중심 서비스에서 벗어나면서, 스트레스·비만 관리, 통증 클리닉, 장기 요양 같은 새로운 형태의 능동적 의료 서비스에 대한 수요도 급증하고 있다.

⑦ 의료비 상승

국민의료비는 국가 전체 경제에 미치는 영향이 크다. 그래서 국민의료비 관리는 모든 국가의 주요 관심 사안이다. 우리나라의 GDP 대비 경상 의료비는 1970년 2.6%에서 1980년 3.5%, 1990년 3.7%, 2000년 4.0%, 2010년 6.5%, 그리고 2016년 7.7%로 빠르게 증가해왔다. 의료비 지출이 크게 증가한 것은 인구의 고령화, 생활수준의 향상, 의료기술의 발전 등이 복합적으로 영향을 미쳤기 때문이다. 의료비 지출 규모는 나라마다 상이하다. 미국처럼 GDP의 17.2%를 의료비로 지출하여 오히려 경제에 부담을 주는 경우도 있지만, 미국을 제외한 서구 국가들은 대체로 GDP의 약 9~11% 정도를 의료비로 지출하여 질병 치료로 인한 가계의 파탄을 막고 국민의 건강을 보호하고 있다. 한국의 GDP 대비 경상 의료비 비율은 아직 선진국들보다 낮은 수준이다. 그러나 증가 속도가 빨라 머지않아 OECD 국가들의 평균인 9.0%에 근접할 것으로 보이며, 따라서 서구 국가들처럼 의료비 절감대책이 필요할 것으로 예상된다.

의료비 상승의 가장 큰 요인은 인구의 노령화이다. 1980년대 OECD 조사에 의하면 65세 이상 노인의 연평균 의료비는 65세 미만의 의료비보다 네 배 이상 많다. 1980년대에 노인인구가 1% 증가하면 의료비는 0.2% 증가했지만, 1990년대에 들어와서는 노인인구 1% 증가가 의료비

0.3% 증가를 불러왔다. 이처럼 증가 비율은 의료 분야가 발전할수록 가중되고 있어서 향후 노인인구 증가에 따른 의료비 증가 비율은 더욱 높아질 것으로 예상된다.

의료비 증가에 대한 또 다른 수요자 측 요인은 소득의 증가와 의료보험 실시이다. 소득이 증가할수록 건강에 대한 관심이 높아지고, 질병 발생으로 인한 소득 상실이 커지기 때문에 의료수요도 늘어난다. 또한 의료보험 실시는 의료에 대한 접근성을 높여 수요자나 공급자 모두에게 비용에 대한 인식을 약화시키고, 의료의 남용과 과잉 공급을 초래한다.

의료비 상승에 대한 공급자 측 요인으로는 의료기술의 발달, 보건의료 서비스 생산 비용 상승, 진료비 지불 방식에 따른 의료공급자의 비용증가적 행동 등이 있다. 의료기술의 발달로 기기를 이용한 여러 가지 검사나 처치를 하는 경우가 많은데, 이는 의료수가를 상승시킨다. 또한 임금이나 재료비 등 의료 생산에 드는 비용이 높아지면 의료 가격도 상승한다. 아울러 진료비 지불 방식이 행위별 수가제일 경우, 과잉 서비스 제공으로 의료수가가 올라가면서 의료비도 올라간다.

⑧ 질병 양상의 변화

우리나라는 인구의 고령화와 생활양식 변화 등에 따라 고혈압, 당뇨 등 만성질환 유병률이 높아지고 있다. 2008년도 수진자당 진료비 면에서도 진료비 1~2위를 차지한 병이 고혈압과 당뇨병인 것으로 나타나 의료비 부담도 높은 것으로 확인되었다.

우리나라에서 주요 사망 원인으로 꼽히는 질병을 살펴보면('16년) 1위가 암, 2위가 심혈관질환, 3위가 뇌혈관질환이며, 5위가 당뇨병이다. 2016년 국민건강 영양 조사 결과, 만 30세 이상 연령층의 고혈압 유병률 29.1%, 당뇨병 유병률 11.1%, 고콜레스테롤 혈증 19.1%이며, 국민 전체 중 비만율은 34.8%로 국가적·사회적 차원에서 관리해야 할 위험 질환으로 주목을 받고 있다.

우리나라의 자살사망률은 인구 10만 명당 25.6명('16년)으로 OECD 회원국 중 가장 높다. 이에 따라 자살의 원인인 우울증 등 정신건강 문제에 대해 사회적 관심과 대응책 마련이 요구된다. 한편 사스, 에볼라 바이러스, 슈퍼박테리아, 메르스 등 예전에는 없었거나 문제가 되지 않던 감염병이 전파되고 있어 그 예방이나 확산 방지를 위한 대책도 요구된다.

3. 보건의료정책의 변천

인간의 건강 문제는 의식주와 같은 중요한 생존 요소다. 인류는 초창기부터 환경의 변화에 따라 대두되는 새로운 건강 문제에 대응하기 위해 노력해왔을 것이며, 국가를 형성하면서 정부의 정책적 차원에서 노력해왔을 것이다.

여기서는 보건의료 관련 정책의 변천을 서양사와 한국사로 구분하여, 법령이나 제도의 변화를 가져온 역사적인 핵심 사건들을 중심으로 다루고자 한다.

1) 세계 보건의료정책의 변천

세계 보건의료의 역사적 변천을 고대기, 중세 및 르네상스, 여명기, 확립기, 발전기로 나누어 살펴보자.

(1) 고대기(기원전~서기 500년)

전근대적인 사회일수록 공중보건 개념과 보건행정 개념이 분리되어 있지 않으며, 보건의료정책 또한 분리되어 있지 않은 경우가 많다.

원시 시대부터 전염병이나 기타 질병이 존재했다는 증거가 있다. 원시 시대 사람들은 전염병 예방을 국가의 기반이 되는 종교에 등장하는 다양한 신들에게 의탁했다. 이집트나 메소포타미아, 히브리 등 고대 시대에도 종교 의식의 하나로서 개인적인 청결과 집단적인 청결·위생을 갖추는 풍습이 있었다. 한편, 전염병을 신이 내린 징벌로 여겨 속죄의 일환으로 전염병을 치료하는 방법이 수천 년간 존재했다.

고대의 보건의료는 그리스 시대와 로마 시대 때 특히 발달했던 듯하다. 그리스 시대의 급수·하수 시설을 관리하는 공무원인 아스티노미Astinomi의 존재를 통해 정부 차원에서 물을 관리함으로써 전염병을 예방했음을 알 수 있다.

로마의 강력한 군사력과 행정력, 공학적 기술력은 보건의료에도 영향을 미쳤다. 로마는 하수도망을 잘 구축하고 국가가 나서서 공중목욕탕과 수도교(aqueduct) 같은 상수도 및 각종 보건시설을 만드는 등 위생 공학과 보건행정 면에서 매우 우수했다.

로마 시대에는 의료 분야가 의료 사업 조직화와 서비스 제공 면에서 뛰어났으며, 병원도 건설되었다. 이아트레이아Iatreia라는 외과진료소라든가 의술의 신인 아스클레피오스Asclepius를 모시는 신전 등은 훗날 군용 병원, 기독교 계통 자선 병원, 빈민 구호 병원의 기원이 되었다.

이러한 의료 시스템은 로마 초기에는 상류계급에만 제공되었으나, 서기 2세기경에 국가가 공공 의료제도를 마련하면서 가난한 사람들에게도 제공되었다.

(2) 중세기(500~1500년)

서양사에서 이른바 '암흑기'라고 불리는 중세기에는 내세를 중시하고 현세도피적 사고가 만연하면서 문화와 문명이 쇠퇴했다.

나병, 선페스트, 천연두, 디프테리아, 홍역, 인플루엔자, 결핵 같은 다양한 전염병들도 유행했다. 특히 14세기에 창궐한 흑사병은 유럽 인구의 4분의 1에 해당하는 2500만 명의 목숨을 앗아갔다. 그런데 전염병이 이렇게 크게 유행하자 이를 막기 위한 대처법도 생겨났다.

나병 환자를 동네 밖으로 추방한 것은 격리제도의 초기 형태라고 볼 수 있다. 1386년, 프랑스의 마르세유 시에서는 흑사병 확산을 방지하기 위해 최초로 검역법을 제정하고 검역소를 설치했는데, 이것이 현재의 검역제도로 발전했다.

이 시대에 가장 어려운 과제는 급수원 보호였다. 급수원이 하천인 경우, 오염을 막기 위해 쓰레기, 동물의 사체, 분뇨를 강물에 투기하지 못하게 했고, 가죽을 가공하는 업소나 염색 공장 등에서 나오는 오염물도 버리지 못하게 규제했다. 아울러 이와 같은 환경 위생을 감시하고 전염병을 예방하기 위해 행정 기구를 설치해 운영하기도 했다.

많은 도시에서 이러한 위생 관계 업무는 도시상공회를 통해 시정 운영을 하는 길드가 맡았다. 중세 후기에는 길드가 병원과 각종 복지 시설을 건설했으며, 병원의 관리도 성직자에게서 지방자치단체로 이전되었다.

(3) 중상주의 시대(1501~1750년)

이 시기는 중세 시대가 끝나고 근대로 옮겨가면서 근대 과학 문명이 싹트기 시작한 때이다. 이때부터 근대 공중보건의 기초가 마련되고, 국가와 도시 중심의 보건 활동이 시작되었다. 윌리엄 하비(1578~1657)의 심장과 혈액 순환 원리 발견, 윌리엄 페티(1623~1687)의 보건통계 작성, 지롤라모 프라카스트로(1483~1553)의 포자에 의한 전염설 등 보건의료의 기초가 되는 이론들이 다수 발표되었다.

이때부터 나병 같은 질환은 줄고 발진티푸스, 성홍열, 수두 같은 새로운 급성 전염병이나 매독 같은 성병이 크게 유행했다. 17세기 초에는 구루병 및 괴혈병 같은 새로운 영양결핍성 질환도 대두되었다.

1700년에서 1800년 사이, 산업혁명이 일어난 영국 등에서는 유해한 공장 환경에서 작업하는 근로자의 사망률이 급속히 높아졌다. 특히 피해자들 중 50% 이상이 20세 미만의 어린 근로자들이었다. 이렇듯 산업 재해가 증가하면서 산업보건학이 시작되었던 바, 산업보건학의 선구자인 베나르디노 라마치니(1633~1714)가 1713년에 발표한 《직업인의 질병(*De Morbis Artificum Diatriba*)》은 산업보건 문제 개선에 활용되었다.

이 시대에는 산업 발전을 위한 건강한 노동력 확보가 매우 중요했다. 질병이나 사망으로 인한 노동력 손실은 생산에 차질을 가져오기 때문에, 생산이 가능한 인구 수는 국가적으로 큰 의미를 지녔다. 이런 맥락에서 인구, 교육, 질병 등에 관한 통계가 국가 행정의 필수 요소로 등장했다.

윌리엄 페티는 1690년에 발표한 《정치산술(*Political Arithmetic*)》에서 사회와 경제 현상을 통계로 표현했다. 또한 존 그랜트(1620~1674)와 함께 사망표와 생명표 등을 작성하여 보건통계 발전에 기여했다.

1749년에는 스웨덴에서 세계 최초로 국세 조사가 실시되었던 바, 이는 여러 국가들이 국가정책 수립의 기반이 되는 인구 통계에 관심을 갖는 계기가 되었다. 또한 독일에서는 국민의 건강 보호를 위한 공중보건을 절대군주가 이루어야 할 통치의 기본 요소로 받아들였다. 이러한 의식에 따라 경찰이 질병 문제에 개입하는 의사경찰醫師警察 개념도 생겼다.

이처럼 중상주의 시대에는 인구 통계 등을 바탕으로 한 국가 차원의 보건의료정책 수립이 태동했다. 그러나 일반적인 보건사업은 도시에서 독립적으로 수행되었다.

(4) 계몽주의 시대(1750~1830년)

18세기 중반부터 19세기 초반에 이르는 계몽주의 시대는 근대의 환경 위생 운동과 공중보건 운동을 태동시킨 여명기라는 점에서 큰 의의가 있다.

계몽주의는 17~18세기 유럽에서 태동된 사상으로, 인간의 지성 혹은 이성을 바탕으로 문화와 문명을 진보·발전시키고, 자연과 인간의 관계 및 사회와 정치 문제를 객관적으로 관찰함으로써 명료하고 자명한 보편적 진리를 발견하며, 이를 낙관적인 방향으로 발전시키려는 시대 정신이다.

계몽주의 시대에는 이와 같은 정신에 따라 인간의 존엄과 평등, 자유권을 확보하고, 유럽의 중세 시대를 지배한 전제군주와 종교와 신학의 족쇄로부터 인간의 이성을 해방시키려는 사회 개혁 운동도 시작되었다.

첫 번째는 감옥이나 작업장, 수용소 등지에서 쇠사슬에 묶어 놓고 정신병자를 치료하던 방법에 대한 개혁이다.

두 번째는 영국 부유층 등의 자선으로 병원과 진료소가 설립되어 가난한 사람들의 건강 향상과 구호에 결정적인 계기가 마련되었다는 점이다.

세 번째는 대개 악취가 가득하고 비위생적이던 도시의 환경 개선과 위생 개혁을 하였다. 18세기 후반부터는 많은 도시들이 환경 개선 사업을 벌임으로써 주민들의 생활 환경이 개선되고, 열병 발생 빈도도 줄어들었다. 그러나 질병은 가난한 사람들에게는 여전히 위협적인 존재였다.

보건역사상 이 시대의 가장 두드러진 업적은 1798년에 에드워드 제너(1749~1823)가 종두법을 도입한 것이다. 그 당시 유럽의 모든 나라에서 영아 사망의 가장 큰 원인이었던 천연두를 종두법으로 해결한 것이다.

(5) 산업혁명과 위생 개혁 운동 시대(1830~1875년)

이 시기에는 제2차 산업혁명에 따른 공업화와 비위생적인 도시 생활로 인해 새로운 보건 문제들이 야기되었다. 그에 따라 유럽 각국에서 위생 개혁 운동이 활발하게 일어났다. 산업혁명으로 인한 인구의 도시 집중이 다양한 보건사회 문제를 초래하자, 이러한 문제를 해결하는 데 국가가 나서기 시작한 것이다.

1832년에 종래의 구빈법 운영 상황을 검토한 영국 의회는, 1834년에 '개정 구빈법'을 통과시켰다. 새로운 구빈법의 골자는 구호 기준을 엄격히 하고, 운영을 중앙집권화함으로써 통일되고 능률적인 행정 체제를 마련하는 것이었다.

이 당시 영국에서는 도시 환경 악화로 전염병이 만연했다. 1837년 에드윈 체드윅이 런던의 유행한 열병의 실상을 조사하여 〈열병 보고서〉를 내고 1842년 〈영국 노동자 계층의 위생 상태에 관한 보고서〉를 발표하면서 환경 위생에 대한 대중의 관심이 높아졌다. 이후 1846년 공해 방지법, 1847년 도시개선법, 1848년 공중보건법을 제정했으며, 1848년에는 중앙보건위원회를 창설하여 공중보건의 이념을 정립하고 그 실천을 위한 위생 개혁 운동을 주도하기에 이르렀다. 1862년에는 영국 리버풀 시의 사업가 윌리엄 라스본(1819~1902)에 의해 방문간호가 시작되었던 바, 이는 오늘날 보건소의 효시가 되었다. 미국의 라무엘 쉐턱(1783~1859)은 영국의 에드윈 체드윅의 것과 유사한 활동으로 미국의 환경 위생 개혁에 기여했다. 독일에서도 막스 폰 페텐코퍼(1818~1901)가 실험위생학을 발전시킴으로써 과학적인 위생학이 공중보건 분야에 도입되었다.

이 시기에는 콜레라, 황열병, 천연두, 발진티푸스, 장티푸스, 이질, 디프테리아, 성홍열 등 다양한 전염병들이 유행했다. 특히 콜레라와 황열병이 가장 심각한 문제였다.

(6) 세균학 시대(1875~1950년)

1870년대에는 루이 파스퇴르(1822~1895)의 연구로 미생물과 질병의 인과관계가 드러났다. 그러나 그에 관한 직접적인 증거가 제시되지는 못했다. 그러다가 로베르트 코흐(1843~1910)가 탄저균 아포를 발견한 뒤, 아포가 전형적인 간균으로 발육한다는 사실까지 밝혀냄으로써 탄저병 발생의 직접적 원인이 밝혀졌다. 또한 코흐는 어떤 특정 균은 감수성이 있는 동물에게서만 특정 질병을 일으키며, 다른 미생물에 의해서는 그 병이 발생할 수 없다는 사실도 입증했다.

1877~1897년에는 사람과 동물에게 감염을 일으키는 수많은 세균이 발견되었다. 이와 같이 질병의 원인이 되는 미생물이 밝혀지면서 사람들이 감염기전, 예방법, 치료법에 관심을 갖기 시작했다. 아울러 점차 닭콜레라, 돼지단독, 광견병 등 약독화된 균에 의한 예방 접종법도 개발되었다. 이렇게 축적된 지식은 면역학의 발전을 가져오고, 공중보건사업의 과학화에도 영향을 주었다. 1865년에는 영국의 조지프 리스터(1827~1912)는 석탄산(페놀)을 이용한 살균법을 개발함

으로써 의학 발전에 커다란 기여를 했다.

이 시대 보건의료정책의 변화 중 가장 괄목할 만한 것은 각국에서 사회보험을 도입한 것이다. 1883년, 독일에서는 소위 '철혈재상'으로 유명한 오토 폰 비스마르크(1815~1898)가 산업 재해, 질병, 폐질, 노령보험을 포괄하는 사회보험제도를 도입했다. 1911년에는 영국에서 질병의 예방과 치료를 위한 건강보험과 실업보험을 근간으로 하는 〈국민보험법〉이 제정되었다. 이는 제2차 세계대전(1939~1945) 뒤 국가정책의 전반적 수정에 따라 1946년에 국민보건 서비스(National Health Service)가 도입됨으로써 보건의료 분야의 근본적인 개혁이 이루어지는 것으로 이어졌다. 프랑스도 1928년에 독일의 것과 비슷한 사회보험제도를 시작했다. 미국에서도 의료제도의 일환으로 사회보험을 도입하자는 움직임이 있었으나, 오랫동안 임의보험제도가 현저하게 발전해왔다. 1965년, 미국에서도 뒤늦게나마 노인의료보험제도인 메디케어Medicare와 저소득층 부조제도인 메디케이드Medicaid가 생기면서, 미국 정부가 일반 시민들의 의료에 대해 어느 정도 책임을 담당하는 제도를 갖추게 되었다.

20세기 초에는 위생 개혁 운동과 세균학이 발전하면서 각국의 사망률이 크게 낮아졌고, 보건 분야 종사자들의 활동 범위도 넓어지면서 새로운 보건 문제에 관심이 쏠렸다. 예컨대, 1918년 영국에서는 모자보건법을 제정해 아동보건사업, 모성보건사업, 보건교육 사업을 확대했다. 그 외에도 다양한 일차 보건사업이 제안·수행되었다.

(7) 탈미생물학 시대(1950~현재)

탈미생물 시대에 접어드는 시점인 1950년 전후에는 국제 협정과 연합을 통해 세계 평화, 인권 보호, 약자 보호, 건강 보호 등을 목적으로 하는 세계 기구들이 탄생했다. 1945년에 국제연합(UN)이 창설되었고, 1946년에는 국제노동기구(ILO), 유니세프(UNICEF, 국제연합아동기금), 식량농업기구(FAO)가, 1948년에는 세계보건기구(WHO)가 설립되었다.

이 시기에는 위생 개혁에 의한 환경 위생 개선, 세균학 발전에 따른 항생제 발달, 생활 행태 개선 등에 힘입어 세계적으로 급성 전염병은 급격히 줄어들었고, 인구의 노령화 등이 대두되는 새로운 보건 시대로 접어들었다. 특히 1960년대 이후 개발도상국들은 인구 증가, 빈곤 문제, 식량 부족, 감염증 만연 같은 보건 문제를 맞고 있으며, 선진국들도 인구의 도시 집중, 산업화로 인한 환경 오염, 인구의 노령화 같은 문제로 고심하고 있다. 1960년대 중반에는 이러한 보건 문제에 대한 대응책으로 포괄적 보건의료 개념이 등장했으며, 보건소 중심의 지역사회보건사업과 국가 간 협의를 통해 보건 문제를 해결하려는 노력이 가시화되었다.

1977년 세계보건기구는 '2000년까지 전 인류에게 건강을(health for all by the year 2000)'이라는 목표를 설정하고, 그 실현을 위해 1978년에는 옛 소련의 알마아타에서 '일차보건의료'를 채택했다. 1986년에는 캐나다의 오타와에서 제1회 건강 증진 국제회의를 개최하고, 보건의료의 새로운 패러다임으로서 건강 증진을 선택하고자 〈오타와 헌장〉을 선포했다.

또한 세계보건기구는 1972년에 스웨덴에서 국제 인간 환경 회의를 개최해 '오직 하나뿐인 지구'라는 슬로건을 내걸고 〈인간 환경 선언〉을 채택했으며, 1973년에는 유엔환경계획(United Nations Environment Program, UNEP)을 설립했다. 이외에도 1992년 브라질에서는 〈리우 환경 선언〉을 선포하고, 1997년 일본에서는 지구온난화를 막기 위한 〈교토 의정서〉를, 2002년 남아프리카공화국에서 빈곤과 환경 문제 해결을 위한 〈요하네스버그 선언문〉을 채택하는 등 지구 환경을 보존함으로써 인류 건강 증진이라는 목표를 달성하기 위해 세계 여러 국가가 함께 노력하고 있다.

서양의 근대적 보건의료 체계는 19세기 말에 구축되었고, 그 후 1세기를 거쳐 다양한 보건의료의 개혁을 겪어왔다. 보건경제학자 커틀러는 서구 선진국의 보건의료개혁 과정을 크게 3가지 흐름으로 나누어 정리했다.

첫 번째 시기는 19세기 말에서 20세기 중후반까지로, 영국, 프랑스, 독일, 미국, 캐나다, 일본 등의 주요 선진국들은 이 시기에 전 국민 또는 대다수의 국민에게 포괄적용되는 보건의료 체계를 구축하였다. 이는 의료 서비스에 대한 동등한 접근권 보장을 위한 것으로 이 시기를 의료에 대한 권리의 확장시기라 한다. 두 번째 시기는 1980~90년대로, 서구 선진국들은 급증하는 의료비와 그에 따른 국가재정의 곤란을 막기 위해 비용을 통제하는 정책을 도입한 시기이다. 총액 예산제나 포괄수가제등을 도입하여 의료비 상승을 억제하고자 했다. 세 번째 시기는 1990년대 이후로, 비용통제정책에 따른 비효율성과 제도 운영의 난점을 극복하기 위해 유인 구조와 경쟁를 도입하였다.

2) 우리나라 보건의료정책의 변천

우리나라 역사를 살펴보면, 이미 삼국 시대부터 국왕과 신하뿐 아니라 일반 서민들을 위한 구료救療제도, 의학교육제도, 전염병관리제도 등이 존재했음을 알 수 있다. 치료법으로는 초자연주의적 의료와 경험적 의료가 병행된 것도 확인할 수 있다.

고려 시대에는 의료제도가 조직화되기 시작하면서 의학 행정 부서로 대의감을 두고, 기능에 따라 제위보와 동서대비원, 혜민국, 의학원 및 의학박사 같은 기구들을 설치해 체계적인 의료 활동을 했다. 특히 전염병 관리를 위해 전염병으로 죽은 환자의 시체를 격리한 뒤 매장하는 등 경험적 사고가 발전했다. 한편으로는 굿을 하거나, 신당이나 절에서 기도하는 등 초자연적인 치료법에도 여전히 의존했다.

조선 시대에는 성리학의 영향으로 전염병은 귀신이 유발한 것이라는 믿음을 부정하는 합리적인 사고가 사대부층을 중심으로 생겨나기 시작했다. 그러나 조선 시대 중반까지도 우리나라는 전염병 관리를 위한 적절한 기술이 별로 없었고, 그나마 존재하던 기술에도 대다수의 서민들은 접근할 수 없었다. 이에 따라 서민들의 예방법이라는 것은 주로 기복 신앙에 의존하거나, 전염병 환자와 멀리 떨어지는 격리 중심 조치를 취하는 데 그쳤다.

우리나라에 현대적인 개념의 보건사업이 도입된 것은 조선 말 서구식 보건의료가 도입되면서부터이다. 여기서는 우리나라 보건의료정책의 변천 과정을 조선 말 개항기부터 기술하겠다. 특히 광복 이후부터는 그 과정이 크게 네 시기로 구분되는 바, 다음과 같다.

첫 번째, 대한민국 정부 수립부터 전쟁과 질병에 시달리던 1961년까지(혼란기)이다.

두 번째, 제3차까지 이루어진 경제 개발 5개년 계획 기간(과도기)이다.

세 번째, 사회 발전이 이루어지면서 농어민(1988년)과 도시 지역 주민(1989년)을 의료보험에 가입시킨 제4차 경제 개발 5개년 계획부터 제6차 경제·사회 발전 5개년 계획('경제 개발 5개년 계획'에서 명칭 변경)까지의 기간(정착기)이다.

네 번째, 전국민의료보험 가입 시대 이후 현재까지의 기간(발전기) 등이다.

(1) 개항기

조선 말에는 콜레라, 장티푸스, 두창, 이질, 성홍열 등 전염병이 빈번하게 대유행했다. 이러한 전염병 시대에 서구식 보건의료가 도입된 배경으로는 실학적 관심, 개화파의 영향, 기독교의 전도 수단, 일본 제국주의의 영향 등을 들 수 있다.

지석영은 조선 정부의 적극적 지원을 받아 조선 후기 최대 문제 질환 중 하나였던 천연두의 퇴치를 위해 전주에서 우리나라 최초로 우두 사업을 펼쳤다. 한편, 일본을 방문했던 일부 관료들을 중심으로 근대적인 위생 체계 도입의 일환으로 환경 청결 사업이 시도되었다. 이는 서양의 위생 개혁 운동과도 같은 것이다.

선교사에 의한 획기적인 보건의료 사업도 도입되었다. 당시 선교의료 사업의 영향력은 막강해서 당시 조선 정부는 혜민서와 활인원 같은 한의학 의료기관을 없애고 서양식 의료기관인 광혜원을 설립하기까지 했다. 이러한 변화는 서구식 의료를 이 땅에 이식하는 데 큰 기여를 했다. 이런 분위기에서 광혜원은 후에 제중원이 되었다가, 또 다시 세브란스 병원으로 개칭되었다. 세브란스 병원은 환자실, 외래진료소, 수술실, 약국, 일반병실, 여자병실, 특등실 등을 갖춘 종합병원 형태의 서양식 의료기관이었다.

한편 1876년에 강화도 조약이 체결되면서 조선의 문호가 개방되자, 일본은 제국주의적 활동을 증진하기 위해 일본인의 건강을 관리할 보건의료 체계를 가지고 들어왔다. 그 뒤 개항지를 중심으로 일본식 서구의료기관이 설립되었던 바, 그런 의료기관은 점차 일본인이 거주하는 주요 도시로 확대 · 설치되었다.

1894년에 갑오개혁이 일어나자 민중의 요구에 의하여 우리 보건의료 역사도 큰 전기를 맞이했다. 이 시기에는 왕실 중심의 국가 보건의료 체계가 무너지고, 근대적인 보건의료 기구가 탄생했다. 즉 전염병 예방 사무, 의약 관리, 우두 관련 사무를 전담하도록 내무아문에 '위생국'이라는 행정 부서가 설치된 것이다.

(2) 일제강점기

일본은 1910년에 조선을 강점하자 식민 통치 수단으로 활용하기 위해 보건의료제도를 구축했다. 그 일환으로 대한제국의 최고 보건의료 기구였던 내부 지방국 위생과를 폐지하고, 관할 업무를 헌병경찰 소관인 경무총감부로 이관시켜 조선총독부의원과 도자혜의원 관련 사항을 제외한 대부분의 보건의료 사무를 관장하게 했다. 1919년에 3.1 운동 발발 이후 경무총감부는 보통경찰 경무국으로 개편되었으며, 이후 강점기 내내 보건위생 업무는 조선총독부 경찰에 의해 무단적으로 수행되었다.

(3) 대한민국 정부 수립기

1945년 8월 15일에 광복을 맞은 뒤부터 미 군정 시절 3년 동안 미국에서 공부한 보건의료인력을 중심으로 미국식 보건의료제도가 도입되었다. 이에 따라 한국의 보건의료 행정은 일본식 경찰위생 행정에서 미국식 보건의료 행정으로 급격하게 변화했다. 이에 따라 조선총독부의 위생과는 1945년 9월에 보건위생국으로, 1946년 2월에는 보건후생부로 승격하면서, 미 군정 시절 부서들 중 조직이나 인력 면에서 가장 큰 부서가 되었다.

(4) 대한민국 정부 수립부터 1960년대(혼란기)

1950년 6월 25일에 한국 전쟁이 발발하자 대한민국 정부는 피난민과 전재민의 구호에 급급했다. 당시 주요 보건 문제는 수인성 전염병 관리, 영양 불량, 결핵과 나병 등이었다.

1950년대 후반부터 사회가 다소 안정되면서 급성 전염병과 결핵, 나병에 대한 관리 체계가 수립되고, 의료자원 개발과 의료 시설 확충이 역점 사업이 되었다. 그러나 전쟁 전에 이미 낙후되었던 보건의료 시설마저 전쟁으로 파괴되었고, 정부의 재정 형편마저 어려워 보건의료 부문은 종교단체 등 자선기관이나 유니세프 등 국제기구의 지원에 의존했다.

1951년 「국민의료법」, 1954년 「전염병예방법」, 1956년 「보건소법」, 1963년 「의료보험법」, 1966년 「기생충질환 예방법」, 1967년 「결핵 예방법」 등이 제정됨에 따라 공공보건의료 서비스를 제공할 수 있는 법적 근거가 정비되었다.

당시 정부가 중점적으로 시행된 보건정책은 인구 및 가족계획 정책으로 경제개발 효과를 극대화할 수 있도록 보조정책의 기능을 하였다고 볼 수 있다. 지속적이고 강력한 가족계획사업추진으로 1955~1960년 당시 2.98%에 이르던 인구성장률을 1975~1980년 1.51%까지 낮아지는 성과가 있었다.

1960년대는 국민 대다수가 절대 빈곤 상태라서 국가의 우선 과제가 경제성장에 있었기 때문에 보건복지 분야에 대한 정책적 관심은 미약하였다. 그럼에도 불구하고 기본적인 질병관리, 공공부조, 사회보험에 이르는 많은 부분에서 보건복지 분야의 입법체계를 수립한 시기라고 할 수 있다.

(5) 1970년대부터 1980년대까지

1960년 1인당 국민 총소득이 80달러이던 것이 1970년 257달러, 1980년 1,686달러로 경제 수준이 빠르게 향상되면서 국민들을 위한 복지확대의 기반이 마련되어 갔다.

1963년에 「의료보험법」이 제정되었으나 유명무실한 상태였는데 1976년에 의료보험 당연적용 등을 골자로 하는 「의료보험법」이 개정되면서 1977년에 500인 이상의 사업장 근로자를 대상으로 우리나라 의료보험제도가 처음 실시되었다. 1976년 '국민보건 향상을 위한 의료시혜 확대방안'이 발표되고, 1977년에 「의료보호법」이 제정되면서 의료보장에 있어 의료보험과 의료보호의 제도를 갖추게 되었으며, 1989년에 의료보험을 도시 지역 주민들에게까지 적용하면서 '전 국민 의료보험'이 실현되었다. 이로써 자유방임적이던 의료 체계가 의료보험수가 통제라는 변화를 가져오게 되었다.

공공보건의료 체계의 경우, 1980년에 「농어촌 보건의료를 위한 특별조치법」이 제정됨에 따라 1981년부터 농어촌 오·벽지에 보건진료소의 설치하고 보건진료원을 배치하여 농어촌 주민에 대한 보건예방 활동과 지역사회개발 활동, 그리고 경미한 환자의 진료를 담당하게 하였다.

이러한 보건의료 분야에 대한 정부의 적극적 노력은 당시 정부가 추진하였던 경제 개발 5개년 계획을 통해서도 나타났다. 1962년부터 진행되어오던 '경제 개발 계획'을, 5차 계획부터는 '경제사회 발전 계획'으로 변경하여 경제 개발뿐 아니라 사회 발전을 병행해서 추진하였다. 특히 제 5차 경제사회 발전 계획에서는 효율적인 의료전달 체계 확립, 의료자원의 지역 간 균형 확보, 보건인력의 효율적 활용, 일차보건의료 확립, 무의면 해소 등에 주력하였다. 제6차 계획에서는 전 국민 의료보험 달성, 국민연금제 실시, 저소득층 생활 수준 향상이라는 3대 복지정책과 질병 관리 및 식품위생 등 건강위생 선진화 사업을 통한 국민복지향상을 위한 확고한 기반 마련에 정책 목표를 두고 사업을 추진했다.

(6) 전국민의료보험 실시 이후 현재까지(발전기)

1990년대에 들어서면서 정부의 복지정책 기조와 함께 보건사회 분야 행정 체계도 변화했다. 1994년에는 보건사회부가 보건복지부로 명칭이 변경되면서, 국민건강을 보호·육성하는 공중 보건 활동에 역점을 두던 보건행정 체계가 복지행정 체제로 전환되었다.

정부는 국민의 건강 증진을 위해 보건복지부 내에 보건증진국을 두고, 1995년에는 국민건강 증진법과 지역보건법을 제정했다. 이에 따라 우리 사회의 의료 분야는 질병 치료 중심에서 예방 및 건강 증진 중심으로 전환하기 시작했다. 그리고 1995년부터는 의료기관 서비스 평가제가 도입되면서 39개 삼차 진료 기관에 대한 의료 서비스 평가가 실시되었다. 1995년 이후에는 지속적으로 위기를 맞고 있던 건강보험 재정을 안정시키고, 의료비 상승과 과잉 진료 같은 문제점들을 해소하기 위해 1999년에 시범적으로 9개 질환을 대상으로 한 DRG 제도(포괄수가제)가 실시되기도 했다.

한편, 보건복지부가 담당했던 방역 업무는 1999년에 국립보건원 내 감염질환부로 이관되면서 더욱 전문적으로 수행되기에 이르렀다. 이 시기에는 새로운 질병들이 발생하고, 말라리아가 다시 등장하는 등 질병 양상도 변화했다. 아울러 1990년대부터 건강 증진 사업의 일환으로 금연 활동이 활발하게 진행되는 한편, 세계화로 국제 교역이 빈번해지면서 유전자 변형 식품 및 광우병 등 식품에 의한 새로운 질병이 공중 보건 과제로 부상했다. 이에 정부는 1996년에 보건복지부에 식품의약품안전관리본부를 설치했고, 1998년에는 그것을 보건복지부 외청 식품의약품안전청으로 변경하여 식품과 의약품 안전 관리를 전담시켰다.

1998년 김대중 대통령 후보의 당선으로 출범한 '국민의 정부'는 '생산적 복지'라는 보건복지 정책 기치를 내걸고 기초생활보장제도를 마련하는 동시에, 의료보험을 통합한 건강보험을 실행했다. 아울러 의료보호법은 의료급여법으로 개정했다.

2000년 6월, 의료계 집단 폐업이라는 의사들의 강력한 반발이 있었음에도, 의약품 오남용 감소와 의료비 저감에 대한 정부의 강력한 의지를 구현하기 위해 2000년 8월부터 의약 분업이 전면 실시되었다. 그러나 복지정책은 취약계층의 기초적인 생활 보장과, 자립 기회 확대로 구조적 빈곤을 퇴치하겠다는 당초의 목적에 못 미치는 '퍼주기식'이라는 비판을 받기도 했다. 즉, 양적인 면에서 성장 잠재력에 비해 지나친 보건복지 비용이 지출된다는 문제와, 질적인 면에서 도움이 꼭 필요한 사람에게는 필요한 만큼의 도움을 주지 못했다는 문제가 제기되었다. 또한 이 시기에 정부는 의료의 형평성 보장 및 서비스 접근성 제고를 핵심 추진 방향으로 설정했다. 이에 따라 공공보건의료 확충 및 의료의 보장성 강화 등에 중점을 두었다. 아울러 급성질환 치료 중심 보건의료정책에서 만성질환 예방 및 건강 증진 중심 보건의료정책으로 전환하고, 의료 서비스 산업을 선진화하려 했다.

2002년에는 국민건강증진종합계획(Health Plan 2010)을 수립하는 등 보건 관련 분야에서 많은 변화가 이루어졌다. 절주, 영양, 운동 등 건강 생활 실천 사업이 적극 추진되었고, 담배 가격 인상(2004년), 금연 구역 확대(2006년) 등 강력한 금연정책으로 흡연율 감소가 따랐다. 2003년, 정부는 질병관리본부를 설치해 사스(2003년)와 조류인플루엔자(2005년) 등 신종 국제 전염병 대응 체계를 강화했다. 또한 응급 의료 기금 확충(2003년) 및 혈액 안전 종합계획(2004년)을 추진하는 등 응급 의료 및 혈액 안전 관리 체계를 지속적으로 보강했다.

'참여 정부' 시절이던 2005년에는 국민의 건강 및 안전 보장을 위해 국가 차원의 대응 체계를 구축하고자 국립대병원, 지방 의료원, 보건소 등 공공보건의료의 경쟁력 강화와 확충 계획을 수립하고, 국가 암 관리 체계를 구축했다. 또한 같은 해에는 건강보험 재정 위기 조기 극복 및 보장성 강화를 위한 로드맵을 수립하고, 건강보험의 보장성 강화 등을 통해 환자 중심의 의료 서비스를 도모했다. 그뿐 아니라 응급 의료기관 평가, 의료기관 서비스 평가, CT 등 특수 의료 장비 품질 평가 등을 통해 양질의 의료 서비스 제공 체계를 마련했다. 아울러 건강 행태를 개선하기 위해 종합적 전략을 수립 · 시행했다. 이 당시에는 보건의료 산업과 BT(생명공학) 산업 등 미래 고부가가치 산업을 국가 성장 동력으로 육성하기 위해 제도적으로 추진 체계를 구축했다. 또한 의료 산업선진화위원회를 구성하고, 보건 산업 진흥 50대 과제를 추진했으며, BT 기술의 건전한 발전을 위한 국가 감시 체계(생명 윤리 및 안전에 관한 법률)를 마련하기도 했다. 2007년에는 노령화 사회에 대비하기 위해 저출산 · 고령화 사회정책본부를 설치했다.

2008년에 '중도실용'을 내건 이명박 정부가 출범했다. 이 해에는 노인장기요양보험제도가 도입되었으나, 초기에는 어수선한 정국으로 인해 정부 사업이 제대로 추진되지 못했다. 그리하여 정권이 중반기에 접어들어서야 보건의료 사업을 추진할 수 있었다.

이 당시에는 2003년부터 시행된 의료기관평가제도를 2011년부터 인증제도로 전환함으로써,

의료기관들이 자율적으로 환자 안전과 의료의 질 향상을 수행할 수 있는 기반을 마련했다. 또한 2011년에 '의료 사고 피해 구제 및 의료 분쟁 조정에 관한 법률'을 제정·공포하고, 2012년 4월에는 '한국의료분쟁조정원'을 설립해 의료 사고를 보다 더 신속하게 처리할 수 있도록 했다.

2011년 1월에는 건강 증진 사업을 보다 더 체계적으로 추진하기 위해 '한국건강증진재단'을 설립했으며, 노령화 및 만성질환 증가 등에 대응하기 위해 보건소의 기능을 건강 증진 및 질병 예방·관리에 적합하도록 재정비하고, 주민 건강 증진 센터를 설치하며, 지역사회 건강조사제도를 도입했다. 2012년 2월에는 '공공보건의료에 관한 법률'을 개정해 정부가 민간 의료기관을 지원할 수 있는 토대가 마련되었다.

의료 산업화를 위한 다양한 정책도 추진되었는데, 대표적인 것이 첨단의료복합단지 조성 사업이다. 이를 위해 2008년에 '첨단의료복합단지 지정 및 지원에 관한 특별법'이 제정되고, 2009년에는 첨단복합단지를 선정하고, 2011년에는 첨단복합의료 재단을 설립하는 등 일련의 조치가 취해졌다. 보건복지부는 '보건의료 과학기술 혁신방안'을 근거로 보건의료산업을 21세기 국가 핵심 전략 사업으로 육성하기 위해 오송 보건의료 과학 단지를 조성하여 현재, 질병관리본부, 국립보건연구원, 식품의약품안전처, 식품 의약품 안전 평가원, 한국 보건산업 진흥원 및 한국 보건복지인력 개발원 등 6대 국책기관과 60여 개의 민간 기업들이 입주하여 우리나라 보건의료 산업의 메카로서 그 면모를 갖추게 되었다. 그리고 2009년 5월에는 외국인 환자 유치 행위를 허용하도록 의료법을 개정하고, 외국인 환자 유치기관 등록제를 실시했다.

최근 정부와 의료계는 외국인 환자 유치를 너머 국내 병원을 외국으로 진출시키는 일종의 '플랜트 수출'을 위한 노력도 기울이고 있다.

연도	변경 내용
1948년	사회부 신설, 보건 · 후생 · 노동 · 주택 · 부녀국 설치(1실 5국 22과)
1949년	보건부 신설, 의정 · 방역 · 약정국 설치
1955년	보건사회부로 통합(6국 22과, 본부 정원 147명)
1963년	노동청 신설(1981년 노동부로 승격)
1980년	환경청 신설(1990년 환경처, 1994년 환경부로 승격)
1990년	사회복지정책이실 신설, 사회국 → 사회복지심의관, 가정복지국 → 가정복지심의관
1994년	보건사회부 → 보건복지부로 개편, 의료보험국 · 국민연금국 → 국민연금보험국으로 통합
1996년	한방정책관 신설
1997년	장애인복지심의관실 신설
1998년	식품의약품안전청 신설
2003년	질병관리본부 신설
2005년	저출산 · 고령사회정책본부 신설
2005년	팀제 시행(1실, 4본부, 11관, 2단, 1센터, 55팀)
2006년	국립 서울병원, 국립 나주병원, 국립 부곡병원, 국립 춘천병원, 국립 공주병원, 국립 마산병원 책임 운영 기관화
2008년	보건복지부, 국가청소년위원회, 여성가족부(가족 · 보육 업무), 기획예산처(양극화민생대책본부)를 통합해 보건복지가족부로 확대 개편
2010년[1)	청소년 · 가족 기능을 여성가족부로 이관하고, 보건복지정책 중심 사무를 위해 보건복지부로 개편
2018년[2)	4실(기획조정실, 보건의료정책실, 사회복지정책실, 인구정책실), 6국(건강보험정책국, 건강정책국, 보건산업정책국, 장애인정책국, 연금정책국, 사회보장위원회사무국) 14관으로 운영

주1)/주2) 보건복지부 홈페이지, 2018.
출처: 보건복지가족부, 주요업무참고자료, 2008(유승흠 · 장후선, 26에서 재인용).

4. 우리나라 보건의료 체계의 특징

우리나라는 해방 이후 근대적 보건행정으로 전환하는 과정에서 장기적 안목의 보건의료 분야 투자가 적었다. 그리하여 보건의료 체계가 자유방임적 시장 경제 체제하에서 불균형한 성장을 했다. 우리나라 보건의료 체계의 특징을 요약하면 다음과 같다.

첫째, 공공보건의료가 양적·질적으로 취약하다. 2015년 보건복지부 통계에 따르면 공공의료기관 비율(병상 수 기준)은 9.2%로 2007년 11.8%, 2012년 10.0%에 비해 서서히 줄어들고 있다. OECD 회원국에 비교해도 턱없이 낮다. 병상 수 기준 영국은 100%, 호주 69.5%, 독일 40.6%, 일본 26.4%에 달하고 민간 의료보험 중심의 의료공급 시스템인 미국(24.9%)에 비교해도 매우 낮은 수준이다.

공공보건의료의 주 역할은 민간에서 대개 소홀히 하는 예방·재활 서비스, 사회적 비용이 많이 드는 응급 의료, 공공재 성격을 띠고 있는 전염병 관리, 취약지역 또는 취약계층에 대한 보건의료 서비스 제공 등이다. 그러나 우리나라의 경우, 공공 의료의 여러 기능 중 진료 기능이 주로 확대되면서 공공 의료가 민간 의료와 경쟁하고, 그 결과 다른 기본적 기능이 약화되었다. 따라서 공공보건의료의 취약성은 이와 같은 보건의료의 공공재적 역할 부진으로 국가적·사회적 문제점을 야기할 수 있다.

둘째, 의료 서비스 공급 주류가 민간 부문이다. 민간 부문 주도의 보건의료 서비스는 의학 발전이나 전문 진료의 수준 향상에는 기여하지만, 자유 시장 경제 체제에서는 수익 중심으로 발전이 이루어지기 때문에 모든 분야들의 균형 있는 발전을 기대하기 어렵고, 정부의 통제도 약화되는 결과를 초래했다.

셋째, 보건의료인력, 시설, 장비, 의약품 등 의료자원 전반에 걸친 불균형과 중복이 문제가 되고 있다. 특히 시설의 90%가 도시에 집중되어 지역적 불균형을 보이고 있으며, 활동 중인 의사들 중 86%가 전문의이고, 대다수가 안과와 피부과 등 소위 '인기 과목'에 편중되어 있다. 통계에 의하면 전체 의원 중 90.3%가 전문의인 것으로 나타나 의료인력 활동 면에서도 비효율적이다. 또한 MRI나 CT 등 고가의 장비에 대한 과잉·중복 투자도 문제가 되고 있다.

넷째, 단계적 보건의료 전달 체계가 제대로 활용되지 않고 있다. 경증이나 간단한 질환은 일차 진료기관에서, 중증이나 치료에 더 많은 설비가 필요할 때는 이차 진료기관에서 치료를 받고, 질환이 더 심각하다면 종합병원이나 종합 전문 요양 기관으로 가야 함에도 중증도에 관계없이 종합 전문 요양 기관에 환자가 몰리는 편중 현상이 심하다. 또한 특정 질환 대상의 공공 부문 의료기관을 제외하곤 공공 의료기관과 민간 의료기관 간의 역할 분담이 제대로 이루어지지 않고 있다는 문제점도 있다.

다섯째, 이원화된 의료 체계를 가지고 있다. 양방 의료 체계와 한방 의료 체계가 나뉘어 있어서, 의료소비자들은 선택하기가 어렵다. 그래서 동일 질환을 치료할 때 양쪽의 의료를 이용하게 되면서 환자의 경제적 부담이 커진다.

여섯째, 보건행정 조직 중 상부 조직과 하부 조직 간에 행정적 연계가 일관성 있게 이루어지지 않고 있다. 일례로 보건의료정책을 추진하는 최상위 기관인 보건복지부는 보건사업 집행의 최하위 조직인 보건소 조직에 대한 인사권과 예산권이 없다. 이는 보건 관련 기술 지원은 보건복지부의 지시를 따르고, 행정 감독·지도는 행정자치부의 관리를 받는 등 이원화된 구조 때문이다.

5. 우리나라 보건의료정책의 방향

1) 국민건강증진종합계획 2020(Health Plan 2020)

우리나라는 1995년에 국민건강증진법을 제정한 뒤, 2002년에는 국민의 건강 증진 및 질병 예방을 위한 정책 방향을 제시하는 범정부적 중·장기 종합계획으로서 〈제1차 국민건강증진종합계획(국민건강증진종합계획 2010)〉을 발표했다. 2005년에는 〈제2차 국민건강증진종합계획(새 국민건강증진종합계획 2010)〉을, 2011년에는 〈제3차 국민건강증진종합계획(국민건강증진종합계획 2020)〉을 수립해 보건 분야의 정책 과제를 추진했으며, 2015년에 제3차 HP 2020 계획의 성과 점검·보완하는 형태로 수정, 제4차 계획(2016년~2020년)을 수립하였다.

제1차 〈국민건강증진종합계획〉은 "75세의 건강장수 실현이 가능한 사회"라는 비전달성을 위해 '건강실천의 생활화를 통한 건강잠재력 제고', '효율적인 질병의 예방 및 관리 체계 구축', '생애주기별로 효과적인 건강증진 서비스 제공'을 목표로 하여 추진되었다. 2차 계획은 "온 국민이 함께하는 건강세상"이라는 비전을 설정하고, '건강수명 연장'과 '건강 형평성 제고' 등 2대 주요 목표를 달성하기 위해 건강생활 실천 확산, 예방중심 건강관리, 인구집단별 건강관리, 건강환경 조성을 중점 사업 과제를 정하여 추진하였다. 또한 3차 계획은 "온 국민이 함께 만들고 누리는 건강세상"이라는 비전을 수정하고 목표는 2차와 동일하게 '건강수명 연장'과 '건강 형평성 제고' 등 2대 목표를 유지하여, 건강실천 확산, 만성퇴행성질환과 발병위험요인 관리, 감염질환관리, 안전 환경 보건, 인구집단 건강관리, 사업 체계 관리 등 6개 사업 분야, 32개 중점 과제를 선정하여 추진된 바 있다.

2015년에 수립된 제4차 〈국민건강증진종합계획(2016~2020)〉의 기본 틀은 포괄적인 건강의 정의와 건강증진의 기본이념인 '스스로 건강관리 이념 및 기본권으로서의 건강 개념'을 적용하고 있다. 4차의 비전은 "온 국민이 함께 만들고 누리는 건강세상"으로 3차와 동일하다. 즉, 신체적, 정신적, 사회적 건강을 포함한 포괄적인 건강개념을 추구하고, 각 구성원이 적극적인 자기건강 관리 참여와 기본권으로서 평등하게 건강을 누릴 수 있다는 개념을 적용한 것이다.

제4차 HP2020의 목표도 3차와 마찬가지로 WHO의 건강증진의 개념, 목표달성 측정을 위해 계량화 가능 여부와 주요 외국의 추세를 감안하여 "건강수명연장과 건강 형평성 제고"로 선정하고 있다. 중점 과제는 제3차 종합계획 사업 분야를 유지하되 유사 과제 및 집중 · 강화가 필요한 과제를 통합하여 건강생활실천 확산, 예방중심의 상병관리, 안전 환경 보건, 인구집단별 건강관리, 사업 체계의 확충과 효과적인 관리 등 6개 분야, 27개 과제를 선정하여 추진하고 있다.

〈국민건강증진종합계획 2020〉의 모니터링과 평가를 담당할 평가 체계도 구축되고 있다. 한국건강증진재단이 사무국 역할을 수행하며, 중점 분야별 소위원회 형식으로 평가위원회를 구성해 모니터링, 중간 평가, 성과 평가 및 성패 요인 분석, 평가의 피드백, 〈국민건강증진계획 2030〉 준비 같은 업무를 추진하고 있다.

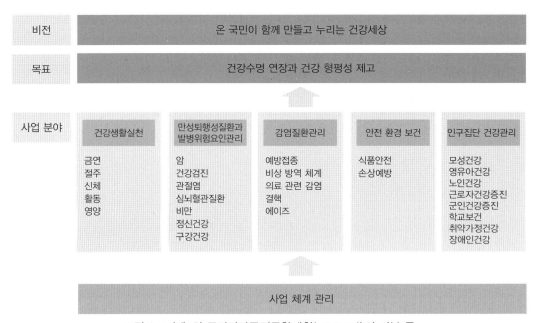

그림 3-1 〈제4차 국민건강증진종합계획(HP 2020)〉의 기본 틀

출처: 보건복지부. 한국건강증진개발원. 제4차 국민건강증진 종합계획(2016~2020). 2015. 12.

■ 표 3-2 〈제4차 국민건강증진종합계획(HP 2020)〉 대표 지표 현황

	과제	대표지표	2008 기준치	2013 현황	2020 목표치
1	금연	성인남성 현재흡연율	47.7%	42.1%	29.0%
		중고등학교 남학생 현재흡연율	16.8%	14.4%('15, 11.9%)	9.0%
2	절주	성인 연간음주자의 고위험 음주율	남자 28.4% 여자 8.4%	남자 22.5% 여자 7.2%	남자 19.0% 여자 5.1%
3	신체 활동	유산소 신체 활동 실천율	-	57.1%('14)	62.8%
4	영양	건강식생활 실천율 (지방, 나트륨, 과일/채소, 영양표시 4개 지표 중 2개 이상을 만족하는 인구 비율)	30.2%	35.6%	48.6%
5	암관리	암 사망률(인구 10만 명당)	103.8명	90.4명	82.3명('19)
6	건강검진	일반(생애) 건강검진 수검률(건강보험적용자)	64.3%	72.2%	80.0%
7	심뇌혈관질환	고혈압 유병률	26.9%	27.3%	23.0%
		당뇨병 유병률	9.7%	11.0%	11.0%
8	비만	성인 비만유병률	남자 35.6% 여자 26.5%	남자 37.6% 여자 27.5%	남자≤37.0% 여자≤27.0%
9	정신보건	자살 사망률 감소(인구 10만 명당)	26명	28.5명	20명
10	구강보건	아동 청소년 치아우식 경험률(영구치)	61.1%('06)	57.3%('12)	45.0%
11	결핵	신고 결핵 신환자율 (인구 10만 명당)	78.9명('11)	71.4명	39.5명
12	손상예방	인구 10만 명당 손상 사망률	61.7명	61.3명	56.0명
13	모성건강	모성사망비(출생 10만 명당)	12명	11.5명	9명
14	영유아	영아사망률(출생아 1000명 당)	3.4명	3.0명	2.8명
15	노인건강	노인 활동제한율 −일상생활 수행능력(ADL) 장애율	11.4%	6.9%('14)	6.5%

출처: 보건복지부, 한국건강증진개발원, 제4차 국민건강증진 종합계획(2016~2020), 2015. 12.

2) 최근 보건의료 방향 및 시책

2017년 8월 정부는 2022년까지 건강보험보장률을 70%까지 높이겠다는 건강보험보장성 강화정책을 발표하고 구체적인 실행 방안으로 장기계획(2017~2022)을 제시하였다. 이는 보편적 의료보장 및 공공성 강화를 통한 소득과 지역에 관계없이 양질의 의료 서비스를 제공하고자 함이다.

이에 따른 대책의 주된 내용은 비급여 해소 및 발생 차단을 위한 모든 비급여 항목을 제도권 내부에 두고 비급여를 급여로 전환하는 것과 고액비용 발생 방지를 위한 의료비 상한액을 적정 관리하는 정책, 의료빈곤에 대한 긴급위기상황 지원정책 등이다.

2018년 보건복지부의 업무 계획은 '국민의 삶을 건강하고 안전하게' '3만불 시대에 걸맞는 선진형 복지국가' '포용적 복지국가로 국민의 삶 변화' 등 3대 비전 달성을 목표로 삼고 있다. 이를 위해 보건복지부는 감염병 대응역량 강화, 언제 어디서나 누구나 이용하는 필수 의료 강화, 국민이 안심하는 의료서비스 제공, 국민 생명건강위험 예방, 범정부 협력 강화 및 대응체계 제안 등 5대 국민건강 확보 목표를 설정하여 사업을 추진하고 있다.

보건복지부는 2015년에는 '맞춤형 복지 구현'을 목표로 사회안전망 확충, 건강한 삶 보장, 노후 생활 안정을 목표로 9개 주요 과정을 수행한 바 있다. 2016년에는 바이오 헬스 계획과 맞춤형 복지 계획의 2개 부문으로 나누어 일자리 창조와 부가가치를 확대하는 것과 국민이 체감하는 맞춤형 복지확산을 추진 방향으로 사업추진계획을 수립하였고, 2017년 하반기 새 정부가 들어서면서 국민 모두가 누리는 포용적 복지 국가를 만들겠다는 계획하에 저출산 극복을 위한 출산 양육친화적 환경조성, 의료서비스 개선 및 보건산업 육성으로 양질의 일자리 창출 방안을 마련하는 추진 계획을 수립하였다.

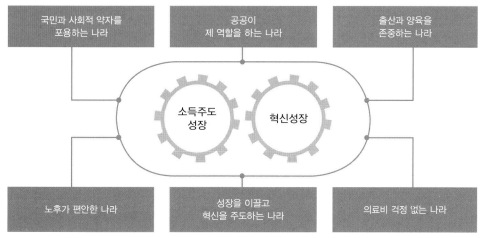

국민의 삶의 수준을 높이고 모두를 포용하는 복지를 통해

내 삶을 책임지는 국가

| 국민과 사회적 약자를 포용하는 나라 | 공공이 제 역할을 하는 나라 | 출산과 양육을 존중하는 나라 |

소득주도 성장

혁신성장

| 노후가 편안한 나라 | 성장을 이끌고 혁신을 주도하는 나라 | 의료비 걱정 없는 나라 |

그림 3-2   보건복지부 비전/임무 소개

출처: 보건복지부 홈페이지, 2018

또한 2018년에는 2017년 하반기 계획을 계승하고, '내 삶을 책임지는 국가'를 비전으로 하여 국민과 사회적 약자를 포용하는 나라, 공공이 제 역할을 하는 나라, 출산과 양육을 존중하는 나라, 노후가 편안한 나라, 성장을 이끌고 혁신을 주도하는 나라, 의료비 걱정 없는 나라 등 6개 임무를 설정하고, '포용적 복지국가로 국민의 삶을 변화시키겠습니다' '국민의 삶을 더 건강하고 안전하게 지키겠습니다' '3만불 시대에 걸맞는 선진형 복지국가를 만들겠습니다' 등 3대 정책 방향에 따른 계획을 수립하고 있다.

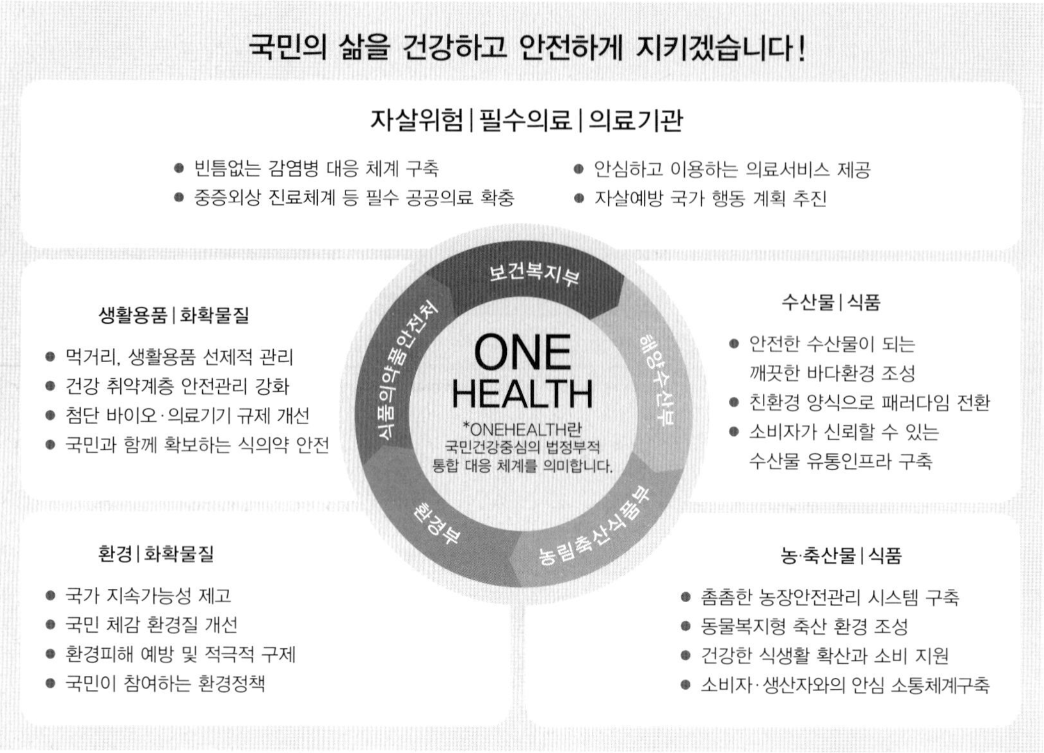

국민의 삶을 건강하고 안전하게 지키겠습니다!

자살위험 | 필수의료 | 의료기관

- 빈틈없는 감염병 대응 체계 구축
- 중증외상 진료체계 등 필수 공공의료 확충
- 안심하고 이용하는 의료서비스 제공
- 자살예방 국가 행동 계획 추진

보건복지부

ONE HEALTH

*ONEHEALTH란
국민건강중심의 법정부적
통합 대응 체계를 의미합니다.

식품의약품안전처

해양수산부

환경부

농림축산식품부

생활용품 | 화확물질

- 먹거리, 생활용품 선제적 관리
- 건강 취약계층 안전관리 강화
- 첨단 바이오·의료기기 규제 개선
- 국민과 함께 확보하는 식의약 안전

수산물 | 식품

- 안전한 수산물이 되는
  깨끗한 바다환경 조성
- 친환경 양식으로 패러다임 전환
- 소비자가 신뢰할 수 있는
  수산물 유통인프라 구축

환경 | 화확물질

- 국가 지속가능성 제고
- 국민 체감 환경질 개선
- 환경피해 예방 및 적극적 구제
- 국민이 참여하는 환경정책

농·축산물 | 식품

- 촘촘한 농장안전관리 시스템 구축
- 동물복지형 축산 환경 조성
- 건강한 식생활 확산과 소비 지원
- 소비자·생산자와의 안심 소통체계구축

그림 3-3 2018년 보건복지부의 기본 업무 방향

출처: http://www.mw.go.kr/front_new/policy/sotong/2015/index

🗨 토론 자료

1. 보건의료정책의 개념에 대해 토론해보자.

2. 보건의료정책 환경에 대해 토론해보자.

3. 의료 환경 변화에 대해 토론해보자.

4. 우리나라 보건의료의 특징에 대해 토론해보자.

5. 최근 우리나라의 보건의료정책 방향에 대해 토론해보자.

제2부

분야별 보건의료정책 현황

제4장

의료보장제도

학습 목표

1. 사회보장의 개념을 설명한다.

2. 사회보장의 종류를 설명한다.

3. 우리나라의 사회보장제도에 대해 설명한다.

4. 우리나라의 의료보장제도에 대해 설명한다.

5. 사회서비스의 개념과 내용을 설명한다.

6. 사회보상성보시스템을 제시한다.

1. 사회보장

1) 사회보장의 개념

「사회보장기본법」 제3조 제1호는 "사회보장이란 출산, 양육, 실업, 노령, 장애, 질병, 빈곤 및 사망 등의 사회적 위험으로부터 모든 국민을 보호하고 국민 삶의 질을 향상시키는 데 필요한 소득서비스를 보장하는 사회보험, 공공부조, 사회서비스를 말한다"라고 정의하고 있다. 아울러 국제노동기구(ILO)가 1952년에 정의내린 사회보장은 "질병, 실업, 노령이나 사망으로 말미암아 일어나는 경제적 어려움으로부터 대중을 보호하고, 이들이 의료를 받도록 해주며, 어린이를 양육하는 가족을 보호해주기 위한 총괄적이고도 성공적인 방안들에 의하여 성취되는 결과이다"라고 했다.

사회보장(social security)이라는 용어의 개념은 1940년에 확립되었으나, 이미 1935년에 미국에서 「사회보장법(Social Security Act)」이 제정되면서 처음 사용되었다. 이후 1942년에는 영국의 〈베버리지 보고서(Beveridge Report)〉가 최저 한도의 소득 보장을 강조했다. 따라서 국민에게는 사회보장수급권이 있고, 국가는 사회보장 증진이라는 의무를 가진다.

사회보장제도는 동일한 소득계층 내에서 이루어지는 수평적 소득 재분배, 가난한 사람과 부유한 사람 사이에서 이루어지는 수직적 소득 재분배, 젊은 근로계층과 은퇴한 노령계층 사이에서 이루어지는 세대 간 소득 재분배를 이룬다. 또한 자본주의 경제 체제를 안정시키는 자동 안정화 기능, 산업 자본을 형성하는 자본 축적 기능, 그리고 사회 통합을 증진시키는 기능 등을 가지고 있다.

2) 사회보장의 종류

(1) 사회보험(social insurance)

「사회보장기본법」 제3조 제2호에 의하면, "사회보험이란 국민에게 발생하는 사회적 위험을 보험의 방식으로 대처함으로써 국민의 건강과 소득을 보장하는 제도를 말한다"라고 정의하고 있다. 구체적으로 사회보험은 국민이 질병·사망·노령·실업 및 기타 신체장애 등으로 인하여 활동 능력을 상실하고 소득 감소도 발생했을 때 보험 방식에 의해 생계를 보장해주는 제도라고 할 수 있다.

사회보험에서 다루어지는 보험사고로는 업무상 재해, 질병, 분만, 폐질(장애), 사망, 유족, 노령 및 실업 등이 있다. 업무상 재해에 대해서는 산업재해보상보험, 질병과 부상에 대해서는 건강보험 또는 질병보험, 폐질·사망·노령 등에 대해서는 연금보험, 그리고 실업에 대해서는 고용보험제도가 있는 바, 이를 '4대 (사회)보험'이라고 한다.

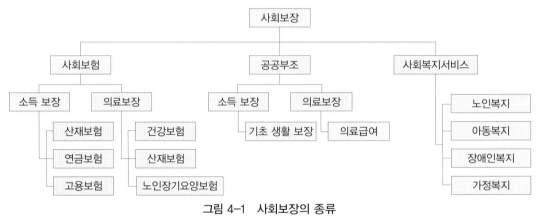

그림 4-1 사회보장의 종류

출처: 보건복지부(2017). 2016 보건복지백서.

사회보험의 기본 원리는 개인의 의사와 무관하게 가입해야 한다는 '가입의 강제성', 법정 요건만 만족하면 자동으로 급여가 주어지는 '급여의 권리성', 부담 능력을 고려하여 비용을 부담시키는 '비용 부담의 형평성', 비용 부담 수준이 수급액의 크기에 반영되는 '수급액과 비용 부담의 연계성', 수급액 수준이 미리 법규에 정해져 있어서 예측이 가능하다는 '급여 수준의 법정성' 같은 원칙이 적용된다.

(2) 공공부조(public assistance)

「사회보장기본법」 제3조 제3호에 의하면, "공공부조라 함은 국가와 지방 자치단체의 책임하에 생활 유지 능력이 없거나 생활이 어려운 국민의 최저 생활을 보장하고 자립을 지원하는 제도를 말한다"라고 정의하고 있다. 기존에는 '공적 부조'라는 용어를 사용했으나, 1995년 12월 30일 제정된 「사회보장기본법」에서 '공공부조'로 변경되었다.

공공부조는 빈곤이 자본주의의 구조적 모순에 의해 발생한다는 것을 전제로, 국가의 책임하에 「의료급여법」과 「국민기초생활보장법」, 기초노령연금제도를 적용하고 있다. 즉, 생활이 곤궁한 자가 최저한의 생활을 할 수 있도록 공비公費로 보장해준다는 것이다.

공공부조의 원리에는 생존권 보장 원리, 국가 책임 원리, 최저 생활 보호 원리, 무차별 평등 원리, 자립 조장 원리 등이 있다.

■ 표 4-1 우리나라의 사회보험제도

제도	대상자 구분	비용 부담	급여 종류
산업보험제도	전 사업장	사업주 전액 부담	요양급여, 휴업급여, 장애급여, 간병급여, 유족급여, 상병보상연금, 장의비, 직업재활급여
국민연금제도	• 직장가입자 • 지역가입자	• 월보수의 9%(본인, 사업장 각각 4.5%) • 월소득의 9%	노령연금, 장애연금, 유족연금, 반환일시금
고용보험제도	전 사업장 근로자	• 실업급여비용: 상한액(퇴직 당시 월보수의 90%), 하한액(43,416원, 2016년 기준) • 고용 안정 사업, 직업 능력 개발 • 사업 비용: 사업주 전액 부담	실업급여 고용 안정 사업 직업 능력 개발 사업
건강보험제도	• 직장가입자 • 지역가입자	• 표준 보수 월액*6.12&(2016.1 기준) • 보험료 부과점수*점수당 금액(179.6원, 2016.1 기준)	법정 급여 – 요양급여 임의 급여 – 장제비, 상병 수당
노인장기요양보험제도	건강보험가입자와 동일	건강보험료액*장기보험료율 6.55%(2016.1 기준)	재가급여, 시설급여, 특별현금급여

출처: 최선하 외(2017), 21C지역사회보건간호학, 신광출판사.

제도	대상자	급여 종류
기초생활보장제도	• 재산과 소득이 일정 수준 이하이고 부양의무자가 없는 자	생계급여, 주거급여, 교육급여, 의료급여, 해산급여, 장제급여, 자활급여
의료급여제도	• 1종(국민기초생활보장수급권자[근로무능력세대], 이재민, 의사상자, 국가유공자, 무형문화재 보유자, 북한이탈주민, 5·18 민주화운동 관련자, 입양아동[18세 미만], 행려환자, 노숙인 등) • 2종(국민기초생활보장수급권자: 근로능력세대)	진찰, 처치, 수술, 약제 등 의료 목적 달성을 위한 조치

(3) 사회 서비스(social service)

「사회보장기본법」 제3조 제4호는 "사회서비스라 함은 국가·지방 자치단체 및 민간 부문의 도움이 필요한 모든 국민에게 복지, 보건의료, 교육, 고용, 주거, 문화, 환경 등의 분야에서 인간다운 생활을 보장하고 상담, 재활, 돌봄, 정보의 제공, 관련 시설의 이용, 역량 개발, 사회 참여 지원 등을 통하여 국민의 삶의 질이 향상되도록 지원하는 제도를 말한다"라고 정의하고 있다. 또한 「사회보장기본법」 제3조 제5호에 따라 "평생사회안전망은 생애 주기에 걸쳐 보편적으로 충족되어야 하는 기본 욕구와, 특정한 사회 위험에 의하여 발생하는 특수 욕구를 동시에 고려하여 소득·서비스를 보장하는 맞춤형 사회보장제도를 말하는 것으로, 기존의 사회보장 체계에서 일반적으로 '사회복지'로 불리던 것이 사회복지서비스, 즉 현재의 사회서비스로 변경된" 것이다. 아울러 사회보장 서비스의 적용 대상은 노인·아동·장애인·여성 등이다.

사회보장 서비스의 목적은 모든 국민이 인간다운 생활과 자립, 사회 참여, 자아실현 등을 할 수 있도록 지원해줌으로써 삶의 질이 향상될 수 있도록 도와주는 것이다. 특히 정상적인 일반 생활 수준에서 탈락된 상태에 처했을 때 이를 회복·보전하도록 도와주는 것을 말한다. 즉, 소득이 많고 적음에 상관없이 대상자에게 국가나 지방 자치단체에서 직접 서비스를 하는 것이다. 사회복지의 구체적 내용은 각 국가의 사회적·문화적·경제적 여건에 따라 다르다.

3) 우리나라 사회보장제도

우리나라의 사회보장정책은 제도도입기(1961~1987년)에 성장을 통한 극빈층의 빈곤 탈출을 목적으로 정했다. 이에 따라 「생활보호법」('61)과 「의료보호법」('77) 등 공적 부조 관련 법률들이 만들어졌다. 또한 열악한 작업 환경을 고려하여 산재보험('64)과 의료보험('77) 등 사회보험제도를 도입하고, 아울러 사회적 취약계층인 아동·노인·장애인을 위한 사회복지서비스 관련 법률를 마련했다.

제도확대기(1988~1999년)에는 복지정책의 세계적 흐름과 더불어 그 중요성에 대한 인식이 증대되면서 국민연금이 도입되고('88), 4대 (사회)보험이 전 국민들을 대상으로 확대되었으며, 영구 임대 주택을 통한 주택복지정책 등이 시작되었다. 아울러 1997년 말에 닥쳐온 IMF 관리 체제하의 경제 위기를 겪으면서 사회안전망을 강화해야 할 필요성을 인식하고, 한시적 생활보호제도와 공공 근로 사업을 실시했다.

2000년부터 제도정착기에 접어든 현재, 국민기초생활보장제도가 도입되고('00), 고용보험이 실업급여로 확대되었으며('00), 건강보험이 통합되는('00) 등 사회 통합과 저출산·고령화 사회에 대비하기 위한 제도 도입이 이루어졌다. 또한 사회투자정책의 일환으로 건강보험의 보장성을 확대하고('05), 장애인 활동을 보조하는 서비스가 개시되었으며('07), 사회서비스 바우처('07)와 노인을 위한 장기요양보험('08) 같은 제도들이 도입되었다. 아울러 차상위계층에 대한 의료급여 적용을 확대하고, 장애인에 대한 장애수당 및 장애아동을 위한 수당 관련 제도도 확대되었다.

그러나 우리나라는 국민 소득이 2만 달러를 돌파하는 등 경제 지표가 개선되었음에도 불구하고, 생활 전반에 걸친 국민의 불안과 사회 시스템에 대한 불신이 사회 활력과 국민 행복을 저해하고 국민들의 다양화되는 복지 욕구에 효과적·통합적으로 대응할 수 있는 제도와 시스템 설계가 요구되고 있다. 이에 따라 사회복지정책의 단순한 양적 확대에서 벗어나 각 부처에서 추진하고 있는 사회보장정책을 '생애주기별 맞춤형 사회보장정책'으로 통합·연계하고 '평생사회안전망 구축' 등을 기본 방향으로 하는 「사회보장기본법」을 전면 개정했으며(시행 '13.11.27), 2014년 제1차 사회보장기본계획으로 '더 나은 내일, 국민 모두가 행복한 사회'를 비전으로 생애주기별 맞춤형 사회안전망 구축, 일을 통한 자립 지원, 지속 가능한 사회보장기반 구축을 목표로 211개의 과제를 설정 시행하고 있으며, 5년마다 계획을 수립하도록 의무화하고 있다. 그리고 2018년 '제2차 사회보장기본계획(2019~2023)'에서는 모든 국민이 빈곤·질병 등 각종 사회적 위험으로부터 보호받고 인간다운 삶을 살아가는 '포용적 복지국가 실현'을 목표로, 건강보험 보장성 강화

대책·기초생활보장 종합계획·치매국가책임제와 아동수당 도입 및 기초연금 인상을 위한 예산, 법률 제·개정과 어르신·장애인 등 시설에서 보호받고 계신 취약계층들이 가족과 지역사회로부터 단절되지 않고, 다시 사회로 복귀 참여할 수 있도록 돕는 '사람 중심(Person-centered), 지역중심(Community Centered)' 돌봄체계를 구축하는 등 '포용적 사회정책' 청사진을 제시하고 있다.

비전	더 나은 내일, 국민 모두가 행복한 사회
정책 목표	• 생애주기별 맞춤형 사회안전망 구축 • 일을 통한 자립 지원 • 지속 가능한 사회보장기반 구축

생애주기별 맞춤형 사회안전망 구축	**미래세대의 건전한 성장** • 행복한 임신 및 출산 지원 • 안심하고 양육할 수 있는 여건 조성 • 아동·청소년의 건전한 성장 지원	**건강하고 안정된 생활** • 의료보장성 강화 및 지속 가능성 제고 • 주거안정 대책 강화 • 서민가계 생활비 경감
	편안하고 활력있는 노후 • 노후소득 보장 강화 • 노후의 건강 및 안전 제고 • 안정되고 보람있는 노후생활 지원	**다양한 욕구에 대한 맞춤형 지원** • 저소득층 맞춤형 지원체계 구축 • 장애인의 사회·경제적 자립 지원 • 농어업인 사회안전망 및 정주여건 개선 • 다양한 형태의 가족 지원

일을 통한 자립 지원	**고용-복지 연계** • 청년의 조기 노동시장 진입 지원 • 여성의 경력단절 예방과 맞춤형 재취업 지원 • 중장년의 더 오래 일하기 및 퇴직 후 재취업 지원 • 근로빈곤층의 자립 및 생활안정 지원

지속 가능한 사회보장기반 구축	**사회보장제도의 지속 가능성 제고** • 사회보장제도의 효율적 운영 • 사회보장 정보 시스템 고도화 및 연계 확대 • 중앙과 지방 정부의 적정 복지재정 분담 • 공적 연금 재정안정화	**맞춤형 복지전달체계 구축** • 지방자치단체 복지행정체계 개편 • 사회복지공무원 확충 및 처우 개선 • 공공과 민간 분야 협력 활성화 • 양질의 사회 서비스 제공을 위한 혁신

그림 4-2 사회보장기본계획('14~'18)의 비전과 틀

분야	생애	영유아(0~5세)	아동청소년(5세~10대)	청년(20~30대)	중장년(40~64세)	노인(65세 이상)
기본욕구	소득보장			국민연금 내실화, 사적 연금 가입 활성화		
					국민행복기금 설립	
						기초연금 도입
	돌봄교육문화	국·공립 어린이집 확대	초등돌봄교실			독거노인 돌봄 강화
		누리 과정 확대		소득연계형 반값등록금	평생 학습/노후 준비 교육	
			청소년 역량 개발 문화예술 교육 확대	가족여가 문화 활성화		
	일자리			국가직무 능력 표준 구축		
				진로교육 · 일·학습병행제	정년 연장	노인 일자리 확대
				청년 일자리 확대	경력 단절 여성 취업 지원	
					중장년 취·창업 지원	
	주거			신혼부부 주거 지원		
					렌트푸어 지원	거주주택 개조 지원
					하우스푸어 지원	
	건강	어린이 필수 예방 접종		고위험 산모 의료비 지원		치매 특별 등급 신설
			4대 중증 질환 보장 강화/비급여 부담 완화			
			학교체육 강화	예방 중심 건강관리 체계 구축		
	안전·장애인	안전 사고 예방				노인 학대 예방
			학교폭력 예방	성폭력·가정폭력 예방		
				장애연금 확대		
				장애인 일자리 확대, 의무고용률 확대		
			장애인(6~64세) 활동 지원 확대, 아동·편의 증진, 예방 및 재활 강화			
특수욕구	다문화			결혼이민자 자립 역량 강화		
		다문화가족 자녀 성장·적응 지원				
	한부모	한부모가족 아동 양육 지원 확대				
				통합 지원 서비스 강화		
	노숙인			주거 지원, 고용 지원, 거리 노숙 예방 지원		
	비정규직			비정규직 고용 안전 및 차별 시정 고용보험 사각 지대 해소		
	농어촌			농지연금, 기초생활보장제도 특례 확대, 사회보험료 지원 확대		
				주거·교육·양육·의료 정주 여건 개선		
	저소득			국민기초생활보장제도 개편		
				주택바우처 도입		
				근로유인형 급여 체계 구축/맞춤형 고용·복지서비스 연계 강화		

그림 4-3 생애주기별 주요 정책 과제

* 밑줄 친 부분은 신규 제도
출처: 사회보장위원회(2014). 제1차 사회보장기본 계획.

4) 국민기초생활보장제도

(1) 주요 내용

국민기초생활보장제도는 가족이나 스스로의 힘으로 생계를 유지할 능력이 없는 최저생계비 이하의 절대 빈곤층 국민에게 생계, 교육, 의료, 주거 등의 급여를 통해 기본적 생활을 국가가 보장해주는 제도이다. 아울러 근로 능력이 있는 자에게는 체계적인 자활 지원 서비스를 제공하여 자활·자립도 지원해준다.

우리나라는 1961년에 「생활보호법」을 제정한 이래 40여 년간 빈곤계층을 보호하기 위해 생활보호제도를 실시해 왔다. 그러나 「생활보호법」은 빈곤의 책임을 개인과 가족에게 돌리는 잔여적·시혜적 차원에 머물고 있었다. 이 때문에 대상이 극히 한정되고, 급여가 충분하지 않으며, 대상자들 간 형평성을 잃어서 비효율적·비생산적이었다.

한편, 1997년 말에 닥쳐온 IMF 관리 체제하의 경제 위기로 대량 실업으로 인한 빈곤 인구가 늘고, 이는 다시 이혼, 아동·노인 유기, 가출, 노숙, 자살, 결식아동 증가 등으로 이어지면서 빈곤 문제가 중요 쟁점화되었다. 따라서 최후의 사회안전망으로서 모든 국민을 포괄하지 못하는 「생활보호법」의 기능상의 한계에 따라 근로 능력에 관계없이 최저생계비 이하의 소득을 벌 수 있는 저소득층의 기초 생활을 보장하고, 그들이 스스로 자립할 수 있도록 지원하기 위해 정부는 1999년 8월 12일 「국민기초생활보장법」을 제정하고 2000년 10월부터 시행하게 되었다. 「국민기초생활보장법」의 주요 특징은 다음과 같다.

첫째, 최저 생활 보장에 대한 헌법상의 권리를 실체적으로 규정한 법률이라는 큰 의의를 가진다. 과거 「생활보호법」에서는 복지를 '어려움에 처한 사람들을 도와주는 시혜적 보호'로 생각했으나, 「국민기초생활보장법」이 제정되면서 '국민의 권리이며 국가의 의무로 보는' 복지철학의 대전환이 이루어졌다.

둘째, 최저생계비 이하의 소득을 벌 수 있는 국민의 기초 생활을 국가가 보장한다는 점이다. 기존의 「생활보호법」은 근로 능력이 있는 자에게는 생계비를 지원하지 않았으나, 「국민기초생활보장법」은 근로 능력의 유·무에 관계없이 국가의 보호가 필요한 빈곤선 이하의 국민에게 최저 생활을 보장한다.

셋째, 근로 능력이 있는 국민에게는 체계적인 자활 지원 서비스를 제공함으로써 일할 수 있도록 유도하는 생산적 복지를 구현한다는 점이다. 기초 생활을 권리로서 보장하되, 근로 능력이 있는 사람에게 노동의 기회를 부여함으로써 개인의 능력을 최대한 발휘하게 하여 개인의 행복 추구는 물론, 이웃과 사회 및 국가에 이바지할 수 있도록 함으로써 궁극적인 사회 통합을 지향하고 있다.

그러나 기초생활보장제도 도입 이후 지속적인 제도 개선에도 불구하고, 달라진 경제·사회 여건과 국민들의 복지 욕구를 반영하기 위해서는 새로운 틀이 필요하다는 인식이 대두되었다. 이에 2013년 9월, 기초생활보장제도의 맞춤형 급여 개편 방안을 수립하고 2015년 7월 맞춤형 개별 급여가 지급되었다.

맞춤형 급여 체계 개편은 생계, 의료, 주거, 교육 급여 등 총 4가지 급여의 선정 기준 다층화로 탈수급 유인을 제고하고, 급여별 최저 보장 수준을 설정하여 보장 수준을 강화하였다. 이는 소득이 늘어나도 주거비, 교육비 등 필요한 지원을 받을 수 있으며, 주거급여는 국토교통부에서, 교육급여는 교육부에서 담당하게 되어 소관 부처의 급여별 전문성을 토대로 주거복지, 교육복지를 더욱 발전시킬 수 있는 기반도 마련되었다.

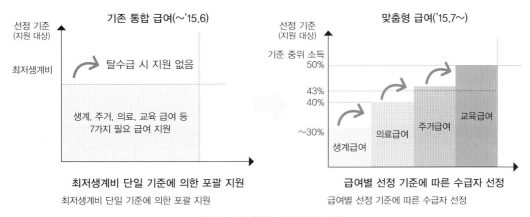

그림 4-4 맞춤형 개별급여 도입

출처: 보건복지부(2017). 2016 보건복지백서.

■ 표 4-3 국민기초생활보장제도 주요 내용

구분	국민기초생활보장법
법적 용어	• 저소득층의 권리적 성격 – 수급권자, 보장기관, 생계급여 등
대상자 선정 기준	• 소득인정액이 최저생계비 이하인 자 ※ 소득인정액 = 소득평가액 + 재산의 소득환산액
대상자 구분	• 대상자 구분 폐지 – 근로 능력이 있는 조건부 생계급여 대상자는 구분 ※ 연령 기준 외에 신체적 · 정신적 능력과 부양, 간병, 양육 등 가구 여건 감안
급여 수준	• 생계급여: 모든 대상자에게 지급 • 주거급여 신설: 임대료, 유지수선비 등 주거 안정을 위한 수급품 • 긴급급여 신설: 긴급 필요 시에 우선 급여를 실시 • 의료, 교육, 해산, 장제 보호 등은 현행과 동일
자활 지원 계획	• 근로 능력 및 가구별 자활 지원 계획 수립 – 근로 능력, 가구 특성, 자활 욕구 등을 토대로 자활 방향 제시 – 자활에 필요한 서비스를 체계적으로 제공

출처: 보건복지부(2014), 2013 보건복지백서.

(2) 운영

① 수급권자

수급권자는 부양의무자가 없거나, 부양의무자가 있어도 부양 능력이 없거나 부양을 받을 수 없는 사람으로서, 개별 가구의 소득평가액과 재산 기준을 통합한 소득인정액이 최저생계비 이하에 해당되는 사람이어야 한다. 맞춤형 급여 개편 이후에는 생계급여, 의료급여, 주거급여, 교육급여별로 각각 수급자가 결정되며, 급여별로 수급자 선정 기준이 다층화되어 있어 소득인정액 수준에 따라 최대 1~4개 급여의 수급자가 될 수 있다(교육급여 수급자는 초 · 중 · 고등학생). 2016년 기준으로 생계급여는 기준 중위소득의 29%, 의료급여는 40%, 주거급여는 43%, 교육급여는 50% 이하의 소득인정액을 가진 경우, 해당 급여의 수급자로 선정된다.

② 급여 내용과 수준

수급권자에 대한 급여의 구체적인 종류는 생계급여, 주거급여, 의료급여, 교육급여, 해산급여, 장제급여 및 자활급여로 구분된다. 과거 「생활보호법」에서는 주거급여를 생계급여에 포함하여 지급해 왔으나, 「국민기초생활보장법」에서는 수급권자의 주거 실태에 따른 적정한 급여가 이루어지도록 하고, 수급권자가 보다 더 나은 주거 환경에 거주할 수 있도록 유도하기 위해 주거급여가 분리 · 신설되었다.

▶생계급여: 의료급여, 교육급여, 자활급여의 특례자를 제외한 모든 수급자에게 의복 · 음식물 관련 비용 및 연료비, 기타 일상생활에 기본적으로 필요한 금품을 지급한다. 생계급여의 최저보장수준은 기준 중위 소득의 29%에 해당하는 금액이며, 수급가구의 소득인정액과 생계급여액을 합한 금액이 지급된다.

▶주거급여: 수급자에게 주거 안정에 필요한 임차료 및 유지수선비 등이 지급된다. 임차가구에는 기준 임대료를 상한선으로 하여 실질임대료를 지급하고 있으며, 가구원 수가 7인 이상인 경우, 가구원 2인 증가 시마다 기준 임대료의 10% 증가하여 지급하며, 자가가구에는 주택의 보수 범위별 수선비용을 지원하는데 생계급여 선정 기준 이하인 경우 수선비용의 100%, 기준 중위소득 35% 이하인 경우 수선비용의 90%, 기준 중위소득 43% 이하인 경우 수선비용의 80%가 지급된다.

▶교육급여: 저소득층 자녀에게 적정한 교육 기회를 제공함으로써 자립 능력을 배양하고, 아울러 빈곤의 세습을 차단하기 위해서 제공된다. 지원대상자는 수급자 중 〈초 · 중등교육법〉 제2조의 정의에 따라 중 · 고등학교에 입학 · 재학하는 사람 및 이와 동등한 학력이 인정되는 각종 학교, 〈평생교육법〉에 의한 평생 교육 시설에서의 학습에 참가하는 사람이다. 지원 내용 및 지원 기준은 초등학생에게는 부교재비, 중학생은 부교재비, 학용품비, 고등학생은 수업료 · 입학금 전액과 교과서대 · 학용품비를 지원하고 있다.

▶해산급여: 수급자가 출산한 경우, 출산 여성에게 1인당 18만 원을 지급하며, 추가 출생 영아 1인당 9만 원이 추가로 지급된다.

▶장제급여: 수급자가 사망한 경우 사체의 검안, 운반, 화장 또는 매장 및 기타 장제 조치를

행하는 데 필요한 금품을 지급한다. 급여는 근로 능력이 없는 사람으로만 구성된 가구(의료급여 1종)는 가구당 50만 원, 근로 능력이 있는 가구원이 있는 경우(의료급여 2종)는 가구당 20만 원을 현금으로 지급한다.

▶ 의료급여(2. 의료보장 5) 의료급여제도 참조)

5) 기초연금제도

(1) 주요 내용

생활이 어려운 노인에게 생활안정을 지원하고 복지를 증진하기 위해 연금을 지급하는 제도로 2007년 4월 제정. 공포된 「기초노령연금법」에 기초하여 2008년 1월부터 70세 이상 노인 중 소득인정액 하위 60%에 해당하는 노인들을 대상으로 시행되었다가, 2008년 7월부터는 65세 이상으로, 2009년 1월부터는 65세 이상 노인 중 소득인정액 하위 70%로 지급 대상을 지속적으로 확대해왔다. 그러나 연금액이 작아 연금 사각지대 해소에 한계가 있고 제도의 지속 가능성과 미래세대의 부담감이 가중되는 문제점을 안고 있어 2014년 7월부터 기초연금을 도입·시행하여 낮은 급여수준을 월 최대 20만원 수준으로 높여 노인 빈곤문제를 완화하는 동시에 국민연금과 연계하여 재정적으로 지속 가능한 방향으로 설계하여 지급하고 있다.

기초연금 도입('14. 7.) 이후 노인 상대적 빈곤율은 2013년 48.1%에서 2014년 47.4%, 2015년 44.8%로 점차 줄어들었으며, 기초연금 지급 효과를 분석한 결과, 절대 빈곤율은 9.8%p(38.6% → 28.8%), 상대 빈곤율은 5.6%p(50.3% → 44.7%) 감소되고 소득 5분위 배율도 크게 개선(13.2배 → 7.4배)된 것으로 나타났다.

(2) 운영

① 수급권자

수령 대상은 월소득평가액과 재산의 월소득환산액을 합친 액수인 소득인정액이 보건복지부가 정한 선정기준액에 미달하는 노인이다. 아울러 기초노령연금은 노인 가구 단위로 적용되므로 배우자의 유무에 따라 '노인 단독 가구'와 '노인 부부 가구'로 구분하여 적용된다. 노인 단독 가구는 독거노인과는 다른 개념으로, 자녀 및 배우자와의 동거 여부에 관계없이 배우자가 없는 가구를 의미한다.

2013년 기초노령연금 선정기준액은 노인 단독 가구의 경우에는 월소득인정액 83만 원 이하이고, 노인 부부 가구의 경우에는 132.8만 원 이하이다. 부부 중 1명이 65세 이상이고, 나머지 1명은 64세 이하인 경우는 부부 가구의 선정기준액을 적용받지만, 연금은 65세 이상인 노인에게만 주어지므로 단독 가구를 기준으로 1인에게만 지급된다. 65세 미만이던 배우자가 65세 이상이 되면 부부 가구를 기준으로 부부 모두에게 당연 지급된다.

선정기준액은 전년도 11월 1일까지 결정·고시하고, 매년 1월 1일부터 12월 31일까지 적용하며, 소득인정액을 계산할 때 자식 등 부양의무자의 존재 여부는 상관없고, 자녀나 친지로부터 받는 생활비나 용돈도 소득으로 보지 않는다.

② 급여 내용과 수준

급여 수준은 국민연금 가입자 평균 소득 월액(A값)의 5%를 지급함으로써 국민 소득 변동과 연계되도록 설계되었다. 2028년까지 10%로 단계적 인상이 예정되어 있으나, 구체적인 인상 일정은 국회 내 연금제도개선위원회에서 논의하여 결정하게끔 되어 있다. 2013년 연금액은 노인 단독 가구의 경우 최대 9만 6,800원이며, 부부 가구의 경우 연금액의 80%를 수령하게 되어 2012년의 경우 최대 15만 4,900원이 지급되었다. 현재는 기초노령연금제도의 낮은 급여 수준을 월 최대 20만 원 수준으로 높여 2014년 7월 25일 만 65세 이상 소득 하위 70% 노인에게 월 최대 20만 원의 기초연금액이 지급되었다. 정부는 2014년 6월 기초연금법 시행령 및 시행규칙 제정과 전산 시스템 정비를 완료하고 세부 지침을 마련하는 등 기초연금 지급이 차질 없이 진행되도록 집행하고 있다.

소요 재원은 전액 국비 및 지방비 등 조세로 충당된다. 국고 보조는 기존 경로연금 사업처럼 서울과 지방만을 구분하여 보조하던 방식 대신, 시·군·구의 재정자립도와 노인 인구 비율에 따라 40~90% 내에서 차등 보조한다. 국고를 제외한 나머지 소요 재정은 특별시 및 광역시·도와 시 · 군 · 구가 분담하며, 분담 비율은 시 · 도의 조례로 정하도록 법에 규정되어 있다.

③ 기초(노령)연금 정보시스템 구축 · 운영

기초노령연금 사업의 경우 현장 조사를 위주로 하기보다 행정 자료 중심의 공적 자료 입수 · 제공을 통해 수급자 결정 · 관리 업무가 가능하도록 정보시스템을 구축 · 운영하고 있다.

기초노령연금 정보시스템은 수급자 선정 및 자격 관리 등에 필요한 행정 자료를 중심으로 설계 · 구축되어 업무에서의 수작업을 최소화했고 사후 관리 자동화 시스템을 구축하여 정기적인 데이터베이스(DB) 갱신을 통한 수급자의 변동내역(사망, 소득 · 재산 변동 등)을 디지털로 적시에 제공함으로써 부정수급자를 방지하는 효과를 극대화했다.

2009년에는 기초노령연금 정보시스템 이중화와 '데이터웨어하우스(Data Warehouse, D/W)'를 구축해 적시성 높은 정확한 통계자료를 제공하였으며, 2010년 1월부터는 사회복지통합관리망(행복-e음)을 구축함으로써 기초노령연금 업무도 각종 복지급여 및 서비스 업무에 포함되어 통합 · 운영되고 있다.

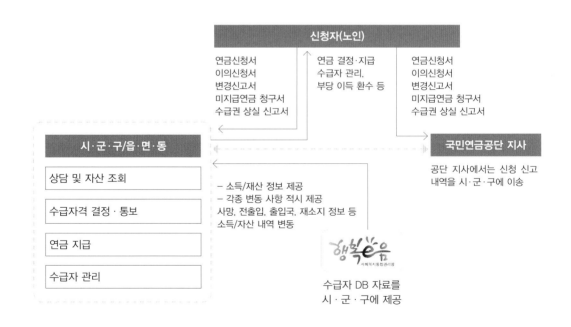

그림 4-5 기초(노령)연금 업무흐름도

출처: 보건복지부(2014). 2013 보건복지백서.

6) 기타지원사업

(1) 조건부 생계급여제도

국민기초생활보장제도가 시행됨으로써 최저생계비 이하의 소득만 확보할 수 있는 모든 저소득층이 근로 능력 유무에 관계없이 국가로부터 기초 생활을 보장받게 되었다. 그러나 이로 인해 근로 능력이 있는 수급자가 국가의 보호에 안주하는 도덕적 해이(moral hazard)가 발생할 우려도 제기되었다.

이를 방지하기 위해 조건부 생계급여제도를 도입한 것이다. 즉, 근로 능력이 있음에도 근로를 하지 않는 수급권자(조건부수급자)에게 자활 사업 참가를 조건으로 생계급여를 지급하고, 정당한 사유 없이 자활 사업 참가를 거부하거나 나태함을 보이는 경우에는 생계급여 지급을 중지한다.

그러나 긴급급여제도를 도입하여 급여를 신청한 가구 중에서 생계가 곤란하여 긴급지원이 필요한 경우에는 급어 결정 전이라도 시장·군수·구청장의 직권으로 1개월(필요 시 1회 연장)만 긴급생계급여를 지급할 수 있도록 했다.

(2) 긴급복지지원제도

긴급복지지원제도는 가구의 주 소득자가 사망, 행방불명, 구금 시설 수용 등으로 소득을 상실했거나 생계가 어렵게 된 저소득층에게 생계, 의료, 주거비등을 긴급 지원하는 제도로, 2005년 12월 23일 「긴급복지지원법」을 제정·공포한 후, 2006년 3월부터 본격적으로 시행되었다.

긴급 복지 지원은 선지원 후처리 원칙, 단기 지원 원칙, 타 법률 지원 우선 원칙, 현물 지원 우선 원칙, 가구 단위 지원 원칙을 기본으로, 주 소득자가 소득을 상실하고 가구 구성원들에게는 다른 소득원이 없을 때, 중한 질병 또는 부상을 당했을 때, 가구 구성원으로부터 방임·유기되거나 학대 등을 당한 때, 가정폭력이나 성폭력 등으로 원만한 가정생활이 곤란한 때, 화재 등으로 거주하는 주택·건물에서 생활하기 곤란한 때, 주 소득원과 이혼하여 소득을 상실한 상태에서 다른 소득원도 없는 때, 단전되어 1개월이 경과된 때의 대상자에게 지원된다. 2016년 22만 2,981건 1천93억 4,200백만 원이 지원되었으며, 지원 내용은 표4-4와 같다.

■ 표 4-4 긴급 지원 내용 및 기간

종류	지원 내용	지원 기간
생계 지원	식료품비, 의복비 등 생계유지비 지원 - 4인 가구 기준 115.7만 원	1개월(최장 6개월)
의료 지원	각종 검사, 치료 등 의료서비스 지원 -300만 원 이내(본인부담금 및 일부 비급여 항목)	1회(최장 2회)
주거 지원	국가·지자체 또는 타인 소유의 임시거소 제공 - 대도시 4인 기준 63.5만 원 내 실비	1개월(최장 12개월)
사회복지시설 이용 지원	사회복지시설 입소 또는 이용 서비스 제공 - 4인 가구 기준 143만 원	1개월(최장 6개월)
교육지원	초·중·고등학생 중 수업료 등이 필요하다고 인정되는 사람에게 학비 지원 - 초등: 21.9만 원 - 중등: 34.8만 원 - 고등: 42.7만 원 및 수업료·입학금(학교장이 고지한 금액)	2회(분기) (주거급여일 경우, 최장 4회)
그 밖의 지원	동절기 연료비(10~3월): 9.4만 원 해산비: 60만 원 장제비: 75만 원 전기요금: 50만 원 이내 - 단전 1개월이 경과된 때	1개월(연료비 최장 6개월)
타 제도 연계	사회복지공동모금회, 대한적십자사 등 민간의 지원 프로그램으로 연계 상담 등 기타 지원	횟수 제한 없음

출처:보건복지부(2017). 2016보건복지백서.

(3) 자활지원사업

자활 사업은 2000년 10월 「국민기초생활보장법」의 시행에 따라 근로능력이 있는 수급자에게는 자활에 필요한 사업에 참가할 것을 조건으로 생계급여를 지급하고, 체계적인 자활지원 서비스와 다양한 자활사업 참여 기회를 제공하여 각종 기능 습득과 개인의 역량 제고를 통한 빈곤 탈출을 유도하며, 시·군·구별로 지역사회의 복지자원을 최대한 활용하여 자활 근로 및 디딤돌 사업(사회적응 프로그램) 등 다양한 자활 프로그램을 제공하는 것이다. 또한 창업 등을 통해 자활할 수 있는 사람을 대상으로 자활공동체, 자활근로사업, 생업 자금 융자, 자활 기금 및 마이크로크레딧을 활용한 개인 및 자활공동체의 창업 자금 지원 체계를 확립하고 있다. 아울러 자활 소득 공제 및 부분급여제도 등 근로유인제도도 시행하면서, 노동부 주관 직업 안정 기관을 통해 근로 능력·의욕이 충분한 사람이 우선적으로 일반 노동 시장에 진입할 수 있도록 취업을 알선해주고, 직업 훈련과 자활 인턴 지원 사업을 실시하며, 구직 세일즈 공공근로 등 취업 지원 프로그램도 실시하고 있다.

디딤돌 사업(사회 적응 프로그램)은 근로 의욕이 현저히 낮거나, 알코올 남용 등으로 가정·사회생활 적응이 어려운 수급권자를 대상으로 체계적인 상담 치료와 사회 적응 교육을 제공하는 프로그램이다 이에 따라 정신보건센터 등 37개소에서 재활 프로그램을 제공하고 있다.

자활 근로 사업은 저소득층의 자활을 촉진하기 위해 장기적인 계획하에 자활공동체 창업 등 자립이 가능하도록 기초 능력 배양에 중점을 두고 있다. 그리하여 저소득층의 자활 능력과 사업 유형에 따라 근로유지형, 사회적 일자리형, 인턴형, 시장진입형으로 구분하여 실시하고 있다. 아울러 2003년부터는 간병도우미, 집 수리, 청소, 음식물·폐자원 재활용 등도 5대 표준화 사업으로 선정하여 도시·농촌 지역별로 구분해 지역 자활센터가 참여하도록 개발했고, 자활근로 유형별 참여자에 대한 자활급여를 차등 지급함으로써 근로유인 효과를 제고하고 2013년부터는 자활근로 연속 참여 기간을 36개월로 제한, 다른 유형으로 전환할 경우에 최대 60개월까지 참여가 가능하도록 하여, 조건부 수급자가 자활근로사업 내에 안주하지 않도록 하였으며, 2016년 말 현재 약 4만 명이 참여하였다.

또한 2012년부터 각 지자체의 여건과 자활현장에 맞는 사업을 위해 광역형·지역득화형 등 새로운 자활프로그램을 공모하여 지원을 통해 자활사업의 규모화·효율화를 도모하고 있다. 2016년부터 근로능력 미약자의 근로의욕 고취 및 근로습관 향상을 위한 자활인큐베이팅을 도입하여 시행하고 있다.

자활기업이란 2인 이상의 수급자 등이 근로·생산·판매·소득공동체 등을 결성·운영하여 자립기반을 다지는 공동출자방식의 사업체로 독립 채산제 형태로 창업하는 형태이다.

자활기업 활성화를 통한 저소득층 자활 촉진을 위하여 자활기금, 미소금융 등을 활용한 점포 임대 등 각종 사업자금 융자, 국공유지 우선 임대, 국가 또는 지방 자치단체가 실시하는 사업의 우선 위탁, 조달구매 시 자활기업 생산품의 우선 구매 등 각종 지원을 실시하고 있다. 이러한 자활기업은 2016년 말 현재 1,149개에 이르며, 약 7천 6백여 명이 참여하고 있다.

2. 의료보장

1) 의료보장의 개념

세계 최초로 시행된 사회보장 성격의 의료보장은 독일 제국 재상 오토 폰 비스마르크가 1883년에 제정한 의료보험이 역사상 최초이다. 아울러 현대의 의료보장은 사회보장 프로그램 중 하나로 질병, 부상, 분만, 사망 등으로 인한 생활상의 불안을 극복하고, 국민이 신체적·정신적으로 건강한 생활을 유지할 수 있도록 국가가 개입하여 보장해주는 제도이다. 이는 별도의 의료보험료를 납부하지 않고 조세를 통한 일반 재정에서 의료에 필요한 재원을 부담하는 국영 의료 서비스 방식과, 국가와 노사 또는 의료 수혜 당사자가 일정한 의료보험료를 내는 건강보험(의료보험) 방식 등으로 나뉜다.

2) 우리나라 의료보장제도

우리나라의 의료보장은 의료보험 방식의 건강보험을 근간으로 채택하고, 거기에 공공부조 차원의 의료급여제도를 시행하고 있다. 의료보장의 제도적 장치는 오래 전부터 마련되었음에도 불구하고 경제·사회적 여건 등의 이유로 늦게 실시되었다.

1961년에는 「생활보호법」이, 1963년에는 「의료보험법」이 제정되었지만, 1976년에 가서야 「의료보험법」의 전면 개정이 이루어졌다. 아울러 1977년에는 공무원 및 사립 학교 교직원을 위한 「의료보험법」과 「의료보호법」이 제정되었고, 1981년에는 「노인복지법」이 제정된 뒤 1989년 7월 1일부터 전국민 의료보험이 실시되었다.

이후 경제 발전과 보건의료의 발전으로 인한 평균 수명 연장, 자녀에 대한 가치관 변화, 보육·교육 문제 등으로 출산율이 급격히 저하되면서 급속한 고령화 문제에 직면하면서 의료보장 제도도 변화를 요구받기에 이르렀다. 더군다나 핵가족화 및 여성의 경제 활동 참여가 증가하면서 종래 가족의 부담으로 인식되던 장기 요양 문제는 이제 더 이상 개인이나 가계의 부담으로 머물지 않게 되었다. 따라서 이에 대한 사회적·국가적 책무가 강조되자 노인을 위한 의료 서비스 차원으로 노인장기요양보험제도가 2008년부터 실시되고 있다.

3) 국민건강보험제도

(1) 주요 내용

국민건강보험제도는 생활상의 질병·부상에 대한 예방·진단·치료·재활과 출산·사망 및 건강 증진에 대해 보험급여를 지급함으로써 국민보건을 향상시키고, 사회보장을 증진한다.

이는 보험의 원리를 이용하여 의료비 지출 부담을 국민건강보험 가입자 모두에게 분산시킴으로써 국민 생활의 안정을 도모하지만, 사회보험이기에 사보험과는 다르다.

■ 표 4-5　사보험과 사회보험의 특성

가입 방법	임의 가입	강제 가입
보험료	위험의 정도, 급여 수준에 따른 부과	소득 수준에 따른 차등 부과
보험급여	보험료 부담 수준에 따른 차등 급여	재정 규모를 감안한 필요에 따른 균등 급여
보험료 징수	사적 계약에 의한 징수	법률에 의한 강제 징수

그 연혁은 다음과 같다.

- ○ 1963. 12. 16. 〈의료보험법〉 제정(300인 이상 사업장 조합 임의 설립)
- ○ 1976. 12. 22. 〈의료보험법〉 전문 개정
- ○ 제4차 경제 개발 5개년 계획의 일환으로 의료보장제도 실시
  - 생활보호대상자 등에 대해 의료보호 실시(1977.1)
  - 국민 부담 능력 등을 고려하여 실시 가능한 임금소득계층부터 점진적으로 의료보험 적용 확대
- • 1977. 7. 500인 이상 사업장의 근로자들에 대한 의료보험 실시(최초 강제 적용)

- 1979. 1. 공무원 및 사립 학교 교직원 들에 대한 의료보험 실시
- 1979. 7. 300인 이상 사업장까지 의료보험 확대
○ 1980년 이후 전국민의료보험 확대 실시를 위한 기반 조성
    - 1981. 7. 지역의료보험 일차 시범 사업 실시(홍천, 옥구, 군위)
    - 1982. 7. 지역의료보험 이차 시범 사업 실시(강화, 보은, 목포)
    - 1988. 7. 5인 이상 사업장까지 의료보험 당연 적용 확대
○ 한방 의료보험 실시
    - 1984. 12. 의료보험 시범 사업(청주, 청원)
    - 1987. 2. 한방 의료보험 전국 실시
○ 지역의료보험 실시
    - 1988. 1. 농·어촌 지역 의료보험 실시
    - 1989. 7. 도시 지역 의료보험 실시(제도 도입 후 12년만에 전국민의료보험 실시)
○ 1989. 10. 약국의료보험 실시(1982.8.~1984.12. 의약 분업 시범 운영, 목포)
○ 의료보험 관련 조직 통합
    - 1998. 10. 일차 조직 통합(공무원·사립 학교 교직원 들에 대한 의료보험 및 227개 지역의료보험조합 통합) ⇒ 국민의료보험관리공단 업무 개시
    - 2000. 7. 의료보험 관련 조직 완전 통합(국민의료보험관리공단 및 139개 직장 조합 통합) ⇒ 국민건강보험공단 및 건강보험심사평가원 업무 개시
○ 2000.3. 보험자 직영 병원 개원
○ 2002. 1. 〈국민건강보험재정건전화특별법〉 제정·시행(건강보험정책심의위원회 설치, 보험 재정에 대한 정부지원율 명시)
○ 2003. 7. 직장·지역 가입자 재정 통합 운영
○ 2007.1. 〈국민건강보험재정건전화특별법〉 만료('06.12.31)에 따라 해당 법령을 근거로 국민건강보험법 삽입 시행
○ 2008. 7. 1 노인장기요양보험 실시
○ 2011. 1. 1 사회보험 징수 통합 실시

(2) 운영

① 수급권자

1989년 7월 1일부터 전국민의료보험이 실시되면서 모든 국민이 건강보험과 의료급여로 보건의료를 보장받고 있다. 2016년 말 현재 전 국민의 97%인 5,077만 명이 국민건강보험제도의 적용을 받고 있으며, 나머지 3%인 151만 명이 기초생활보장 대상자 등으로 의료급여제도에 편입되어 있다.

■ 표 4-6 의료보장 적용 현황

(2016.12.31 기준, 단위: 만 명, %)

구분		적용 인구	구성비
계		5,228	100.0
건강보험	소계	5,077	97.1(100)
	직장	3,668	(72.2)
	지역	1,409	(27.8)
의료급여		151	2.9

출처: 보건복지부(2017), 2016 보건복지백서.

건강보험의 가입자는 직장가입자 및 지역가입자로 구분된다. 모든 사업장의 근로자 및 사용자와 공무원 및 교직원은 직장가입자가 되고, 직장가입자 및 그 피부양자들을 제외한 농어민 및 도시자영업자 등은 지역가입자가 된다.

② 관리·운영 및 재원 조달 체계

국민건강보험은 보건복지부, 국민건강보험공단, 건강보험심사평가원에 의하여 관리·운영되고 있다. 보건복지부는 건강보험 사업의 관장자로서 건강보험 관련 정책을 결정하고, 업무 전반을 총괄하고 있다. 국민건강보험공단은 건강보험의 보험자로서 가입자 자격 관리, 보험료의 부과·징수 및 보험급여 비용 지급 같은 업무를 수행하고 있다. 건강보험심사평가원은 요양기관으로부터 청구된 요양급여 비용을 심사하고, 그 적정성을 평가하고 있다.

재원 조달은 가입자 및 사용자로부터 징수한 보험료와, 국고 및 건강 증진 기금 등 정부지원금을 그 재원으로 하고 있다. 보험료는 직장가입자의 경우 소득비례정률제가 적용되고, 지역가입자(농어민, 도시자영업자)의 경우에는 보험료 부과 점수(소득, 재산, 생활 수준 등의 등급별 점수의 합)에 점수당 단가를 곱하여 산정한 금액을 적용하고 있다.

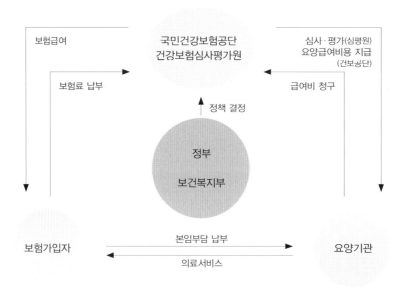

그림 4-6 국민건강보험 관리 운영 체계

출처: 보건복지부(2017), 2016 보건복지백서

급여 형태는 의료 자체를 보장하는 현물 급여와, 의료비의 상환제도인 현금 급여 등 2가지 형태가 있다. 우리나라에서는 현물 급여를 원칙으로 하되, 현금 급여를 병행하고 있다.

현물 급여로는 가입자 및 피부양자의 질병·부상·출산 등에 대한 요양급여 및 건강 검진이 있고, 현금 급여로는 요양비 및 장애인 보장 구급 여비 등이 있다.

■ 표 4-7   재원 조달 체계(2016년 12월 31일 기준)

구분		직장 근로자	농어민, 도시자영업자
재원 조달	보험료	− 보수 월액의 6.12% − 사용자와 근로자가 각각 50%씩 부담 − 사용자가 원천징수하여 공단에 납부 − 공무원은 본인과 정부가 각각 50%씩 부담 − 사립학교 교직원은 본인, 학교 경영자, 정부가 각각 50%, 30%, 20%씩 부담	− 소득·재산(자동차 포함) 등 등급별 적용 점수를 합산한 보험료 부과 점수에 점수당 단가(179.6원)를 곱한 금액 − 세대의 지역가입자가 연대하여 납부
	국고	해당 연도 보험료 예상 수입액의 14%	
	건강 증진 기금	해당 연도 보험료 예상 수입액의 6% (단, 부담금 예상 수입액의 65% 이내)	

출처: 보건복지부(2017), 2016 보건복지백서.

가입자 또는 피부양자가 요양급여를 받는 때에는 그 진료 비용의 일부를 본인이 부담해야 한다. 아울러 그 내용은 입원의 경우 진료비 총액의 20%를, 외래의 경우 요양기관 종별에 따라

30~60%를 차등 적용하고 있다.

4) 노인장기요양보험제도

(1) 주요 내용

노인장기요양보험제도는 고령이나 노인성 질병 등의 사유로 일상생활을 혼자서 수행하기 어려운 노인 등에게 신체·가사 활동을 지원하는 등의 장기요양급여를 제공함으로써, 노후의 건강 증진 및 생활 안정을 도모하고 그 가족의 부담을 덜어줌으로써, 국민의 삶의 질을 향상시키기 위해 시행하는 사회보험제도이다.

우리나라 노인장기요양보험제도는 사회보험 방식을 근간으로 하여 일부에 공공 부조 방식을 가미한 형태로, 건강보험제도와는 별개의 제도이다. 그래서 건강보험 재정에 구속되지 않아 장기요양급여를 운영하는 등 장기요양제도의 특성을 살릴 수 있다. 이에 따라 「국민건강보험법」과는 별도로 「노인장기요양보험법」을 제정·운영하고, 제도 운영 과정에서 효율성을 도모하기 위해 보험자 및 관리·운영 기관을 국민건강보험공단으로 일원화하고 있다. 또한 노인장기요양보험에 소요되는 재원은 장기요양보험료와 국가 및 지방 자치단체 부담 그리고 장기요양급여 이용자가 부담하는 본인 일부 부담금 등으로 운영된다.

(2) 운영
① 수급권자

우리나라 장기요양보험제도는 65세 이상의 노인 또는 65세 미만의 자로서 치매·뇌혈관성 질환 등 노인성 질병을 가진 자 중 6개월 이상 혼자서 일상생활을 수행하기 어렵다고 인정되는 자를 그 수급대상자로 한다. 그러나 65세 미만의 자들 중 노인성 질병이 없는 일반적인 장애인은 제외된다.

건강보험가입자는 장기요양보험의 가입자가 되며(「국민건강보험법」 제7조 제3항), 이는 건강보험의 적용에서와 같이 법률상 가입이 강제되어 있다. 또한 공공 부조의 영역에 속하는 의료급여

수급권자의 경우 건강보험과 장기요양보험의 가입 대상은 아니지만, 국가 및 지방 자치단체의 부담으로 장기요양보험의 적용 대상이 된다(「국민건강보험법」 제12조). 그러나 장기요양보험 가입자 및 그 피부양자나 의료급여수급권자라면 누구나 장기요양급여를 받을 수 있는 것은 아니며, 일정한 절차에 따라 장기요양급여를 받을 수 있는 권리(수급권)가 부여되는데, 이를 '장기요양 인정'이라고 한다.

장기요양 인정 절차는 공단에 장기요양 인정 신청을 함으로써 시작된다. 그 뒤 공단 직원이 방문하여 인정을 위한 조사를 실시한 뒤, 등급판정위원회의 등급(1~5 등급) 판정 과정을 거쳐 장기요양 인정서와 표준 장기요양 이용 계획서를 작성 및 송부로 이어진다.

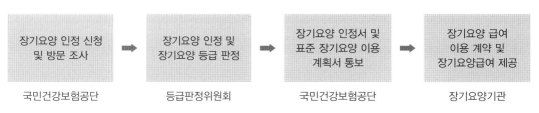

그림 4-7 장기요양 인정 및 이용 절차

출처: http://www.longtermcare.or.kr

② 급여의 종류 및 내용

▶ 노인 요양 시설

노인 의료복지 시설이 통합, 개편되면서(08.4.4) 노인 의료복지 시설의 무료, 실비, 유료 같은 구분이 없어지고, 노인 요양 시설과 노인 전문 요양 시설이 통합·운영되며, 시설 유형에 노인 요양 공동 생활 가정을 추가·신설했다.

▶ 재가노인 복지 시설

서비스 유형별로 별도로 설치 신고를 했으나, 2008년 4월 4일부터는 다양한 서비스를 제공하는 하나의 시설로서 설치 신고가 가능하게 되었다. 관련 시설로는 재가노인 복지 시설, 방문 요양 서비스, 주야간 보호 서비스, 단기 보호 서비스, 방문 목욕 서비스가 신설되었다.

▶ 재가 급여 및 시설 급여

재가급여로는 다음과 같은 것들이 있다.

- 방문요양(방문당)으로 장기요양 담당 요원이 수급자의 가정 등을 방문하여 신체·가사 활동 등을 지원하는 장기요양급여와, 장기요양 담당 요원이 목욕 설비를 갖춘 차량과 함께 수급자의 가정을 방문하여 목욕을 제공하는 방문목욕(방문당)

- 의사나 한의사 또는 치과의사의 지시에 따라 간호사나 간호조무사 또는 치위생사가 수급자의 가정 등을 방문하여 간호, 진료 보조, 요양에 관한 상담 또는 구강위생 등을 제공하는 방문간호(방문당)

- 수급자를 하루 중 일정한 시간 동안 장기요양기관에 보호함으로써 목욕, 식사, 기본 간호, 치매 관리, 응급 서비스 등 심신 기능의 유지·향상을 위한 교육·훈련 등을 제공하는 주야간 보호(1일당)

- 수급자를 월 15일 이내 기간 동안 장기요양기관에 보호하여 신체 활동 지원 및 심신 기능을 유지·향상시키기 위한 교육·훈련 등을 제공하는 장기요양급여인 단기 보호(1일당)

- 기타 재가급여로 수급자의 일상생활 또는 신체 활동 지원에 필요한 용구로서 보건복지부장관이 정하여 고시하는 것을 제공하거나 대여함으로써 노인장기요양보험 대상자의 편의를 도모하고자 지원하는 장기요양급여

시설급여로는 다음과 같은 것들이 있다.

- (구)노인요양 시설 및 단기 보호에서 전환한 노인요양 시설

- 치매·중풍 등 노인성 질환 등으로 심신에 상당한 장애가 발생하여 도움을 필요로 하는 자를 입소시켜 급식·요양과 그 밖의 일상생활에 필요한 편의를 제공하는 노인요양 시설 및 (구)노인전문요양 시설

- 가정과 같은 주거 여건과 급식·요양 및 그 밖의 일상생활에 필요한 편의를 제공하는 노인요양공동생활가정

▶ 복지용구급여

심신 기능이 저하되어 일상생활을 영위하는데 지장이 있는 노인장기요양보험 대상자에게 일상생활 또는 신체 활동 지원에 필요한 용구로써 보건복지부 장관이 정하여 고시하는 것을 구입·대여해주는 것이다. 구입 품목 9종과 대여 품목 8종이 있다.

▶ 특별현금급여로 가족요양비, 특례요양비, 요양병원간병비가 있으며 가족요양비는 장기요양기관이 현저히 부족한 지역(도서·벽지)에 거주하는 자, 천재지변 등으로 장기요양기관이 실시하는 장기요양급여 이용이 어렵다고 인정된 자, 신체·정신·성격 등의 사유로 가족 등이 장기요양을 받아야 하는 자에게 지급하고 있다.

5) 의료급여제도

(1) 주요 내용

의료급여는 생활 유지 능력이 없거나 경제 능력을 상실한 사람들을 대상으로 정부가 의료 서비스를 제공하는 공공부조제도로 국가재정으로 질병이나 부상, 출산 등에 대한 진찰, 검사, 약제, 치료 재료 지급, 처치, 수술과 그 밖의 치료, 예방, 재활, 입원, 간호, 이송, 기타 의료 목적 달성을 위한 조치를 제공하는 것이다. 즉, 생활 유지 능력이 없거나 생활이 어려운 국민들의 의료 문제 해결을 지원하고, 질병으로 인한 빈곤을 방지하기 위해 국가가 보장하는 공공부조로서, 건강보험과 함께 국민의 건강을 담당한다.

의료급여는 1979년에 「의료보호법」에서 시작되어, 2000년 10월 기초생활보장제도 도입에 따라 생계, 주거, 교육급여와 더불어 국민의 권리로 보장받게 되었다. 아울러 2001년 〈의료급여법〉에 의해 전면 개정되었다. 2004년도부터는 의료비 지출이 많아 빈곤층으로 전락할 우려가 있는 차상위 계층 중 만성·희귀난치성질환자에게도 의료급여를 지원했고, 2005년도부터는 차상위 계층 12세 미만 아동과 입양된 18세 미만 아동에게도 의료급여를 지원했으며, 2006년도부터는 차상위 계층 18세 미만 아동에게도 의료급여를 지원하고 있다. 2013년 10월부터는 중증질환자도 희귀난치질환자와 같이 1종 자격 부여 및 본인부담 면제, 절차 예외 등을 동일하게 적용하고, 4대 중증질환(암, 희귀, 심장, 뇌혈관)에 대한 초음파 급여를 실시하였으며, 2014년에는 3대 비급여(선택진료 규모 축소, 4·5인실 상급병실 급여화, 간병비)에 대한 제도를 개선(1차)했고 비급여 중 의학적 필요도가 높은 진료에 대한 의료급여 전환 및 선별급여 제도의 도입 등 4대 중증질환(암, 심장, 뇌혈관질환, 희귀난치질환)에 대한 의료보장성을 강화했다.

또한, 급속한 노령화에 따른 어르신들의 의료비 부담 완화 및 구강건강 향상을 위하여 2012년 7월 만 75세 이상 어르신들에 대한 완전틀니 급여를 시작으로 2013년 7월은 부분틀니, 2014년 7월은 치과임플란트에 대해서도 급여를 적용했다. 2015년 7월에는 만 70세 이상, 2016년 7월에는 만 65세 이상으로 대상 연령을 단계적으로 확대 지원하고 있다.

(2) 운영

① 수급권자

의료급여는 「국민기초생활보장법」에 의한 수급권자와 이재민, 의사상자, 국가유공자 및 중요무형문화재 보유자 등 타(他) 법에 의한 대상자 및 법령상 일정한 조건을 갖춘 행려환자를 의료급여수급권자로 선정한다.

의료급여수급권자 중 「국민기초생활보장법」에 의한 수급자는 1종 및 2종 수급권자로 구분하여 본인 부담금에 차등을 두고 있다. 1종과 2종을 구분하는 근거는 근로 능력의 유무인데, 기초생활보장수급자 중 근로 능력이 없는 자는 1종, 근로 능력이 있는 자는 2종이다.

1종 수급권자는 국민기초생활수급권자 중 근로무능력자(18세 미만인 자, 65세 이상인 자, 중증장애인, 치료 또는 요양 필요자 중 시·군·구청장이 판정한 근로무능력자, 임산부, 병역 중인 자, 보건복지부 장관이 인정한 근로무능력자 등)로만 구성된 세대의 구성원, 희귀 난치성 질환자가 속한 세대, 시설수급권자, 국내 입양 18세 미만 아동, 국가유공자, 중요무형문화재 보유자, 이재민, 의상자 및 의사자, 새터민(북한이탈주민), 5·18 민주화운동 관련자, 노숙인, 행려환자 등 법령의 규정에 의한 요건을 가진 자가 해당된다.

2종 수급권자는 국민기초생활보장수급권자 중 근로 능력이 있는 수급자를 포함한 세대의 구성원(18세 이상 65세 미만)을 구분하여 책정한다.

② 의료급여 수준

국가는 법령에서 정한 수급권자의 법정본인부담금을 제외한 금액의 전액을 지원하는데, 법정본인부담금은 수급권자의 종별(1종·2종) 구분에 따라 다르게 적용된다. 1종 수급권자는 외래 진료에 대해서만 본인 부담금을 내고, 입원 진료는 식대(20%)를 제외하고는 전액 무료이다. 1종 수급권자의 외래 본인 부담금은 일차 의료급여 기관 방문 시 1,000원, 이차 의료급여 기관 방문 시 1,500원, 삼차 의료급여 기관 방문 시 2,000원이며, 약국은 처방전당 500원을 부담한다.

2종 수급권자는 입원과 외래 모두 본인 부담금을 내며, 입원 시 총진료비의 10%, 외래의 경우 일차 의료급여 기관 방문 시 1,000원, 이차 또는 삼차 의료급여 기관의 총진료비 중 15%, 그리고 약국 방문 시에는 500원을 부담한다.

수급권자들의 부담을 완화하기 위해 대지급금, 본인부담보상제도 및 본인부담상한제도 등을 운영하고 있다. 대지급금제도는 2종 수급권자에게만 적용되는 바, 진료비의 15%를 부담하는 2종 수급권자가 최저생계비 이하의 계층임을 고려하여 입원 진료 시 본인 부담금이 20만 원 이상인 경우 20만 원을 초과하는 액수는 의료급여 기금에서 대지급해준 무이자로 분할 상환시키는 제도이다. 이를 통해 수급권자들의 국가에 대한 의타심을 배제시키면서 자활 의지를 고취시키고 있다.

■ 표 4-8 의료급여 종별 대상자 및 선정 기준(2016년도)

구분	수급권자
1종	- 「국민기초생활보장법」에 의한 수급자 중 근로 능력이 없는 자 - 「국민기초생활보장법」 이외의 타他 법에 의한 수급권자 　　이재민(재해구호법) 　　의상자 및 의사자의 유족 　　국내 입양된 18세 미만 아동 　　국가유공자 및 그 유족·가족 　　중요무형문화재 보유자 및 그 가족 　　새터민(북한이탈주민)과 그 가족 　　5·18 민주화운동 관련자 및 그 유족·가족 등 - 노숙인 등 행려환자
2종	「국민기초생활보장법」에 의한 수급자 중 근로 능력이 있는 자를 포함한 세대의 구성원

출처: 보건복지부(2017). 2016 보건복지백서.

본인부담보상제도는 일정 기간 동안 본인 부담금이 법령이 정한 금액을 초과하는 경우, 초과 금액 중 50%를 되돌려주는 제도이다. 이 제도에 따른 적용 기준은 1종 수급권자의 경우 매 30일 간 2만 원, 2종 수급권자의 경우 매 30일간 20만 원을 초과했는지이다.

본인부담상한제도는 일정 기간 동안 본인 부담금이 법령이 정한 금액을 초과할 경우 초과 금 액 중 전부를 되돌려주는 제도이다. 이 제도에 따른 적용 기준은 1종 수급권자의 경우 매 30일간 5만 원, 2종 수급권자의 경우 매 6개월 간 60만 원을 초과했는지이며, 초과금 전액은 사후에 보 상받게 된다.

■ 표 4-9   의료급여 진료비 부담 기준(2016년도)

구분		본인부담금
1종	외래	− 보건소·보건지소 및 보건진료소에서 진료하는 경우: 없음 − 일차 의료급여 기관: 1,000원 − 이차 의료급여 기관: 1,500원 − 삼차 의료급여 기관: 2,000원 − PET, MRI, CT 등: 급여 비용의 5%
	입원	− 무료
	약국	− 500원
2종	외래	− 보건소·보건지소 및 보건진료소에서 진료하는 경우: 없음 − 일차 의료급여 기관 1,000원 − 이차 및 삼차 의료급여 기관: 급여 비용의 15% − 삼차 의료급여 기관: 15% − PET, MRI, CT 등: 급여 비용의 15%
	입원	− 의료급여 기관의 입원 진료: 10%
	약국	− 500원

출처: 보건복지부(2017). 2016 보건복지백서.

③ 진료 체계

의료급여 환자는 「의료급여법」 시행 규칙 제3조의 규정에 의하여 제일차 의료급여 기관 → 제 이차 의료급여 기관 → 제삼차 의료급여 기관 순으로 단계적 진료를 받을 수 있다.

제일차 의료급여 기관은 의료법에 따라 시장, 군수, 구청장에게 개설 신고한 의료기관, 보건 소·보건의료원 및 보건지소, 약국이다.

제이차 의료급여 기관은 의료법에 따라 시·도지사가 개설 허가한 의료기관이다.

제삼차 의료급여 기관은 제이차 의료급여 기관 중에서 보건복지부 장관이 지정하는 의료
기관이다.

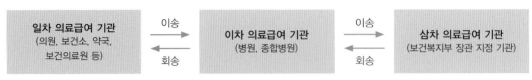

그림 4-8 의료급여 진료 체계

출처: 보건복지부(2017). 2016 보건복지백서.

3. 사회복지서비스

1) 사회서비스 개념

저출산, 고령화 등 인구 구조의 변화, 핵가족화 등 가족 구조의 변화, 여성의 경제 활동 참여 증가로 사회서비스에 대한 수요는 지속적으로 증가해왔다. 이런 분위기에서 가족, 특히 여성에게 과도하게 의존하는 비공식 돌봄은 한계에 도달해 돌봄의 시장화, 사회화가 불가피해졌다. 또한 사회ㆍ경제 전반의 경쟁 가속에 따른 양극화 심화, 확산은 상대적 취약계층의 증가로 이어지면서 사회서비스 수요의 증대로 나타났다.

반면, 사회서비스가 가장 필요한 계층인 저소득계층 및 아동ㆍ노인ㆍ장애인 등 취약계층은 시장에서의 서비스 구매력이 크게 부족했다. 따라서 취약계층의 삶의 질을 향상시키고, 경제 활동 참여를 촉진하며, 이들이 빈곤층으로 전락하는 상황을 예방하기 위한 공적 지원이 불가피했다. 그러나 기존의 공공부조만으로는 빈곤 탈출을 위한 계기를 제공하기가 어렵고, 근로 동기마저 약화시켜 노동생산성을 저해할 우려가 있었다. 이에 따라 기존의 소득보장정책에서 진일보한 적극적인 복지정책으로 사회서비스를 전환하자는 주장이 대두되었다.

사회서비스는 모든 국민이 인간다운 생활을 할 수 있도록 보장하고, 삶의 질을 향상시킬 수 있도록 지원하는 제도이다. 이 제도는 기존의 '사회복지서비스'가 대상별, 기능별로 확대된 개념으로, 국가 및 지방 자치단체와 민간 부문의 도움이 필요한 모든 국민에게 복지, 보건의료, 교육, 고용, 주거, 문화, 환경 등의 분야에서 인간다운 생활을 누릴 수 있도록 보장한다. 아울러 상담, 재활, 돌봄, 정보를 제공하고, 관련 시설을 이용할 수 있게 하며, 역량 개발 및 사회 참여 지원 등을 통해 삶의 질이 향상되도록 지원한다(「사회보장기본법」 제3조 제4항, 2013.1.27. 시행).

이렇듯 사회서비스는 저숙련 노동력 수요의 확대에 의한 일자리 창출로 자립 기회를 제공하고, 생애주기별로 필요한 다양한 서비스를 제공함으로써 취약계층에 내한 사회적 보호수준을 세고한다는 측면에서 복지정책의 새로운 패러다임을 제시하고 있다.

2) 사회서비스 내용

우리나라의 사회서비스는 수요 급증에도 불구하고 공공투자가 미흡하고, 시장 형성도 이루어지지 못하면서 국민의 다양한 욕구를 충족해주기가 어렵다. 이에 따라 2006년 9월 수립된 '사회서비스 확충 기본 계획'에 맞춰 2007년부터 지역 수요에 기반한 사회서비스를 확충하고, 수요자 중심 시장을 형성히며, 투명하고 효율적인 시장 관리를 위한 전자 바우처vaucher를 도입하는 등 실행 전략을 마련했다.

바우처제도는 정부가 특정한 재화 혹은 서비스의 수요자에게 일정액에 상응하는 구매권을 부여하고, 공급자에게는 서비스 제공의 대가를 사후 지불해주는 서비스 전달 체계이다. 이는 사회서비스 제공 및 재정 지원 체계가 공급자 위주에서 수요자 중심으로 전환되는 계기가 되었다. 따라서 "품질 관리는 제공기관에서 시작되어야 한다"는 원칙하에 품질 관리 관련 주요 사업으로서 사회서비스 전자 바우처 제공 기관에 대한 평가가 2010년부터 추진되었으며, 2015년에 바우처 통합카드인 '국민행복카드'를 출시하여 시스템을 공동 활용하여 정부예산의 중복투자를 방지했다.

특히, 2013년부터는 지역의 수요에 민감한 지자체가 중심이 되어 사회서비스 사업을 운영할 수 있도록 지역사회서비스 투자 사업, 산모 · 신생아 도우미 지원 사업, 가사 · 간병 도우미 방문 사업 등 3개 사회서비스 사업을 포괄 보조 형식으로 재정 배분 방식을 전환하여 시 · 도가 사업 기획, 운영의 자율성을 가지고 사업을 추진함으로써 효율적으로 관리할 수 있게 했고, 지속적인 재정 투자 확대를 통해 영유아, 아동 및 청소년, 노인, 장애인, 성인, 가족 등 다양한 계층에 생애주기별로 다양한 서비스를 제공하고 있다. 노인복지서비스로는 편안한 노후를 지원하기 위해 노인 돌봄종합서비스와 노인 맞춤형 운동과 돌봄인력이 동반하는 여행서비스 등과 노후 소득보장강화를 위한 기초연금 인상('18.9월 25만원 인상예정)과 치매국가책임제와 양질의 장기요양서비스를 제공하고 노인일자리 민간분야 확대 및 전문직 은퇴자를 위한 사회공헌 일자리 유형을 도입한 역량제고 프로그램을 강화하고 있다.

아동대상의 복지서비스로는 아동의 인지능력향상과 영유아발달지원, 아동정서발달지원 및 비만아동 건강관리 등과 아동 및 청소년대상의 심리지원과 인터넷과 몰입 치유 등의 서비스를 제공하고 있으며, 2018년 아동에 대한 투자를 강화하여 국가예방접종을 60개월 이상 초등학생으로 확대·접종하고 위기아동 조기발견시스템을 전국으로 확대하여 아동학대 예방체계를 더욱 강화하고 장애아동 건강관리의사 도입 및 어린이 재활병원을 설치할 예정이다.

장애인복지서비스는 장애인 활동지원과 언어발달 및 발달재활서비스 등의 지원과 장애인 권익신장을 위해 2019년 7월부터 장애 등급제를 폐지하고 찾아가는 읍면동 복지센터를 활용한 전달체계를 정비하여 맞춤형서비스를 제공할 예정이다. 또한 장애인 건강관리 의사제도와 장애인 보건의료센터를 통한 건강관리, 재활 등 맞춤형 건강증진체계를 구축할 예정이다.

가정복지서비스로는 저출산 정책의 패러다임으로 전환하여 가정의 행복과 일, 생활이 균형을 이루고 행복할 수 있도록 지원하며 보육지원 뿐만 아니라 2022년까지 공공보육 40%를 목표로 국공립어린이집을 확충하고 초등 돌봄 사각지대 해소를 위해 온종일 돌봄체계를 구축할 예정이다.

■ 표 4-10 사회서비스 바우처 사업 현황(2016년 말 기준)

구분	노인 돌봄 종합 서비스	장애인 활동 지원	지역사회 서비스	산모·신생아 도우미	가사·간병 도우미	언어 발달 서비스	발달 재활 서비스	발달장애인 부모상담 지원
개요	가사·활동 지원, 주간보호 서비스	일상생활 및 사회활동 지원	지자체 중심 신규 서비스 개발	산후 조리 및 건강관리	가사·간병 지원	부모가 장애인인 비장애아동에게 언어 재활 서비스 및 독서지도 등 제공	성장기 장애아동에게 적절한 발달재활 서비스 제공	발달장애인 부모 심리·정서 상담
대상	요양 등급 외 A, B 평균 소득 150% 이하	1~3급 장애인 (만 6세 이상, 만 65세 미만)	중위소득 120% 이하	중위소득 80% 이하	기초 수급자 및 차상위계층	중위 소득 100% 이하 −부모가 시각, 청각, 언어, 자폐성 뇌병변등록 장애인	전국 가구 평균 소득 150% 이하 −만 18세 미만 등록 장애 아동	전국 가구 평균 소득 150% 이하
본인 부담금 (월별, 원)	면제~ 6.4만 원	면제~ 12.6만 원	서비스별 상이	책정된 서비스 가격과 정부지원금 차액	면제~2만 원	면제~6만 원	면제~8만 원	월 0.4~4만 원(기간별 단가 상이)
지원 수준	월 27시간, 36시간	월 47~ 118시간(기본),	서비스별 상이	10~20일	월 24시간, 27시간	주 2회 정도 (월 8회)	주 2회 정도 (월 8회)	서비스별 상이

출처: 보건복지부(2017). 2016 보건복지백서.

사업명	서비스 내용	대상
영유이 발달 지원	발달 지연이 우려되는 영유아에게 신체 · 인지 · 정서 발달을 위한 중재 서비스 제공	만 0~6세 발달 지연 우려
아동 및 청소년 정서 발달 지원	정서 불안 및 문화 소외 아동 등에게 클래식 악기 교육 및 정서 순화 프로그램 제공	만 7~18세 정서 행동 문제 우려 또는 문화 소외 아동
아동 및 청소년 심리 지원	정서 행동 장애 위험이 우려되는 아동을 위한 상담 및 음악 · 미술치료 등 조기 개입 서비스 지원	만 18세 이하 문제 행동 위험군
아동 및 청소년 비전 형성	아동 및 청소년에게 체계적인 비전 · 리더십 형성 프로그램 및 체험 · 학습 등 지원	만 7~15세
인터넷과 몰입 아동 및 청소년 치유	인터넷을 과다 사용하는 아동 및 청소년에게 맞춤형 상담, 대체 활동을 제공하여 인터넷과몰입 치유	만 18세 이하 인터넷 중독 위험군
(비만) 아동 건강관리	비만 · 허약 초등학생과 부모에게 운동 처방 · 지도, 건강 교육 등 제공	만 5~12세 경도 이상 비만 · 허약 아동
노인 맞춤형 운동 처방	고령자 건강 상태를 점검하고, 그 점검 결과에 따른 수중 또는 유산소 운동을 처방 · 지도함으로써 의료비 절감 및 건강 증진	만 65세 이상 장기요양 등급 외 판정자
노인 · 장애인 돌봄 여행	노인 · 장애인에게 전문 돌봄 인력이 동반하는 여행 서비스 제공	등록장애인(또는 상이등급자) 중 만 65세 이상
장애인 보조 기기 렌탈	장애아동의 성장 단계에 따른 맞춤형 자세 유지 도구 등 보조 기기 렌탈 · 리폼	만 19세 미만 지체 · 뇌변병 장애
시각장애인 안마	근골격계 · 신경계 · 순환계 질환 등의 증상 개선을 위해 시각장애인의 안마, 마사지, 지압 및 자극요법 제공	근골격계 · 신경계 · 순환계 질환이 있는 만 60세 이상 지체 · 뇌병변 장애
정신건강 토탈케어	정신질환자와 그 가족에게 일상생활 및 증상 관리, 사회 적응 훈련, 취업 등을 지원	정신장애인 또는 정신과 치료가 필요한 자
자살위험군 예방	자살위험군에 대한 조기 선별 검사와 사례 관리 서비스 제공을 통해 자살 예방 및 사회적 부담 경감	자살위험검사에 의한 자살위험군에 해당하는 사람
다문화가정 아동 발달 지원	다문화가정 아동들의 한국어 구사 능력 향상을 통해 자존감 및 사회성 향상 지원	만 3~12세
장애인 · 산모 등 건강취약계층 운동 처방	장애인 · 산모 등 건강취약계층의 신체 활동 지원	장애인, 산무
기타(고령자 소외 예방, 아동 라이프코칭 등)		사업에 따라 상이

출처: 보건복지부(2017). 2016 보건복지백서.

4. 사회보장정보시스템

1) 사회보장정보시스템의 개념

과거 '새올행정시스템'에서는 복지 대상자의 정보와 전산시스템이 232개 시·군·구별로 각각 따로 관리되었고, 하나의 시·군·구 안에서도 기초생활, 기초노령, 보육 등 각각의 사업별로 지원 대상자 정보를 따로 관리하였기 때문에 개인이 어디서 어떤 서비스를 얼마나 받고 있는지 알기 어려웠다.

이에 사회보장기본법을 2013년 1월 개정하여 사회보장 정보시스템 구축 운영을 위한 규정을 마련하여 국가나 지방 자치단체로부터 각종 사회복지급여와 서비스를 지원받는 대상자의 자격과 지원 내역을 통합적으로 관리하도록 했다. 이에 따라 각 부처에 분산되어 관리되고 있는 복지 사업 정보 및 지원 대상자의 자격·수급이력 정보를 개인별·가구별로 통합 관리하여 복지 업무를 효율적으로 처리할 수 있도록 지원하는 정보시스템을 구축했다.

사회보장정보시스템은 범 부처 복지 사업 대상자의 자격·수급이력 정보를 통합 데이터베이스(DB)로 연계시킴으로써, 주민센터와 각 부처(기관)의 복지 사업 담당자가 상담 과정에서 제공받는 복지서비스를 한눈에 파악하고, 효과적인 상담과 누락 없는 서비스를 제공하는 등 맞춤형 서비스가 제공될 수 있는 기반을 마련했다.

이로써 복지 사업 대상자 선정부터 사후 관리에 이르는 전 과정에서 업무 처리를 지원하고, 중앙 부처와 지자체의 복지 사업 정보도 제공하게 되었다.

2) 사회보장정보시스템(행복e-음) 운영 현황 및 성과

사회보장정보시스템은 국가나 지방 자치단체로부터 각종 사회복지급여와 서비스를 지원받는 대상자의 자격·지원 내역을 통합적으로 관리하는 정보시스템이다. 이를 통해 지방 자치단체의

사회복지 담당 공무원들은 신청 및 접수, 자산 조사, 지원 여부 결정, 급여 지급, 사후·사례 관리 같은 업무를 수행하고 있다.

최근까지 사회복지 분야에 투입되는 예산이 지속적으로 증가하고, 복지서비스도 다양해졌다. 하지만 이를 관리하는 관리 시스템과 복지서비스를 전달하는 전달 체계는 그에 맞춰 선진화되지 못했다. 그리하여 많은 국민들이 복지서비스의 효과를 잘 체감하지 못했고, 복지 관련 재정도 효율적으로 운용되지 못했다. 즉, 유사한 서비스를 중복 지원받는 사람이 있는가 하면, 생활이 어렵지만 아무 지원도 받지 못하는 사람도 있었다. 또한 소득이나 재산이 기준을 초과하는 사람에게도 복지급여가 지급되는 경우도 있었다.

이에 복지급여와 서비스를 관리하는 관리 체계를 효율화함으로써 복지 관련 예산이 꼭 필요한 국민들에게 제대로 전달될 수 있도록 하고, 지자체의 일선 업무를 효율화하여 국민들에게 보다 더 나은 복지서비스를 체계적으로 제공할 필요가 대두되면서 분산된 복지 분야 전산 시스템과 데이터를 하나로 통합하게 되었다.

사회보장정보시스템(행복e-음) 개통(2010. 1. 4.) 이후 월평균 전국 사회복지 담당 공무원 약 2만8천여 명이 복지급여의 상담·신청 및 조사·결정, 급여지급 및 사후 관리 등 복지 사업 전반에 대한 업무를 행복e-음을 활용하여 수행하고 있으며, 매월 기초생활보장급여, 기초연금, 양육수당, 장애수당 등 2016년 기준 88종 현금급여(연 1억 2백만 건, 연간 20조 5천억 원)를 행복e-음을 통하여 지급하고 있다. 또한, 2010년 10월부터는 사회복지시설 수급자에 대한 시설생계비 및 시설보조금 등도 행복e-음을 통하여 지급·관리하여 사회복지시설의 투명성을 높이고 있다.

복지대상자 선정·사후 관리를 위해 61개 기관 797종* 소득·재산 자료 및 서비스 이력 정보를 연계하여 지자체에 제공하고, 수급자 선정의 정확성 제고 및 담당 공무원의 업무 수행 편의를 제공하고, 금융재산의 경우 연간 53회(1억 2,067만 건), 공적 자료는 1일 평균 36만 건을 요청·회신 및 반영하여 책정된 대상자에 대하여 매월 20일, 25일은 기초생활보장 등 현금급여를 행복e음에서 일괄 생성하여 제공하고, 자체에서는 변동 사항을 확인하여 급여를 지급하고 있다.

사회보장정보시스템(행복e-음)은 보건복지 부문의 정보화를 선도하고 복지정책 집행의 효율성을 강화해 미진했던 서비스기능을 향상시키는 시스템으로서 사회복지 전달 체계를 업그레이

드할 목적으로 추진되어 지난 5년 동안의 운영을 거치면서 복지급여 집행의 효율성과 투명성 그리고 책임성이 지속적으로 제고되어 소기의 성과를 거두었다.

3) 사회보장정보시스템의 기대 효과 및 향후 계획

사회보장정보시스템을 구축됨으로써 각 부처가 수행하는 복지 사업을 통합 관리하고, 행정의 효율성을 향상시키며, 복지자원을 효율적으로 활용할 수 있는 기반을 마련하고, 수요자 중심의 맞춤형 서비스 제공 환경도 조성할 수 있으리라 기대된다.

또한 맞춤형 서비스를 제공하기 위해 대표적인 복지 포털인 '복지로'를 개편함으로써, 개별 기관이 제공하는 서비스 외에 지자체가 제공하는 복지서비스도 제공받을 수 있도록 안내하고 있다. 아울러 〈복지 가이드북〉을 제작·배포하여 복지 사각지대를 해소하고, 국민의 정보 접근성을 제고해나갈 것이다. 더불어 복지사각지대 대상자를 선제적으로 발굴하여 사각지대에 있는 사회적 취약계층을 지원한 경험을 바탕으로 아동학대 등 사회적 문제 해결에도 사회보장정보시스템이 활용될 수 있도록 발전시켜나갈 계획이다. 또한 소득·재산 조사가 필요한 복지 사업에 대해서는 신청 조사·결정 등 업무 처리를 지원함으로써 국민들이 보다 더 편리하게 신청하고 서비스를 제공받을 수 있도록 할 것이다.

확인 조사 시스템도 확대해—민원인이 주기적으로 신청하게끔 하는 대신—공적 자료를 활용한 소득·재산 조사로 수급적정성을 확인함으로써 민원 편의성을 높일 것이다. 더불어 복지사각지대 대상자를 선제적으로 발굴하여 사각지대에 있는 사회적 취약계층을 지원한 경험을 바탕으로 아동학대 등 사회적 문제 해결에도 사회보장정보시스템이 활용될 수 있도록 발전시켜나갈 계획이다. 또한 사회보장 정보의 공유·개방을 위해 사회보장정보시스템의 정보에 대한 범정부 복지 정보 통계 시스템 운영도 내실화함으로써 관련 부처, 연구기관, 전문가 등이 정책 기획·평가 및 연구 등에 다양하게 활용할 수 있도록 할 것이다.

■ 표 4-12 사회보장정보시스템의 기대 효과

구분	주요 기능	기대 효과
지격 · 수급 이력 통합 DB	– 전 부처 복지 사업 대상자의 자격 · 수급 이력 정보 통합 관리	– (국민) 수요자 중심 맞춤형 서비스 – (지자체) 복지 · 보건 · 일자리 등 다양한 서비스의 통합적 연계 · 제공
업무 처리 지원 시스템	– 신청–조사–결정–사후 관리 등 단계별 업무 처리 지원	– (각 부처) 공적 자료를 공동 활용, 전산화로 대상 선정 · 관리 효율성 · 정확성 제고 – (국민) 구비 서류 감소 등 편의성 증대
복지지킴이	– 중복 수급 예방 · 차단 – 인적 사항, 소득 · 재산, 수급 이력 등 대상자별 변동 정보 제공	– (각 부처) 중복 · 부적정 수급 방지를 통한 복지 재정의 효율성 재고
복지알림이	– 중앙 부처 · 지자체 · 민간 복지 사업 정보 통합 제공	– (국민) 전 부처 복지 사업 조회 · 온라인 신청 확대 등 접근성 향상 – (각 부처) 전 부처 복지 사업 조회로 맞춤형 복지서비스 제공

출처: 보건복지부(2017). 2016 보건복지백서.

마지막으로, 사회보장정보시스템의 정보를 활용하여 복지 사업을 사전 심의 · 조정함으로써 유사 서비스는 통합하고, 신규 서비스는 사전 타당성을 검토할 수 있는 체계를 확대해 나아갈 계획이다.

💬 토론 자료

1. 제1차 사회보장제도 기본 계획 수립

우리나라는 2014년에 〈제1차 사회보장 기본 계획〉을 수립하고, 약 316조 원을 투자하기로 했다. 그중 생애주기별 맞춤형 사회안전망 구축에 299조 8000억 원, 일을 통한 자립 지원 부분에 15조 1000억 원, 지속 가능한 사회보장 기반 구축에 1조 3000억 원을 투자해 많은 사업을 수행하고 있다. 2014부터 2018년까지의 1차 사회보장사업에 대한 성과와 제2차 사회보장제도 (2018~2022)의 계획과 관련된 사업에 대해 토론해보자.

2. 행복하십니까?

2012년 국제연합(UN)의 〈세계 행복 보고서〉에 따르면 "소득이 행복에 미치는 영향은 약 8%에 불과하며, 기초 생활 수준이 어느 정도 충족되면 행복은 소득보다 개인의 정서적·육체적 건강 및 가치관과 공동체의 상황으로부터 영향을 받는다"라고 했다. 우리나라는 다른 OECD 회원국들과 비교했을 때, 경제 규모는 세계10위권이지만, 행복 순위는 32위로 국민들이 체감하는 행복 지수는 낮은 편이다. 우리나라의 행복 지수가 낮은 이유와 그 해결책에 대해 토론해보자.

3. 사회복지 사각지대에 있는 사람들

2014년에 생활고를 비관하여 스스로 목숨을 끊은 서울 송파구 세 모녀 동반 자살 사건이 발생한 이후 복지 전달 체계의 개선을 촉구하는 목소리가 높아지고 있다. 그 당시 세 모녀는 부양의무자 조건 때문에 '국민기초생활보장제도' 및 '긴급복지지원제도' 등의 도움을 받지 못하고 있었다. 이렇듯 사회복지 사각지대에 있는 사람들의 자살 사건은 계속 이어지고 있다. 이에 정부는 사회복지 사각지대를 없애겠다는 의지로 '송파 세 모녀법'이라고 불리는 국민기초 생활 보장법을 시행·강화했다. 사회복지 사각지대를 해소하기 위한 정부의 새로운 관련 법안을 살펴보고, 이에 대해 토론해보자.

제5장

보건의료자원과 관리

학습 목표

1. 보건의료자원의 개념을 정의한다.

2. 보건의료인력 수급 관리를 이해한다.

3. 보건의료인력의 중·장기 수급 전망을 설명한다.

4. 보건의료 시설 및 장비를 설명한다.

5. 공공보건의료기관과 민간 의료기관의 현황을 이해한다.

6. 보건의료 정보 및 지식을 설명한다.

7. 보건의료의 적정 관리를 이해한다.

8. 국가시험·면허제도를 설명한다.

9. 의료의 질 관리를 설명한다.

10. 의료기관인증제를 이해한다.

11. 신의료기술의 평가를 설명한다.

1. 보건의료자원

1) 개념

보건의료 체계는 ① 보건의료자원 개발, ② 개발된 자원의 조직적 배치, ③ 보건의료 제공, ④ 재원 공급, ⑤ 목표 기획 및 달성 관리라는 다섯 가지 하부 체계로 이루어진다. 이 다섯 가지 하부 체계 중 여기에서는 보건의료자원에 대해 설명하기로 한다.

보건의료자원(Health care resource)은 보건의료 체계의 하부 구조를 이루는 가장 중요한 요소이다. 만약 보건의료자원이 없다면 자원의 효율적 배치나 보건의료의 제공 등 다른 하위 요소의 활동이 불가능하기 때문이다. 일반적으로 보건의료자원은 인력, 시설, 장비, 물자, 정보, 지식으로 구성되어 있다.

2) 보건의료자원 평가

보건의료자원을 적절히 개발하고 조직적으로 배치하려면 이를 주기적으로 평가해야 한다. 이를 위해 양적 공급, 질적 수준, 조직적 분포, 효율성, 적합성, 계획성, 통합성 같은 요소들을 고려해야 한다. 이 요소들을 중심으로 세부 내용을 설명하고자 한다.

(1) 양적 공급

우선 보건의료자원의 양적 공급이 적절해야 한다. 많은 개발도상국에서는 보건의료 분야 인적·물적 자원이 극심하리만치 부족해서 고심하고 있다. 이렇듯 양적 공급이 충분하지 많은 상황에서는 어떠한 정책도 시행되기 어렵다. 양적 공급의 지표는 '인구당 자원의 양'이다.

(2) 질적 수준

보건의료자원의 효용에 대한 문제다. 보건의료인력의 기능 수행 능력과 기술 수준, 시설의 규모와 적정한 설비를 얼마나 구비했는지, 효과적인 보건의료 제공 방법 등이 해당된다. '병원 표준화 심사 및 의료기관 서비스 평가'는 질적인 수준을 판단하는 지표이다.

(3) 조직적 분포

지리적 특성을 고려하고, 직종 간, 전문 과목별, 시설들 사이에서 자원이 주민들의 보건의료 수요에 따라 적절하게 배치되었는가를 의미한다. 의료인력과 시설이 도시 지역에 편중되어 있다면 보건의료자원의 분포에 문제가 있음을 시사한다.

(4) 효율성

보건의료자원의 개발·유지에 투여되는 비용 대비 상대적 효과이다. 의원급의 CT 도입은 보건의료 체계에서 효율성이 떨어지는 대표적인 사례이다. 또한 주민들의 가벼운 감기 치료를 위해 비용이 많이 드는 종합병원을 설립하는 것도 보건의료 시설의 효율성에 문제가 있음을 시사한다.

(5) 적합성

대상 주민들의 보건의료에 얼마나 적합한 보건의료자원이 제공되는지를 의미한다. 업무에 비해 수익이 적은 내과·외과·소아과·산부인과의 전문 과목 의사들보다, 업무가 단순하지만 상대적으로 수익이 많은 성형외과·피부과 의사들이 많이 배출된다면 지역 주민들의 필요를 만족시킬 수 없을 것이다.

(6) 계획성

미래에 필요한 보건의료자원의 종류와 양을 고려하면서 적절하게 개발하고 있는지를 의미한다. 우리나라는 급속한 노령화에 따라 노인 요양 시설과 의료인력 개발이 이루어지고 있으나, 아직도 매우 미흡하다.

(7) 통합성

보건의료자원 개발의 중요한 요소인 계획, 실행, 관리, 평가, 환류가 보건의료자원 개발 과정에서 통합적으로 이루어지는지를 의미한다. '계획 따로, 실행 따로' 이루어지는 이유는 통합적인 자원 개발에 어려움이 있기 때문이다. 계획, 실행, 관리, 평가, 환류가 통합적으로 이루어져야 효율적인 자원 개발이 가능하다.

2. 보건의료인력 수급 관리

1) 보건의료인력 관리 실태 및 현황

현재 우리나라의 보건의료 관계 인력은 다음과 같다. 「의료법」 제2조에 의해 의료인으로 규정된 의사, 치과의사, 한의사, 조산사 및 간호사 등을 비롯해, 〈약사법〉 제3조의 약사 및 한약사, 「의료기사 등에 관한 법률」 제2조의 의료기사(임상병리사, 방사선사, 물리치료사, 작업치료사, 치과기공사, 치과위생사)와 의무기록사 및 안경사, 「응급의료에 관한 법률」 제2조의 응급구조사, 그 밖에 「의료법」 제80조의 간호조무사가 관련 인력에 포함된다.

보건의료인력은 전문적 직업인들로, 국민의 건강과 생명에 직결되는 업무에 종사하고 있다. 이 때문에 국가는 법으로 그 자격을 엄격하게 규정하고, 면허 또는 자격 소지자가 아니면 보건의료 관계 행위를 할 수 없도록 규제하고 있다. 의사를 비롯한 보건의료 관련 인력 양성에는 오랜 준비 기간과 많은 투자가 필요하다. 그 수급 대책은 장기적 목표 아래 수립되어야 하며, 또한 전체적인 보건의료 계획 내에서 이루어져야 한다.

우리나라의 보건의료 관련 인력은 지난 10여 년간 매우 빠른 속도로 증가했다. 하지만, 선진국에 비하면 아직도 부족하다. 주요 선진국의 보건의료인력은 표 5-3과 같다.

■ 표 5-1 보건의료 관계 인력 양성기관 및 2016년 입학 정원 　(단위: 개, 명)

대 학	학교 수	정 원
의과대학	41	3,058
치과대학	11	750
한의과대학	12	750
약학대학	35	1,700
간호대학	147	12,793
간호전문대학(전문대학 포함)	205	19,183

주: 통폐합으로 전문대학은 감소, 대학은 증가했다.
출처: 보건복지부(2017). 2016 보건복지백서.

■ 표 5-2 연도별 의료 관계 인력 면허등록 상황 (단위: 명)

연도	의사	한의사	치과의사	약사	조산사	간호사	간호조무사	의료기사	의무기록사	안경사	응급1급	응급2급
2004	81,914	14,348	20,727	53,537	8,628	202,012	321,152	124,638	10,140	24,652	4,999	4,410
2005	85,284	15,200	21,566	54,845	8,657	213,647	340,375	134,373	10,825	26,001	5,528	4,935
2006	88,776	16,016	22,367	56,234	8,685	224,142	362,020	144,052	11,429	27,417	6,043	5,372
2007	91,393	16,661	23,114	57,285	8,587	235,682	382,722	154,172	12,448	28,712	6,589	5,815
2008	95,013	17,473	23,912	58,363	8,565	246,838	406,366	164,913	13,630	30,237	7,312	6,413
2009	98,360	18,333	24,627	59,717	8,603	258,568	438,176	176,003	13,630	30,237	7,980	7,144
2010	101,569	19,097	25,425	61,114	8,614	270,393	470,954	187,417	15,390	33,334	8,720	7,690
2011	104,332	19,846	26,087	62,245	8,562	282,656	508,113	199,538	16,453	34,791	9,616	8,239
2012	107,221	20,600	26,791	63,647	8,528	295,254	539,962	212,069	17,689	35,934	10,577	8,789
2013	109,500	21,287	27,398	63,292	8,422	307,797	571,736	225,912	18,821	37,225	11,594	9,831
2014	112,407	22,007	28,123	63,150	8,382	323,041	601,941	240,496	20,662	38,482	12,742	11,182
2015	115,976	23,178	28,942	65,510	8,387	338,629	637,513	255,364	21,679	39,914	13,955	12,747
2016	118,696	23,845	29,632	66,991	8,328	355,772	660,125	270,400	22,754	41,060	15,251	13,835

주: 2003년도 면허등록자 수는 면허 관리 시스템 개발로 그동안 미신고된 사망자를 확인하여 제외한 숫자이며, 간호조무사는 자격등록자 수를 보여줌.
자료: 보건복지부 면허 관리 시스템 등록 현황(사망자 제외), 시·도 자료 취합(간호조무사)
출처: 보건복지부(2017), 2016 보건복지백서.

■ 표 5-3 보건의료인력 국제 비교

연도별 / 지표		인구 1,000명 당 활동 의료인 수			
		의사	간호사	치과의사	약사
한국[1]	'04	1.6	3.8	0.36	0.61
	'05	1.6	3.9	0.37	0.63
	'06	1.7	4.0	0.38	0.64
	'07	1.7	4..2	0.39	0.63
	'08	1.8	4.3	0.40	0.64
	'09	1.9	4.4	0.41	0.64
	'10	2.0	4.7	0.43	0.66
	'11	2.0	4.7	0.43	0.68
	'12	2.1	4.8	0.44	0.65
	'13	2.2	5.2	0.44	0.65
주요 선진국	일본	2.3('13)	10.5('13)	0.77('10)	1.54('11)
	미국	2.6('13)	11.1('13)	0.60('08)	0.87('10)
	스웨덴	4.0('13)	11.2('13)	0.80('09)	0.76('10)
	독일	4.1('13)	13.0('13)	0.80('11)	0.62('11)
	프랑스	3.3('13)	9.4('13)	0.64('12)	1.05('11)
	영국	2.8('13)	8.2('13)	0.54('12)	0.66('11)
	핀란드	3.0('13)	14.1('13)	0.79('10)	1.11('10)
OECD 평균('13)		3.3('13)	9.1('13)	0.64('10)	0.76('10)

주1) 한국은 의사의 경우 한의사 포함. 간호사의 경우 간호조무사 포함.
자료: 〈건강보험심사평가원 월별 요양기간현황〉, 〈OECD: Health Data 2015〉
출처: 보건복지부(2017), 2016 보건복지백서.

2) 의료인력 중·장기 수급 전망

(1) 의사

우리나라의 의료인력 수급정책은 1970년대 중반까지 의료시장의 자율 기능에 의존했다. 그러나 1970년대 후반부터는 경제 성장 위주의 개발전략정책과 사회복지를 병행하는 방향으로 국가정책이 전환되었다. 따라서 1977년 제4차 경제 개발 5개년 계획부터는 의료인력 수급 문제가 정책 과제로 다루어졌다.

1977년에는 의과대학 입학 정원이 14개교 1,380명이었다. 그러나 1978년 이후 의료보험 실시에 따른 의료 수요 증가에 대처하기 위해 의사 인력 공급을 확대했으며, 2006년 이후로는 41개교 3,058명 수준을 유지하고 있다. 한편 이공계 활성화 등을 위해 2005년부터 의학전문대학원제도가 도입되었다. 당시 41개 의과대학 중 일부 대학이 의학전문대학원을 신설했으나, 공중보건의 공급 감소 및 이공계 인재들의 의학계로의 이탈 등을 이유로 2013년부터 다시 의과대학으로 전환하는 추세('19학년도 기준으로 의학전문대학원 잔류 5개교 예정)이다.

2016년도 말 의사면허자 수는 11만 8,696명이고, 2013년 기준 인구 천 명당 활동 의사 수(한의사 포함)는 2.2명으로 같은 해 OECD 평균 3.3명에 비해 상대적으로 의사 수가 다소 부족한 실정이다. 그러나 의사 인력에 대한 수요는 노인요양보험제도 실시 등 보건의료 정책 및 국민의료이용 형태의 변화에 따라 향후 더욱 증가될 것이다.

(2) 전문의

전문의는 의사면허를 가진 자로서 「의료법」 제77조 및 〈전문의의 수련 및 자격인정 등에 관한 규정〉에 따라 보건복지부 장관이 지정하는 수련병원(기관)에서 인턴 1년(가정의학과 제외)과 레지던트 4년(가정의학과, 결핵과, 예방의학과 3년)의 수련 과정을 이수해야 한다. 아울러 대한의사협회에서 시행하는 해당 전문의자격시험에 합격한 후 보건복지부 장관으로부터 전문의자격을 인정받아야 한다. 2016년 말, 전문의자격등록자는 26개 전문 과목에 9만 1,689명으로 전체 의사의 77.2%에 이르고 있다.

(단위 : 명, %)

구분	계	종합병원	병원	의원	보건기관
취업자 수	91,713	40,764	16,063	38,770	2,116
구성비	100.0	41.7	16.4	39.7	2.2

출처: 보건복지부(2017). 2016 보건복지백서.

그리고 응급의학과, 핵의학과 및 산업의학과(현 직업환경의학과) 같은 전문 과목이 1996년도에 신설되면서, 전문의 수련 과목은 26개 과로 증가했다. 앞으로도 의료기술 발전, 의료 수요자의 고급화, 전문 진료에 대한 선호도 상승에 힘입어 전문의는 계속 늘어날 전망이다.

이와 같이 전문의 수요가 증가하는 데 반해 흉부외과와 산부인과 등 필수과목의 전문 인력 충원율은 저하되고 있다. 이러한 문제를 해결하기 위해 과목별 정원 적정화를 추진하고, 전공의 총 정원을 신규 의사면허자 수와 일치시키는 등으로 인해 전문 인력 수급을 위해 국가적으로 노력하고 있다. 또한 권역 외상 센터를 확대시키기 위해 적정한 흉부외과 전문의를 양성하고 있다.

(3) 치과의사

치과의사 수는 2016년 말 기준 2만 9,632명이었다. 인구 대비 치과의사 수는 선진국 수준에는 미치지 못하지만(주요 선진국의 경우 인구 천 명당 활동 치과의사 수가 0.64명 정도이나, 우리나라의 경우는 0.44명임), 향후 10년 내에 선진국 수준에 이름으로써 치과의사 공급 수준은 비교적 적정해지리라 분석하고 있다. 그러나 치과의사 수의 지역적 불균형 문제 등으로 인해 중·장기적 인력 추계·수급 계획이 필요하다.

따라서 국민소득의 증가로 인한 치과의료 수요 증가, 치과전문의제도 도입에 따른 인력 수급 변동 등을 감안해 향후 치과의료 분야에서 적정 수준의 인력이 공급될 수 있도록 신축성 있게 대처해야 한다.

■ 표 5-5　연도별 전문의 현황 (단위 : 명, %)

구분	2007	2008	2009	2010	2011	2012	2013	2014	2015	2016
의사 수	91,393	95,013	98,360	101,569	104,332	107,221	109,500	112,407	115,976	118,696
전문의 수	64,079	66,937	70,347	73,489	76,379	79,508	82,160	85,262	88,749	91,689
비율	70.1	70.4	71.5	72.4	73.2	74.2	75.0	75.0	76.5	77.2

출처: 보건복지부(2017). 2016 보건복지백서.

(4) 한의사

국내 한의사 수는 2016년 말 기준 2만 3,845명으로, 의사·치과의사와 마찬가지로 대학 교육을 거쳐 배출되는 우리나라 고유의 의사 인력이다. 한의과대학은 1979년도에 3개 대학이었으나, 2011년 말에는 11개 대학 및 1개 전문대학원, 전체 입학 정원 750명으로 증가했다. 한의학 전문대학원은 대통령 공약에 따라 한·양방 협진 및 한의학의 과학화·세계화를 위해 2007년 국립 부산 대학에 설립되었다.

한의사 인력은 의사 인력과의 관계와 같은 그 특성상 적정 인력 수준을 정하기가 어렵다. 또한 건강보험 적용 범위가 제한되어 수급 추계를 위한 기초 자료가 극히 미흡하기에 의료 이용량 변화를 예측하기도 매우 어렵다.

한의사 인력 수급은 앞으로 한약사의 증가, 한방의약 분업 등 관련 정책 변화에 따른 수급변동 요인을 고려하고, 한방의료 수요에 대한 기초 자료의 확보가 가능한 시점에서 전반적으로 재검토해야 한다.

(5) 간호 관계 인력

간호 관계 인력은 간호사, 조산사, 간호조무사로 나눌 수 있다.

간호사의 임무는 환자의 간호 요구에 대한 관찰, 자료 수집, 간호 판단 및 요양을 위한 간호, 진료의 보조, 간호 요구자에 대한 교육·상담 및 건강증진을 위한 활동의 기획과 수행, 그 밖의 대통령령이 정하는 보건 활동, 간호조무사의 업무 보조에 대한 지도를 하는 것이다. 2016년 말 기준 우리나라 간호사는 35만 5,772명이며, 인구 천 명당 활동 간호사는 5.2명이다. 이는 OECD 회원국 평균 9.8명에 비하면 부족하다.

간호사 활동자 수는 의료기관의 수요에 따라 결정된다. 현재 활동자 수는 17만 9,989명('16.12월 말 건강보험심사평가원 등록 기준)이나 실제 간호사 취업자 수는 이보다 높을 것으로 판단하고 있다. 하지만 의료기관 간호사 부족현상 등을 고려할 때, 경력단절 유휴 간호인력을 활용하는 방안을 모색할 필요가 있다. 이를 위해 보건복지부는 2015년부터 간호인력 취업지원 사업을 실시하고 있다.

2000년부터는 특정 분야에 대한 교육과 훈련을 받고 실무 경력을 쌓은 간호사를 대상으로 전문간호사자격제도를 운영하고 있다. 전문간호사자격제도는 국민의 의료 서비스 기대 수준이 상승한 데 부응해 비용 대비 효과적이고 전문적인 간호서비스를 제공하는 것을 목적으로 한다. 현재까지 노인, 응급, 산업 등 13개 분야로 확대되었으며, 실무 경력을 요구하거나 자격시험을 시행하는 등 자격 기준 또한 강화되었다. 앞으로도 의료기관에 내원하지 못하는 환자들을 위해 가정전문간호사가 전담 인력으로 배치되는 등 전문간호사의 진출 영역은 더욱 확대될 것이다.

조산사가 되려면 간호사 면허 소지자로서 보건복지부 장관이 인정하는 의료기관에서 1년간 조산의 수습 과정을 마쳐야 한다. 혹은 보건복지부 장관이 인정하는 외국 조산사 면허를 취득해 조산사 국가시험에 합격한 뒤 보건복지부 장관의 면허를 받아야 한다. 2016년 말 기준 등록된 조산사는 8,328명이다.

간호조무사는 특성화 고등학교, 간호조무사 양성소(국·공립 병원 내 설치), 간호학원, 평생 교육 시설에서 양성이 가능한 간호 보조 인력이다. 간호조무사의 임무는 간호 업무 보조와 환자 진료 보조에 관한 업무를 수행하는 것이다. 의료기관, 특히 의원급 의료기관 및 만성기 병상(요양병원, 정신병원)에서 근무한다.

의료법 개정으로('15. 12. 29) 간호인력의 체계적 업무 수행을 위해 간호사와 간호조무사의 업무를 구체화하였다. 또한 간호조무사의 엄격한 질 관리를 위해 자격 인정을 시·도지사에서 보건복지부장관으로 변경하고, 간호조무사 훈련교육기관에 대한 지정평가제도, 보수 교육, 자격신고제 등 제도 개선의 근거를 마련하여 전 국민에게 양질의 보편적인 보건의료서비스를 제공할 수 있도록 하였다('17. 1. 1 시행).

(6) 의료기사 등

「의료기사법」에서는 의사·치과의사의 지도하에 진료 또는 검사에 종사하는 자를 의료기사라고 한다. 또한 의무에 관한 기록을 주된 업무로 하는 자를 의무기록사, 시력 보정용 안경 조제·판매를 주된 업무로 하는 자를 안경사로 규정하고 있다. 의료기사의 종류로는 임상병리사, 방사선사, 물리치료사, 작업치료사, 치과기공사 및 치과위생사가 있고, 의료기사 등으로는 의무기록사와 안경사가 포함된다. 향후 노인 인구 및 요양 병원 증가로 의료기사 중 물리치료사와 작업치료사 등의 수요는 지속적으로 증가할 것으로 전망된다.

3) 보건의료인력의 정책 방향

우리나라에서는 경제 성장과 더불어 국민소득과 교육 수준 및 생활 수준이 향상됨에 따라 건강에 대한 국민의 관심 역시 고조되고 있다. 더불어 지속적인 인구 증가와 평균 수명 연장에 따른 노령 인구 증가가 이루어지고 있으며, 1989년 7월 1일부터 시행한 전국민의료보험 실시로 의료 수요도 계속 증가하고 있다. 이렇듯 날로 증가하는 보건의료 수요에 대응하기 위해 적정 서비스 공급과, 이를 위한 의료인력 확충은 국민복지 차원에서 필수 불가결한 요소이다.

그러나 면허를 받은 의료인력의 현재 취업 상황에 대한 정보가 없고, 자질 향상을 위한 보수 교육 이수율도 낮은 등 보건의료인 면허 관리 체계가 부실한 것이 문제이다. 그래서 2009년 7월부터 면허자의 사후 관리 체계 마련을 위해 정부, 의료계, 학계 등으로 구성된 협의체가 운영되고 있다.

2012년 4월부터 의료인이 3년마다 보수 교육 이수 후 실태와 취업 상황 등을 신고하는 면허 신고제도가 시행되고 있다. 이 제도가 시행된 후 1년('12.4.29~'13.4.28)간 일괄 신고를 실시했으며, 신규 면허취득자는 면허를 발급받은 날로부터, 면허신고자는 면허를 신고한 날로부터 3년마다 신고하는 정기 신고 체계로 전환되었다. 또한 의료기사 등에 대해서는 2014년 11월부터 이러한 제도가 시행되고 있는 바, 이는 면허신고제를 통해 보건의료인의 실태를 파악함으로써 보수 교육을 강화하려는 것이다.

■ 표 5-6 2015년 의료인 면허 신고 현황

면허 종류	면허보유자[1]	의료기관 근무자[2]	신고건수	신고율 면허보유자 대비	신고율 의료기관 근무자 대비
계	456,989	267,118	356,711	72.5%	105.5%
의사	106,670	95,076	97,557	91.5%	102.6%
치과의사	26,669	23,540	24,942	93.5%	106.0%
한의사	20,460	19,246	19,489	95.3%	101.3%
간호사	294,750	158,247	213,892	72.6%	135.2%
조산사	8,440	1,009	831	9.8%	82.4%

주1) '12.4.28 이전 면허발급자 수(일괄신고 대상자), 사망자는 제외(보건복지부)
주2) 건강보험 요양기관 상근 및 등록 인력(건강보험심사평가원, '13.12월 기준)
출처: 보건복지부(2017). 2016 보건복지백서

그동안 우리나라의 보건의료인력정책은 수요에 대응하기 위한 적정 인력을 양성하는 양적 관리에 치중해왔다. 앞으로는 의료인력의 질적 수준을 제고하고, 효율적인 활용 방안 마련에도 역점을 두어야 한다.

3. 보건의료 시설 및 장비

보건의료 시설은 보건의료 체계를 구성하는 하위 요소 중 하나로, 보건의료 서비스를 제공하는 장소를 지칭한다. 보건의료 시설은 공공 위생 시설 등 보건의료와 관련된 전반적인 시설, 장비, 물자 등을 포함한다. 즉, 의료법에 명시된 의료기관, 지역보건법에 의해 규정된 보건소·보건지소, 「농어촌 등 보건의료를 위한 특별조치법」에 의해 규정된 보건진료소, 「약사법」에 의한 약국 등이 보건의료 시설에 해당된다.

보건의료 시설은 재정적 지원을 어디에서 받느냐에 따라 공공보건의료기관과 민간 의료기관으로 구분할 수 있다. 공공보건의료기관은 국가, 지방단체 또는 기타 대통령령이 정하는 공공단체가 설립·운영하는 보건의료기관을 의미한다. 보건소, 보건지소, 보건의료원(병원의 요건을 갖춘 보건소)이 이에 해당된다. 민간 의료기관은 '의료인이 공중 또는 특정 다수인을 위해 의료·조산의 업을 행하는 곳'을 의미한다. 종합병원, 병원, 치과병원, 한방병원, 요양병원, 의원, 치과의원, 한의원 및 조산원이 민간 의료기관에 해당된다.

1) 공공보건의료기관

(1) 공공보건의료기관 설치 기준

보건소는 우리나라 일차 공공보건의료기관으로, 건강 증진, 질병 예방, 진료에서부터 의·약무 관리까지 지역의 보건의료를 총괄한다. 보건소는 1956년 「보건소법」이 제정되면서 행정 단위로 설치되기 시작했고, 1995년에 「보건소법」이 「지역보건법」으로 전면 개정되면서 보건소에서 수행해야 할 각종 업무에 대한 내용 등도 체계적으로 규정되었다. 1980년에는 「농어촌 등 보건의료를 위한 특별조치법」이 제정되었으며, 의사가 없는 무의촌리無醫村理 지역에 보건진료소를 설치해 보건진료 전담 공무원(24주의 직무 교육을 받은 간호사)으로 하여금 경미한 의료 행위를 할 수 있도록 했다.

■ 표 5-7 공공보건의료기관 설치 기준

구분	설치 근거	설치 기준
보건소	「지역보건법」 제10조 「동법시행령」 제8조	시·군·구별 1개소 (필요할 경우 시장·군수·구청장은 추가 설치)
보건지소	「지역보건법」 제13조 「동법시행령」 제10조	읍·면별 1개소 (필요할 경우 시장·군수·구청장은 추가 및 통합 설치·운영)
건강생활 지원센터	「지역보건법」 제14조 「동법시행령」 제11조	읍·면·동별 1개소(보건소 읍·면·동 제외)
보건진료소	「농어촌 등 보건의료를 위한 특별조치법」 제15조 「동법시행령」 제17조	동. 리(里) 단위의 오·벽지에 설치

출처: 보건복지부(2017). 2016 보건복지백서.

■ 표 5-8 보건소 등 설치 현황(2016년 12월 31일 기준)   (단위 : 개소)

시·도별	총계	보건소	보건지소	건강생활 지원센터	보건진료소
총계	3,520	253	1,336	28	1,904
서울특별시	42	25	17	0	0
부산광역시	32	16	10	1	5
대구광역시	28	8	10	2	8
인천광역시	68	10	28	3	27
광주광역시	22	5	4	3	10
대전광역시	20	5	7	0	8
울산광역시	24	5	8	0	11
세종특별자치시	19	1	11	0	7
경기도	331	42	123	6	160
강원도	248	18	99	2	129
충청북도	270	14	96	2	158
충청남도	403	16	150	4	233
전라북도	408	14	151	1	242
전라남도	565	22	214	2	327
경상북도	560	25	224	0	311
경상남도	416	20	174	1	221
제주특별자치도	64	6	11	1	47

출처: 보건복지부(2017). 2016 보건복지백서.

보건소와 보건지소는 「지역보건법」, 보건진료소는 「농어촌 등 보건의료를 위한 특별 조치법」의 규정에 의해 설치·운영되고 있다. 2016년 12월 말 기준 보건소 253개소, 보건지소 1,336개소, 건강생활지원센터는 28개소, 보건진료소 1,904개소를 비롯하여 총 3,520개소의 지역보건의료기관이 설치·운영되고 있다.

(2) 공공보건의료기관의 보건의료 서비스 개선 사업

우리나라는 우루과이라운드(UR) 타결 이후 농어촌 지역의 열악한 보건의료 서비스 개선을 위해 농어촌특별세가 신설되었다. 그리하여 1994년부터 보건소 등 지역보건의료기관에 매년 기능 보강을 위한 600억 원 정도 규모로 기능 보강을 위한 예산 지원이 이루어지고 있다. 당초 농어촌특별세의 존치 기간은 1994~2004년이었으나, FTA 체결 등으로 2003년과 2013년에 법률 개정을 거치면서 2024년까지로 연장되었다. 2016년에는 보건기관 신·증축·개보수비, 의료 장비, 차량 등을 위해 391억 9,900만 원을 지원했다. 지원 금액은 지방 자치단체의 재정자립도에 따라 다소 차이가 있었으나, 평균 시설 개선 사업비의 2/3까지 지원했다.

1994년부터 2016년까지 23년간 농어촌의 보건(지)소, 보건진료소 등 지역보건의료기관의 시설과 장비 개선 등에 9,386억 원의 예산(국고)이 지원되었다.

또한 도시 지역 저소득층, 거동이 불편한 노인, 장애인 등 보건의료 취약계층의 접근성을 제고하고, 이들에게 통합적 보건의료 서비스를 제공하기 위해 2007년부터 도시보건지소 확충 사업을 실시했다. 도시보건지소에서는 건강 생활 실천 통합 서비스 및 고혈압·당뇨 같은 만성질환 관리, 방문건강관리, 재활보건 서비스를 핵심 사업으로 수행한다. 또한 지역 특성에 따라 구강보건, 모자보건, 정신보건 서비스 등을 선택 사업으로 제공하도록 설계되어 있다.

■ 표 5-9 농어촌특별세 2016년 지원 현황(국고 지원 기준) (단위 : 개소, 100만 원)

구분	계		보건소		보건지소		건강생활지원센터		보건진료소		시·도(병원선)	
	기관	금액	기관	금액	기관	금액	기관	금액	기관	금액	기관	금액
시설	104	27,286	21	12,638	36	5,795	4	4,977	43	3,876	–	–
의료장비	740	8,929	100	5,347	307	2,287	7	320	323	919	3	56
차량	80	2,032	77	1,997	2	20	1	15	–	–	–	–
병원선	5	952	–	–	–	–	–	–	–	–	5	952
계	929	39,199	198	19,982	345	8,102	12	5,312	366	4,795	8	1,008

주 1) 부담률: 국비 2/3, 지방비 1/3.
주 2) 2005년도 지원 사업부터는 안전행정부 증액교부금이 소멸됨에 따라 국고 2/3, 지방비 1/3의 매칭 사업으로 전환됨.
출처: 보건복지부(2017), 2016 보건복지백서.

2013년부터는 도시보건지소를 확충하는 대신 지역 민간 의료기관과의 갈등 소지가 있는 진료 기능을 없애는 한편, 시설·인력 규모도 효율화한 건강생활지원센터를 확충하는 사업을 추진하고 있다. 건강생활지원센터는 진료 사업을 하지 않기 때문에 지역 민간 의료자원과 연계·협력 체계를 구축하기가 용이하다. 지역사회 통합건강증진사업 중 금연, 절주, 영양, 신체 활동과 만성질환 예방·관리 분야를 위주로 하되, 지역 주민이 필요로 하는 특화형 건강증진 서비스를 발굴하여 수행하도록 하여 지역 주민의 만족도를 향상시키고 건강 수준을 개선하고 있다.

■ 표 5-10　농어촌특별세 지원 현황(국고 지원 기준)　　　　　　　　　　(단위 : 개소, 100만 원)

구분	계	보건소 (149개소)		보건지소 (1,256개소)		보건진료소 (1,863개소)		건강생활지원 센터(45개소)		시·도 (14개소)		병원선 (5개소)	
	금액	기관	금액	기관	금액	기관	금액	기관	금액	기관	금액	기관수	금액
시설	830,564	439	292,560	1,275	365,285	1,337	158,738	18	13,901	1	80	–	–
의료 장비	77,891	1,209	52,834	2,711	17,869	1,611	4,960	17	799	2	1,133	9	296
전산 장비	9,492	330	9,170	1	2	–	–	–	–	9	320	–	–
차량	15,212	1,053	14,789	32	242	13	112	6	69	–	–	–	–
병원 선	3,878	–	–	–	–	–	–	–	–	–	–	19	3,878
기타	1,609	241	1,237	247	187	395	185	–	–	–	–	–	–
계	938,646	3,272	370,590	4,266	383,585	3,356	163,995	41	14,769	12	1,533	28	4,174

출처: 보건복지부(2017). 2016 보건복지백서.

■ 표 5-11　도시보건지소 및 건강생활지원센터 연도별 지원 현황(국고 지원 기준)　　　　(단위 : 개소, 100만 원)

구분	도시보건지소						건강생활 지원센터			
	2007년	2008년	2009년	2010년	2011년	2012년	2013	2014	2015	2016
기관	시설 6개소 장비 5개소	시설 11개소	시설 7개소 장비 2개소	시설 4개소 장비 10개소	시설 4개소 장비 5개소	시설 4개소 장비 6개소	시설 9개소 장비 12개소	시설 5개소 장비 5개소	시설 4개소 장비 6개소	시설 4개소 장비 6개소
금액	3,214	6,999	4,887	4,096	2,779	3,391	2,967	2,662	2,988	3,969

출처: 보건복지부(2017). 2016 보건복지백서.

2) 민간 의료기관

(1) 현황

2016년 12월 말 기준 우리나라의 병원급 이상 의료기관 수는 3,790개소이며, 병상 수는 61만 3,787개이다. 그중 민간 병원은 3,570개소(전체의 94.2%), 55만 796병상(전체의 89.7%)으로, 대부분의 의료 시설을 민간 부문이 담당하고 있다. 이와 같이 의료 서비스 공급이 민간 부문에 많이 의존하면서 의료자원이 도시에 편중되었다. 그리하여 도시 지역은 의료자원이 남는 반면, 농촌 지역은 아직도 병상이 부족한 경우가 있다.

이러한 문제를 해결하기 위해 전국민건강보험 실시와 더불어, 의료 시설 확충을 위한 공공 차관 자금 지원 및 재정 융자 알선 등을 통해 의료취약지역의 부족한 의료 시설을 크게 확충했다. 그러나 아직도 일부 농어촌 지역은 병상이 부족하고, 의료 서비스의 수준도 도시 지역에 비해 상대적으로 낮다.

■ 표 5-12 **부문별 의료기관 현황(2016년 12월 31일 기준)** (단위 : 개, %)

구분	계	공공	민간
의료기관 수	3,790(100.0)	220(5.8)	3,570(94.2)
병상 수	613,787(100.0)	62,991(10.3)	550,796(89.7)

주 : 병원급 이상 의료기관 대상(특수병원 포함), 공공의료과, 건강보험심사평가원
출처: 보건복지부(2017), 2016 보건복지백서.

(2) 민간 의료기관 육성 · 지원

우리나라는 공공 차관 자금 지원을 통해 의료취약지역에 대한 민간 의료기관의 의료 공급 기반 확충 및 지역 간 의료 불균형 해소를 위해 노력했다.

첫째, 전 국민 의료보장 확대 시행을 앞두고 의료취약지역 해소를 위해 1978~1985년에는 공공 차관을 도입하여 67개 민간 병원을 건립했다. 1986~1988년에는 군 단위 지역 중 병원이 없고 인근 지역 병원으로의 접근이 어려운 26개 군 단위 의료취약지역에 병원을 건립했다. 특히, 의료수 통제 및 의료행위량 규제 등으로 인한 의료법인 병원 등의 경영상 어려움을 감안하여 1990~1994년에 IBRD 차관 자금 6,000만 달러, 응급 의료 장비 지원금 2,000만 달러, 법인 체인 병원의 현대 장비 확보금 2,000만 달러를 지원하는 등 양질의 의료 서비스를 제공하기 위한 우수 시설과 장비 확보를 도왔다.

둘째, 1991~1993년에는 매년 1,000억 원의 은행융자금을 확보해 병원 신 · 증축비의 50%를 자부담하는 병원에 융자 지원을 했다. 그리하여 1991년도 6,000병상, 1992년도 7,000병상, 1993년도 7,000병상 등 3년간 총 2만 병상을 증설했다. 1994~2012년에는 재정 융자 특별 회

계(재특) 자금 5,540억 원, 농어촌특별세 관리 특별 회계(농특) 자금 2,078억 원을 지원함으로써 의료기관 신·증축 및 개·보수 등을 통한 기능 보강 사업을 실시했다.

이렇게 해외에서 도입한 차관 지원 자금으로 의료취약지역에 병원을 건립하는 등 국민들을 위한 의료 혜택을 증진시킬 수 있었다. 그러나 1997년에 IMF 사태가 벌어진 이후 급격한 환율 변동에 따른 환차손, 농어촌 인구 감소 및 대중교통수단 발달과 같은 의료 환경 변화 등으로 인해 차관 지원 의료기관의 경영은 매우 악화되었고, 이로 인해 차관 자금의 상환도 어려워졌다. 이에 따라 차관 지원 의료기관의 차관 자금 상환 부담을 경감하여 경영 상황을 개선해 차관 자금을 원활하게 상환할 수 있도록 유도하고자 2005년 12월 7일 「차관지원의료기관지원특별법」을 제정했다. 「특별법」의 주요 내용은 연체금 감면, 환차손 보전 및 상환 기한 연장 등이다. 2008년 12월 31일 기준에 따라 이 법에 의해 34개 기관의 연체금 323억 원을 감면하고, 29개 기관의 미상환액 286억 원의 상환 기한도 연장했다.

한편, 1997년도부터는 병상 확충 시 전문 연구 기관의 연구 결과를 토대로 병상이 부족한 진료권에 병원을 우선 신·증축하도록 재특·농특 자금을 지원했다. 이렇게 병상이 전국적으로 균형 배치될 수 있도록 함으로써 지역 주민들의 의료접근도를 향상시켰다.

우리나라 병원의 의료 장비는 OECD 회원국 평균에 비해 많은 편이며, 지난 5년간 지속적으로 증가했다. 우리나라의 총 병원병상 수는 인구 1,000명당 11.7병상으로, OECD 회원국 평균(4.7병상)보다 2.5배 많다. 대부분의 OECD 회원국에서 지난 5년간 총 병원병상 수가 줄어든 반면, 우리나라는 1.4배 증가했다. 우리나라의 MRI 보유 대수도 인구 100만 명당 25.7대로, OECD 회원국 평균(15.7대)보다 10대 많으며, CT 스캐너 역시 인구 100만 명당 37.1대를 보유하고 있어, OECD 회원국 평균(25.6대)보다 높다.

■ 표 5-13   의료기관의 종류

종류	시설 기준
종합병원	입원 환자 100인 이상 수용할 수 있는 시설 300병상 초과: 9개 영역의 진료 과목과 전문의 구비(내과, 외과,소아과, 산부인과, 진단방사선과, 마취통증의학과, 진단검사의학과 또는 병리과, 정신과, 치과) 300병상 이하: 7개 영역의 진료 과목과 전문의 구비(내과, 외과,소아과, 산부인과 중 3개 진료 과목과 진단방사선과, 마취통증의학과, 진단검사의학과 또는 병리과)
병원·한방병원	입원 환자 30인 이상 수용할 수 있는 시설

종류	시설 기준
치과병원	제한 없음
요양병원	유양환자 30인 이상 수용할 수 있는 시설
의원, 치과의원, 한의원	진료에 지장이 없는 시설
조산원	조산에 지장이 없는 시설

출처: 의료법 3조, 2014.

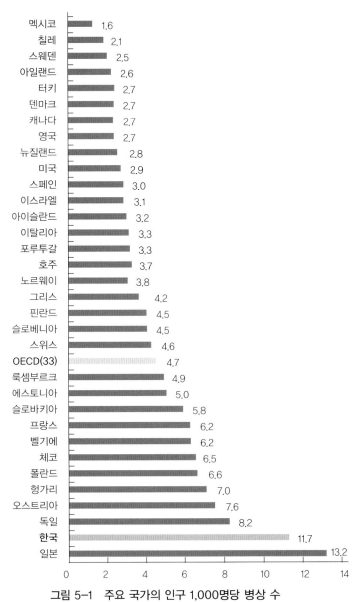

그림 5-1 주요 국가의 인구 1,000명당 병상 수

주) 1. OECD: 2014(혹은 인접년도) 통계가 있는 회원국의 평균임
   2.. 호주(2013), 캐나다(2013), 이탈리아(2013), 미국(2013)
출처 : OECD Health Data 2016

4. 보건의료 정보 및 지식

1) 보건의료 정보의 특성

의료는 다양한 전문가 집단에 의해 제공되는 행위이다. 그러므로 전문가 집단 간의 유기적 관계가 매우 중요하다. 전문가 집단을 유기적으로 연결시키는 것이 의료 정보이며, 광범위하게 볼 때 병원 내에서 발생하는 모든 정보가 바로 의료 정보라고 할 수 있다. 보건의료 정보의 중요성은 지속적으로 증가하고 있으며, 그 특성은 다음과 같다.

① 정보 기술과 정보 수단이 급속히 발전하면서 유통되는 정보의 양이 폭발적으로 증가했으며, 파급 효과도 크다.

② 정보 과학과 정보 기술이 급속하게 진보하면서 사람들의 지적 활동과 육체적 활동을 대신하고, 복잡한 문제를 해결하거나 새로운 체제를 창조한다.

③ 의료 정보 산업에 종사하는 인구 수, 정보 산업에 대한 투자 및 산출은 다른 산업보다 지배적인 위치를 차지한다.

④ 정보 기술은 생산 및 관리의 특성상 탈(脫)규격화 · 다양화 · 분권화가 이루어진다.

⑤ 사회 활동에도 고도의 정보 기술이 활용되고 자동화도 촉진되면서 전통적인 노동의 개념이 달라진다.

⑥ 인간의 욕구가 고급화 · 다양화되면서 인간의 존엄성과 자유에 대한 가치 추구가 커진다. 획일적인 정보 수요보다 개별적이고 선택적인 정보 수요가 늘어난다.

보건의료 정보 체계는 환자의 요구에 대한 임상적 · 행정적 의사 결정을 지원해주는 도구이다. 우리나라는 1990년대부터 인터넷을 통한 정보 교류가 급속히 이루어지고 있다. 이는 보건 관리 기능의 확대 · 강화뿐만 아니라 보건의료 수요의 양적 · 질적 증대도 가져왔다. 즉, 보건의료 정보에도 효율적인 관리가 필요해진 것이다.

보건복지부는 보건의료 서비스의 효율성 확대와 보건의료 산업 육성을 위해 E-Health, 즉 스마트폰이나 IPTV를 기반으로 하는 최신정보 기술을 활용하여 개인의 건강관리 정보를 어디에 서든 제공받을 수 있는 U-Healthcare 활성화 사업을 추진하고 있다. E-Health는 정보통신(IT) 기술을 의료 시스템에 적용해 보건의료 정보화 관련 상품과 서비스를 온라인으로 제공·공유하 는 새로운 의료 서비스이다. 즉, 보건의료 정보 체계에서 산출물에 대한 온라인 서비스를 강조 한 개념이다. 또한 정보적·교육적·상업적 제품부터 전문가, 비전문가, 사업가 및 소비자에게 제공되는 직접적인 서비스에 이르기까지 온라인을 통해 전달되는 모든 유·무형의 전자 보건의 료를 포괄한다.

결국 E-Health란 의료기관 및 의료인이 환자 진료 과정에서 생성될 수 있는 각종 진료 정보 를 IT를 활용해 온라인으로 제공·공유할 수 있는 의료 서비스 체계를 말한다. 이는 환자 진료 정보를 공동으로 활용해 환자들에게 제공하는 의료 서비스의 질을 향상시키는 것을 목적으로 한 다. 또한 정보화 시대에 발맞춰 지리 공간 기술을 기반으로 하는 지리 정보시스템(Geographic Information System, GIS)이 급속히 발전되고 있다.

우리나라는 보건의료 서비스 혁신 및 정보 연계를 위해 전국 보건소, 보건지소, 보건의료원 및 보건진료소별 정보시스템 운영 사업을 실시하고 있다. 이 사업은 업무 생산성·효율성 개선 을 목적으로 하며, 보건기관의 전반적인 업무를 정보화하고, 유관 기관과의 연계 체계를 구축해 실적 보고와 통계 정보를 자동 생성한다. 이를 통해 생산성과 효율성을 향상시키고, 정책 결정에 필요한 정보를 제공할 수 있는 토대를 마련하고 있다.

2) 보건기관 정보화 추진

지역보건의료 정보시스템 구축 사업은 보건소, 보건지소, 보건진료소 등 전국 보건 기관에서 개별적으로 이렇다 할 표준 없이 운영하던 시스템(C/S 환경)을 전국 단위의 통합·표준화된 정보 시스템으로 구축한 것이다. 이는 보건행정 업무를 효율적으로 처리하고, 주민들에게 양질의 공 공보건의료 서비스를 제공하기 위해 추진되었다.

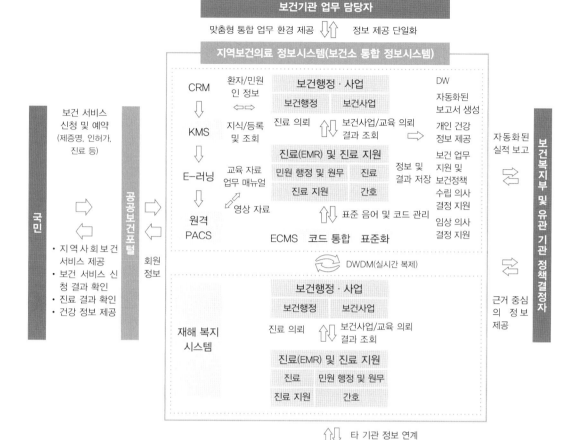

그림 5-2 보건소 통합 정보시스템 개념도

출처: 보건복지부(2017). 2016 보건복지백서.

2005년 9월, 공공 의료 확충 5개년 계획의 일환으로 '지역보건의료 분야 정보화 전략 계획 (ISP)'을 수립하고, '보건의료 정보화사업 추진단'을 구성('05.12~'10.1)해 사업 추진 체계를 마련했다. 이를 시작으로 제1단계 보건소 정보화사업('06.9~'07.8)에서는 보건행정·사업, 전자 의무 기록(Electronic Health Record, EMR), 진료 지원, 공공 보건 포털 구축, 지식 기반 저장소 (Knowledge Based Repository, KBR) 업무 등 4개 분야에 대한 응용프로그램을 개발했다. 제2단계 보건소 정보화사업('07.10~'08.12)에서는 전국 보건 기관에서 이용·확산시키기 위해 고도화와 지식 관리 시스템(Knowledge Management System, KMS) 및 고객 관계 관리 체계(Customer Relationship Management, CRM) 등을 추가 개발했다. 제3단계 보건소 정보화사업('08.11~'09.5)

에서는 장애 · 재해에 대한 대처 · 복구 시스템을 구축했다.

2010년에는 정보시스템 전산자원 유지 보수 및 사용자 지원 체계(UHD)를 구축해 시스템의 안정적 운영을 위한 지원 체계를 마련했다. 이듬해인 2011년에는 전국 253개소의 보건소에서 통합 정보시스템 확산을 완료함으로써 사업 실적 및 정책 통계의 적시 생산, 시스템 운영의 비용 효과성 제고 등이 가능한 체계를 갖추게 되었다. 아울러 인터넷을 통한 제증명 발급 종수를 확대(5종 → 8종)함으로써 대민 서비스를 보다 더 효율적으로 제공할 수 있는 체계를 마련했다. 2012년도에는 고객 관계 관리 체계(CRM) 기능 개선과 정보시스템 운영 안정성 제고를 위해 전산자원 보강 및 개인 정보 보호 강화를 추진했다. 2013년에는 지역사회 통합건강증진사업을 실시하면서 지자체의 여건과 수요에 맞는 보건사업을 설계해 수요자 중심으로 통합 제공할 수 있는 여건을 마련했다.

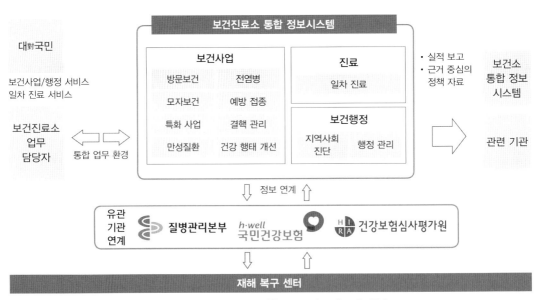

그림 5-3 보건진료소 통합 표준 정보시스템 개념도

출처: 보건복지부(2017). 2016 보건복지백서.

2014년도에는 보건기관에서 사용하고 있는 업무화면을 최신 UI 플랫폼으로 개선하는 한편 지역보건의료정보시스템에 대한 보안 취약점 분석 · 평가를 통해 보안성 및 안정성을 강화하였다. 2015년도에는 아토피 천식 예방관리시스템 이관 및 통합, 개인별 건강 정보 분석 기반 마련을 위한 컨설팅 및 기능 개선, 주요 정보통신기반시설 정보보호체계를 강화하였다. 2016년도에는 지역사회 통합건강증진사업 개인별 관리기능 강화, 사업 지침개정에 따른 현행화 및 신규 관리기능 구축 등을 통해 이용자 편의성을 높였다.

3) 보건기관 정보화 운영 현황

2016년 12월 말 기준, 지역보건의료 정보시스템 이용 기관은 전국 3,497개소이며, 시스템 사용자는 3만 1,489명이고, 지역보건의료 정보시스템으로 관리되는 보건사업은 22개 분야 40개 종이다. 아울러 정보의 공유 및 사업의 효율적 수행을 위해 안전행정부와 질병관리본부 등 10개 기관과 135개 업무에 대해 연계 체계를 구축해 운영 중이다.

최근 지역보건법 전부개정(2015. 11.19 시행)에 따라 지역보건의료업무 전자화를 위한 지역보건의료 정보시스템 구축과 위탁 업무를 사회보장정보원에 대행할 수 있도록 법적 근거를 마련하였다.

5. 보건의료의 적정 관리

보건의료의 관리는 보건의료자원과 보건의료자원의 조직, 그리고 보건의료 서비스 공급에 대해 지도력을 발휘하고, 의사 결정에 영향을 주며, 필요한 사항에 대해 규제를 하는 것이다. 우리나라에서는 보건의료자원인 인력과 시설, 정보 관리 및 의료의 질 관리 등에 대한 중요성을 강조하면서, 특히 보건의료인력을 관리하기 위해 국가시험과 면허제도를 실시하고 있다. 또한 한국보건의료인국가시험원을 설립해 모든 보건의료인국가시험을 통합 관리하고 있다.

최근 세계화에 따른 의료시장 개방이 논의되는 상황에 발맞춰 선진국 수준을 달성하기 위한 면허제도 개선이 필요한 시점이다. 또한 의료인력의 질적 검증을 강화하는 방안이 필요하고, 면허 취득 후에도 보수 교육을 통한 주기적인 사후 관리가 강화되어야 한다.

1) 국가시험 및 면허제도 개요

보건의료인 국가시험 및 면허제도는 의사, 치과의사, 한의사 등 300여 명의 응시자에게 면허를 부여하기 위해 1952년에 처음 제도화되었다. 1955년 약사 면허, 1962년 간호사 면허로 그 종류와 규모가 계속 확대되었으며, 1998년부터는 7개 법률에 근거한 20개 종류의 면허·자격시험으로 변화했다. 2016년에는 보건의료인 국가시험 및 면허 응시자가 22만여 명에 이르렀다.

보건의료인으로서의 자질과 능력을 평가하는 국가시험제도는 시험에 합격한 사람에게만 국가가 면허와 자격을 줌으로써 국민들의 질병을 치료하고 건강을 증진할 수 있도록 배타적인 권리를 부여하기에 매우 중요하다.

국가시험은 개인적으로는 학교 교육을 마치고 전문직인으로서 객관적인 공인을 받기 위한 평가이기에 중요하며, 국가적으로는 국민에게 양질의 보건의료 서비스를 제공할 인력자원을 확보한다는 데 의미가 있다. 국가시험은 개인이 갖고 있는 지식, 기술, 태도를 평가하면서, 보건의료 정책 방향에 부합하도록 학교 교육을 내실화하는 데에도 기여한다.

■ 표 5-14 보건의료인 국가시험 시행 근거 법령 및 시험 종목

근거 법령	시험 종목
「의료법」(시행령 및 시행 규칙) (간호조무사 및 의료유사업자에 관한 규칙)	의사, 치과의사, 한의사, 간호사, 조산사, 간호조무사
「의료기사 등에 관한 법률」(시행령 및 시행 규칙)	임상병리사, 방사선사, 물리치료사, 작업치료사, 치과기공사, 치과위생사, 의무기록사, 안경사
「약사법」(시행령 및 시행 규칙)	약사, 한약사, 한약 조제 자격
「식품위생법」(영양사에 관한 규칙)	영양사
「위생사에 관한 법률」(시행령 및 시행 규칙)	위생사
「응급의료에 관한 법률」(시행령 및 시행 규칙)	응급구조사 1급 및 2급
「장애인복지법」(시행령 및 시행 규칙)	의지 · 보조기기사, 언어재활사
「국민건강 증진법」(시행령 및 시행 규칙)	보건교육사 1급, 2급, 3급
「노인복지법」(시행령 및 시행 규칙)	요양보호사

■ 표 5-15 보건의료인 국가시험 시행 현황(2016년 기준) (단위 : 명, %)

직종	접수 인원	응시 인원	합격 인원	합격률(%)
총계	234,159	221,702	176,200	79.5%
의사	3,332	3,323	3,106	93.5%
치과의사	812	808	767	94.9%
한의사	797	792	756	95.5%
약사	1,878	1,869	1,772	94.8%
조산사	19	18	17	94.4%
간호사	18,755	18,655	17,505	93.8%
한약사	140	138	124	89.9%
영양사	7,607	6,892	4,041	58.6%
의지·보조기기사	113	107	69	64.5%
1급 응급구조사	1,649	1,622	1,371	84.5%
2급 응급구조사	2,384	2,359	1,625	68.9%
위생사	10,440	9,357	5,585	59.7%
임상병리사	2,858	2,788	2,070	74.2%
의무기록사	2,854	2,728	1,217	44.6%
작업치료사	2,025	2,006	1,615	80.5%
안경사	1,971	1,886	1,435	76.1%
치과위생사	5,338	5,305	4,603	86.8%
치과기공사	1,249	1,221	1,001	82%
물리치료사	4,567	4,522	3,838	84.9%
방사선사	2,707	2,622	2,033	77.5%
보건교육사 1급	6	3	1	33.3%
보건교육사 2급	41	27	7	25.9%
보건교육사 3급	1,756	1,611	1,095	68%
간호조무사	55,520	52,035	37,169	71.4%
요양보호사	103,471	97,183	81,863	84.2%
1급 언어재활사	313	308	243	78.9%
2급 언어재활사	1,560	1,517	1,272	83.8%

출처: 보건복지부(2017). 2016 보건복지백서.

2) 국가시험 전담 관리 기관 설립

1952년, 보건복지부가 의사시험을 필두로 국가시험을 시행·관리하기 시작했다. 의사국가시험은 1963년부터는 국립보건원이, 1994년부터는 한국의사국가시험원이 시행·관리했다. 또한 치과의사, 한의사, 약사, 간호사와 의료기사를 비롯한 19종의 국가시험은 종전대로 국립보건원에서 관리했다. 그러나 1998년 5월 4일 한국보건의료인국가시험원이 설립되면서 모든 보건의료인 국가시험을 통합 관리하는 유일한 전담 시험 관리 기관이 되었다.

한국보건의료인국가시험원은 〈민법〉 제32조에 의한 재단법인으로 설립되었으며, 조직은 원장, 사무총장 및 3국 1실 9부이고, 정원은 75명이다. 예산은 2016년 국고 지원 10.5억 원과 응시수수료 약 175억 원으로, 의사와 약사 등 24개 직종의 보건의료 직종 국가시험 관리를 맡고 있다.

3) 국가시험·면허제도의 발전

국립보건원으로부터 의료인 면허·자격시험을 넘겨받은 한국보건의료인국가시험원은 보건의료단체의 자발적인 공동 참여를 통해 설립된 순수한 국가시험 전담 기구이다. 이로써 지금까지 국가가 주도해온 국가시험의 관리 체계가 민간으로 이관되었다는 데 역사적 의의가 있다.

한국보건의료인국가시험원은 국가시험의 전문화와 질적 향상을 위한 업무 수행 체제를 구축함으로써 시험 관리 능력을 배양하고 있다. 또한 변별력과 타당성을 갖춘 시험 문제를 개발하고, 의사실기시험을 도입하는 등 국가시험제도를 연구·개발함으로써 한 차원 높은 국가시험이 실시될 수 있도록 노력하고 있다. 특히, 세계화가 급속히 진전되고 의료시장 개방 논의가 시작되는 이 시점에서 우리나라 면허자의 질적 수준을 보증하기 위해 선진국 수준으로 면허제도를 개선해야 한다.

향후 의료시장 개방 등에 따라 국가 간 의사 인력을 상호 교류하는 데 대비하고, 새로운 국가 성장 동력으로 자리를 잡게 될 의료 산업을 선도할 전문 인력인 의사의 질을 선진국 수준에 이르도록 해야 할 필요가 있다. 그러기 위해 과거에는 필기시험으로만 이루어지던 의사국가시험에 2009년 말부터 임상을 중심으로 하는 실기시험을 도입했다. 또한 치과의사 등 타 직종에도 실기시험을 향후 확대 도입하는 방안을 추진하고 있다.

국가시험·면허제도는 국민의 건강과 생명을 다루는 보건의료인 면허의 권위를 유지하면서, 국가시험 응시자와 면허 교부 신청자들의 편의를 도모하기 위해 관련 절차를 간소화하는 데도 역점을 두고 있다. 이에 따라 2003년부터 국가시험 전 직종에 걸쳐 인터넷 원서 접수가 시작되면서 제출 서류가 대폭 줄어들었으며, 면허 발급 기간도 획기적으로 단축되었다. 향후에도 응시자의 편의를 도모하기 위해 CBT와 음성 및 동영상을 활용한 시험 문제 출제 등 시험제도 개선 등을 위한 노력이 지속적으로 추진되어야 한다.

6. 보건의료의 질 관리

1) 보건의료의 질

의료의 질 개념은 포괄적이라서 한마디로 정의하기 어렵다. 왜냐하면 의료 서비스의 질에는 객관적인 의학 기술에서부터 의료이용자의 주관적인 만족도까지 다양한 측면이 포함되기 때문이다. 의료의 질에 대한 정의도 다양하다. 하지만 여기에서는 A. 도나베디안(1980)이 제시한 정의를 소개한다. A. 도나베디안은 의료의 질을 정의하는 입장에 따라 3가지 측면을 제시했다.

첫째, 전문가 중심의 정의이다. 이는 의사와 같은 전문가의 입장에서 건강 상태를 최고로 향상시킬 수 있는 진료 과정을 양질의 의료라고 정의했다. 주로 의사가 의학적인 기술을 제공하는 능력에 관심을 두고 있으며, 새로운 진단 기법과 치료약 개발 등이 의료의 질 향상을 가져오는 활동이라고 했다.

둘째, 의료이용자 중심의 정의이다. 이는 환자의 요구나 기대, 가치 등에 따라 의료의 질을 판단하는 경우로, 환자가 느끼는 서비스에 대한 만족도나 이용 가능성에 관심을 둔다.

셋째, 사회적 정의이다. 이는 전체 인구가 가지게 되는 편익의 규모를 집단적으로 파악하며, 보다 더 많은 사람들에게 편익이 돌아가는 경우를 양질의 의료라고 정의했다.

2) 보건의료의 질 구성 요소

양질의 의료 서비스는 건강한 사람이 건강을 유지할 수 있도록 돕고, 급성질환을 가진 환자를 치료하며, 만성질환을 가진 환자가 가능한 오랫동안 만족스러운 삶을 살 수 있도록 하는 것이다.

(1) A. 도나베디안의 질의 구성 요소
A. 도나베디안은 의료의 질에 대한 접근법으로 구조적 방법, 과정적 방법, 결과적 방법을 제

시했다.

구조적(structure) 접근법은 의료 서비스를 위해 사용되는 사회적 수단으로, "좋은 환경 구조에서 양질의 의료가 가능하다"는 가정에 기반을 두고 있다. 여기에는 인적 자원, 의료제공자가 갖추고 있는 자원이나 작업 여건 또는 환경 등을 포함한 물적 자원, 자격이나 면허, 신임제도 등을 포함한 조직 체계가 포함된다.

과정적(process) 접근법은 의료인의 환자 관리 활동을 중심으로, 치료 과정을 검토하고 치료를 시행하는 과정에서 문제점을 발견하는 활동이다. 여기에는 의무 기록 이용과 의료자원 이용 심사, 의료 감사 등이 포함된다.

결과적(outcome) 접근법은 의료인의 환자 관리 활동의 결과이다. 여기에는 환자의 건강 상태 (사망률, 이환율, 재발률, 기능 회복 등)와 만족도 조사가 포함된다.

A. 도나베디안은 의료의 질의 속성으로 효능(efficacy), 효과성(effectiveness), 효율성(efficiency), 적절성(optimality), 수용성(acceptability), 합법성(legitimacy), 형평성(equity) 등 7가지 요소를 들고 있다.

① 효능(efficacy): 상품이나 서비스가 가장 바람직한 상황에서 사용되었을 때 기대되는 결과를 나타낼 수 있는 능력이다. 여기서는 건강을 향상시키는 능력이라고 볼 수 있다.

② 효과성(effectiveness): 서비스를 통하여 목적한 바대로 건강 향상이 실제로 이루어진 정도를 의미한다. 현재 수준에서는 수명 연장, 기능 개선, 환자의 안녕 등과 관련하여 가장 나은 개선을 가져오는 것을 말한다.

③ 효율성(efficiency) : 의료 서비스를 통한 산출물, 즉 '건강 향상'의 수준을 낮추지 않으면서 치료 비용을 낮출 수 있는 정도를 의미한다. 아울러 목표로 삼는 '건강'을 낮은 비용으로 얻을 수 있어야 한다는 것이다.

④ 적절성(optimality): 건강 유지 및 그것을 위한 비용 간의 균형을 의미하는 바, 비용에 대한 상대적 의료의 효과와 편익을 말한다. 간단히 말하면 편익이 최대가 되는 상태가 의료의 질이 가장 높은 상태이다.

⑤ 수용성(acceptability): 환자나 환자 가족의 희망이나 기대 정도를 나타낸다. 의료의 접근

성, 의료제공자와의 관계, 쾌적한 환경, 의료의 효과에 대한 환자의 선호도, 의료비에 대한 선호도 등이 포함된다.

⑥ 합법성(legitimacy): 도덕, 가치, 규범, 법과 규제에서 개인의 수용성이 일치하는 정도를 의미한다.

⑦ 형평성(equity): 보건의료 서비스의 분포와 의료의 편익이 대상 인구 집단에 얼마나 공정하게 제공되었는가를 본다. 보건의료 서비스의 분포가 공정하고, 의료 편익도 공정하게 제공되었다고 인식된다면 의료의 질이 높은 것이다.

(2) C. 메이어스의 양질의 구성 요소

C. 메이어스Mayers(1969)는 양질의 구성 요소로 접근성(accessibility), 포괄성(comprehensiveness), 지속성(continuity), 효율성(efficiency)을 제시했다.

① 접근성(accessibility): 의료기관과의 거리, 내원에 걸리는 시간, 의료기관이 문을 열고 있는 시간대 같은 요인을 의미한다. 즉, 환자가 의료를 필요로 할 때 적절한 의료를 이용할 수 있어야 하는 것을 말한다.

② 포괄성(comprehensiveness): 필요한 서비스를 제공할 수 있는 자원을 포함한 제반 여건을 얼마나 갖추고 있는가를 나타내는 정도를 의미한다. 또한 제공되는 의료 서비스에 치료, 예방, 재활 같은 포괄적인 의료 서비스, 사회 복귀를 위한 교육 훈련, 그리고 삶의 질 향상을 위한 건강 증진 사업 등 다양한 서비스가 포함되어야 한다.

③ 지속성(continuity): 의료 서비스가 시간적·지리적 측면, 아울러 서비스의 종류, 대인적 측면에서 지속적으로 제공되는 정도를 의미한다. 즉, 치료뿐만 아니라 예방, 재활, 사회적 복귀로 연결되어야 한다는 의미이다.

④ 효율성(efficiency): 불필요한 입원, 과잉 진료 등을 제거하고, 조기 진단과 치료를 통해 최소의 비용으로 최대의 효과를 내는 것을 의미한다.

■ 표 5-16 양질의 의료 서비스의 목표

구분	목표
안전성(safe)	환자를 돕기 위해 제공된 의료 서비스가 환자에게 피해나 상해를 주지 않는 것
효과성(effective)	의료 서비스로부터 이득을 볼 수 있는 모든 환자에게 과학적 근거에 의해 의료 서비스를 제공하는 것 반면에 의료 서비스로부터 이득을 볼 가능성이 없는 환자에게는 의료 서비스를 제공하지 않는 것 과소 이용(underuse)과 과다 이용(overuse) 모두를 피하는 것
환자 중심 의료 (patient-centered)	환자의 개인적인 선호, 필요, 가치를 존중하고 반영하여 의료 서비스를 제공하면서 모든 의학적 결정을 하는 것
적절한 시기(timely)	대기 시간을 줄이는 것 특히 해가 되는 지연을 줄이는 것
효율성(efficient)	장비, 재료, 아이디어, 에너지 등의 낭비를 줄이는 것
형평성(equitable)	성, 민족, 거주 지역, 인구사회학적 특성 같은 환자의 특징에 따라 그에게 제공되는 의료 서비스가 달라지지 않는 것

(3) 양질의 의료 서비스의 목표

미국의 Institute of Medicine은 2001년 보고서에서 의료 서비스 질의 여섯 가지 측면을 개념화해 안전성(safe), 효과성(effective), 환자 중심 의료(patient-centered), 석절한 시기(timely), 효율성(efficient), 형평성(equitable) 등에 대한 의료 서비스의 구체적인 목표를 제시했다.

3) 보건의료의 질 관리를 위한 접근

보건의료의 질은 보건의료에 의한 합병증이 발견되지 않으며, 대상자와 그의 가족에게 필요한 것에 관심을 가지며, 비용효과적인 방법으로 적정 수준의 성취 가능한 결과를 확보하는 것이다.

우리나라에서는 의료의 질 관리를 위해 의료기관평가제도와 병원 감염 관리 대책, 신의료기술 평가 같은 제도를 도입하고 있다. 의료기관평가제도는 의료 서비스 수준 평가를 통해 의료기관의 자발적인 질 향상 노력을 유도하고, 평가 결과를 공표함으로써 소비자의 알 권리를 증진하는 것을 목적으로 실시하고 있다.

(1) 의료기관인증제

① 추진 배경

국내 의료기관평가제도는 우리나라 보건의료 전반의 문제점을 검토하고, 개혁 과제를 도출하기 위해 운영된 의료보장개혁위원회의 제안으로 2004년부터 본격 도입되었다.

주로 종합병원 이상을 대상으로 강제 평가 방식으로 운영된 의료기관평가제도는, 의료 서비스에 대한 의료기관의 관심 제고, 서비스 수준 향상, 임상 질 지표 도입 등 일부 긍정적인 성과를 달성했다. 그러나 언론, 소비자단체, 의료기관은 평가서열화에 따른 병원 간 과잉 경쟁 유발, 평가 전담 조직이나 전담 인력 부재에 따른 평가의 전문성·객관성 미흡, 구조적 측면 평가로 인한 불필요한 비용 부담 발생, 강제 평가로 인한 의료기관의 자발적 질 향상 동기 부재 등 문제점을 지속적으로 제기했다.

우리나라는 의료기관 평가의 문제점을 개선하고, 의료기관의 자발적이고 지속적인 질 향상을 유도하기 위해 2008년 '의료기관인증제'를 국정 과제로 선정했다. 그럼으로써 의료기관의 운영 실태를 점검한 뒤, '정부업무평가위원회'의 심의를 거쳐 개선 방안을 마련하고, 다양한 이해관계자가 참여하는 '의료기관평가인증추진위원회'를 통해 의료기관인증제로의 전환을 추진했다. 또한, 2010년 7월 「의료법」 개정('10.7.23. 법률 제10387호)을 통해 의료기관인증제를 시행하기 위한 법적 근거를 마련하고, 2010년 10월에 인증 전담 기관인 의료기관평가인증원을 설립했으며, 2011년 1월 24일부터 의료기관의 자율 신청에 의한 의료기관인증제를 시행했다.

② 주요 내용

「의료법」 제58조(의료기관 인증)에 의하면 보건복지부 장관은 의료의 질과 환자 안전의 수준을 높이기 위해 병원급 의료기관에 대한 인증을 할 수 있도록 정하고 있다.

이와 같이 병원급 의료기관의 자율 신청을 원칙으로 하고 있으나, 요양병원(「장애인복지법」에 따른 의료 재활 시설의 장)은 보건복지부령으로 정하는 바에 따라 보건복지부 장관에게 인증을 신청해야 한다.

인증을 받은 의료기관에는 인증서를 교부한 뒤 '인증 마크'를 사용할 수 있도록 하고 있다. 또한 의료기관의 인증 등급과 인증 유효 기간 및 평가 결과 등을 인터넷 홈페이지를 통해 공표함으로써 국민들이 인증 의료기관의 정보를 쉽게 열람할 수 있게 했다.

③ 의료기관인증제 시행

의료기관인증제는 보건복지부가 주관하고 있다. 보건복지부 장관은 의료기관 인증에 관한 주요 정책을 심의하기 위해 의료기관 단체, 노동계, 시민 단체, 소비자 단체, 보건의료 전문가, 정부 등이 참여한 가운데 보건복지부 장관 소속으로 의료기관인증위원회를 두고 있다.

또한, 의료기관 인증을 목적으로 보건복지부 장관의 허가를 받아 설립된 비영리법인 인증 전담 기관(의료기관 평가인증원)에 인증제 개발·시행, 조사위원 교육, 결과 분석·종합 및 평가 결과 공표 같은 업무를 위탁함으로써 의료기관인증제의 전문성과 공정성을 기하고 있다.

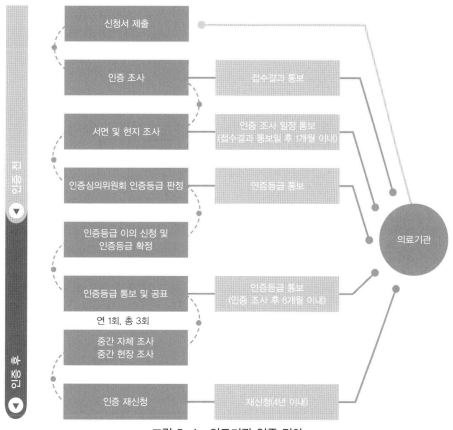

그림 5-4 의료기관 인증 절차

의료기관인증제는 의료기관의 자율 신청에 의해 조사 일정을 수립한 뒤 서면 및 현지 조사를 실시한다. 그 뒤 조사 결과 및 인증 등급에 관한 이의 신청 절차를 거쳐 최종적으로 인증 등급을 공표하고 인증서를 교부한다. 현지 조사는 개별 환자 추적 조사와 시스템 추적 조사를 통해 환자의 진료 과정을 중심으로 조사한다. 조사위원은 의료기관이 자율적으로 제정한 규정에 따른 수행 정도를 조사함으로써 의료기관이 업무를 표준화하여 환자 안전을 강화할 수 있도록 지원하고 있다.

또한 인증 의료기관의 사후관리를 강화하고자 의료기관이 자체적으로 수행하는 중간 자체조사를 매년 1회 시행하고 있다. 인증 후 24~36개월 사이에 중간 현장 조사 시행이 도입되었으며, 인증 획득 시 제출한 개선 계획에 대한 개선 활동 결과 보고서를 제출하도록 하고 있다.

의료기관 인증 조사 기준은(Ver.2.1) 국제 수준에 부합하는 의료의 질 향상 및 환자 안전 수준 제고를 목표로 개발되었다. 이는 4개 영역, 13개 장, 48개 범주, 94개 기준, 549개 조사 항목으로 구성되어 있다. 세부 인증 기준은 기본 가치 체계, 환자 진료 체계, 행정 관리 체계, 성과 관리 체계 등 4개 영역으로 구분되며, 안전 보장 활동, 지속적 질 향상, 경영 및 조직 운영, 인적 자원 관리, 감염 관리, 안전한 시설 및 환경 관리, 의료 정보 관리, 진료 전달 체계와 평가, 환자 진료, 수술 및 마취 진정 관리, 약물 관리, 환자 권리 존중 및 보호, 임상질 지표 등 13개 장으로 구분된다.

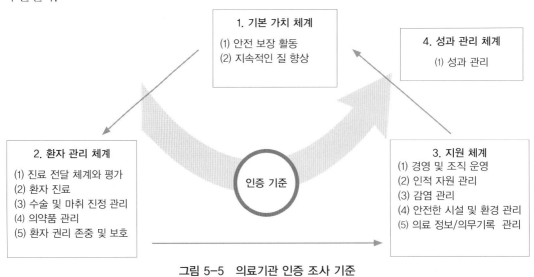

그림 5-5 의료기관 인증 조사 기준

의료기관의 인증 등급은 인증, 조건부인증, 불인증 등 3개 등급으로 구분된다. 아울러 인증을 받은 의료기관의 인증 등급과 평가 결과 등을 인터넷 홈페이지에서 상시 제공함으로써 국민의 알 권리와 의료기관 선택권을 보장하고 있다. 또한 인증 결과를 상급 종합병원, 연구 중심 병원, 전문병원 등을 지정하는 요건으로 활용함으로써 우수한 의료기관을 위해 진입 장벽을 낮추도록 정책적 연계를 강화하고 있다.

■ 표 5-17 인증 등급 및 인증 기간(2주기 급성기 병원)

| 등급 | 인증기간 | 종별 | 1. 필수 항목 | 조사 항목 평균 점수 | | | 비고 |
				2. 전체	3. 기준별	4. 장별	
인증	4년	상급 종합병원	무 또는 하 없음	9점 이상	모든 기준 5점 이상	모든 장 8점 이상	1~4 모든 조건 충족해야 함
		종합병원		8점 이상		모든 장 7점 이상	
		병원					
불인증	–	상급 종합병원	무 또는 하 1개 이상	8점 미만	5점 미만 1개 이상	8점 미만 1개 이상	1~4 중에서 한 개라도 해당되면 불인증
		종합병원		7점 미만	5점 미만 2개 이상	7점 미만 1개 이상	
		병원			5점 미만 3개 이상		
조건부 인증	1년	필수 항목에서 '무' 또는 '하'가 없으면서, 종사 항목 평균 점수(전체, 기준별, 장별)가 인증과 불인증에 해당되지 않는 모든 경우					

④ 의료기관인증제의 기대 효과

의료기관인증제를 통해 의료기관의 자발적 질 향상 노력을 유도함으로써 환자 안전 수준 제고와 의료의 질 향상을 도모할 수 있게 되며, 인터넷을 통해 인증 결과를 공표함으로써 소비자의 알 권리가 강화된다. 이를 통해 국민들(소비자)은 의료기관 이용 시 인증받은 의료기관을 선택할 수 있게 되며, 환자의 안전을 보장해주는 양질의 의료 서비스를 제공받을 수 있게 됨으로써 의료기관 이용에 따른 만족도가 향상된다.

또한, 인증을 받은 의료기관은 매년 자체적인 질 관리를 수행해 보고함으로써 전반적인 의료 질 향상을 도모할 수 있고, 인증 마크를 활용한 홍보 등을 통해 경쟁력을 확보할 수 있으며, 궁극적으로는 우리나라 의료 서비스의 질적 수준 향상에 기여함으로써 국민의 건강 증진을 도모할 수 있다. 급성이 병원 인증조사기준(ver. 2.1)은 2017년 1월부터 적용되고 있으며, 이로 인해 보다 안전한 의료 환경 조성과 체계적 감염관리 시스템 구축이 가능할 것으로 기대된다.

⑤ 주요 성과

2016년까지 1,802개 의료기관에 대한 인증 조사를 완료했고, 1,644개 의료기관이 인증을 획득했다. 인증을 받은 의료기관은 1,644개로, 종별로 구분하면 상급 종합병원 43개, 종합병원 163개, 병원 126개, 치과병원 14개, 한방병원 13개, 요양병원 1,134개, 정신병원 151개였다. 또한 지역별로는 경기도가 329개, 부산 207개로 가장 많았고, 그 다음으로 서울, 경북 등의 순이었다.

2주기 급성기 병원 및 요양병원 인증 조사를 원활하게 운영하고, 2017년부터 시작된 급성기 병원 중간 현장 조사를 계획에 맞게 수행하고, 2014년 시작된 치과병원, 한방병원의 1주기 인증제가 만료되면서 환자 안전 및 의료 질 향상을 높이고, 인증제 참여가 확대될 수 있도록 2주기 치과병원 및 한방병원 인증 기준을 개발할 것이다.

또한, 실제 조사를 수행하는 조사위원에 대한 기본 교육 및 필기시험을 통한 선발, 지속적인 보수 교육 및 심화 교육 실시 등 체계적인 교육훈련 프로그램을 통해 조사위원의 전문성과 객관성 확보를 위해 지속적으로 노력하고 있다.

아울러 조사기준에 이어 단계적으로 ISQua(International Society for Quality in Health Care) 국제인증 프로그램 중 조직, 조사위원 교육 프로그램에 대한 국제인증을 획득할 것이며, 병원급 이상 의료기관의 참여를 유도하고 의원급 의료기관으로의 확대기반을 마련하기 위해 의료기관 인증제에 대한 대국민 인지도 제고 및 신뢰성 확보를 위한 다각적인 홍보전략을 지속적으로 전개 하고 있다.

■ 표 5-18　소재지별 인증 현황 누계(2016년 말 기준)　(단위: 개)

구분	계	서울	부산	대구	인천	광주	대전	울산	경기	강원	충북	충남	전북	전남	경북	경남	제주	세종
계	1,644	185	207	83	70	71	63	44	329	41	43	77	83	78	126	124	14	6
상급종합병원	43	14	4	4	3	2	1	1	5	1	1	2	2	1	–	2	–	–
종합병원	163	32	20	5	9	4	7	1	32	9	7	4	4	6	11	6	6	–
병원	126	34	13	14	8	11	2	1	23	1	–	1	1	7	5	5	–	–
치과병원	14	6	–	–	–	2	1	–	1	–	–	–	–	3	–	1	–	–

구분	계	서울	부산	대구	인천	광주	대전	울산	경기	강원	충북	충남	전북	전남	경북	경남	제주	세종
한방병원	13	5	1	–	–	–	2	–	4	–	–	–	–	–	–	1	–	–
요양병원	1,134	89	152	56	45	44	47	36	229	24	30	57	69	55	97	91	7	6
정신병원	151	5	17	4	5	8	3	5	35	6	5	13	7	6	13	18	1	–

(2) 신의료기술의 안전성·유효성 평가

① 목적과 기대 효과

2007년 4월 28일에 시작된 신新의료기술평가제도는 신의료기술이 개발·도입되는 시점에서 국가가 과학적·객관적으로 해당 기술의 안전성과 유효성을 평가함으로써, 의과학적으로 입증된 의료기술이 국민들을 위해 사용될 수 있는 여건을 마련하는 데 있다. 그럼으로써 국민들의 건강권을 보호하고, 아울러 신의료기술의 발전을 촉진하는 데 그 목적이 있다.

신의료기술을 평가함으로써 국가는 국내 도입·개발되어 사용되는 의료기술을 합리적으로 관리할 수 있게 되었다. 또한 신의료기술을 평가하여 안전하고 유효하다는 것이 확인될 경우 건강보험이 적용되도록 함으로써, 국민들은 안심하고 효과적인 의료기술을 이용할 수 있게 되었다. 또한 의료기관은 양질의 의료를 수행할 과학적 근거를 가지게 되었고, 의료기술 개발자 등의 입장에서도 자신들이 개발한 의료기술이 공식적으로 활용될 수 있는 통로를 마련할 수 있게 되었다.

신의료기술평가제도가 도입되기 전에는 학회 간 이견 등으로 요양 급여 행위 결정신청 건의 법정 기한 처리율이 저조했으나, 제도 도입 후 100% 기한 내 처리되고 있다. 또한 신의료기술에 대한 안전성·유효성 평가 결과를 공표하여 누구나 빠르고 쉽게 필요한 정보를 획득할 수 있다. 이로써 불필요한 의료기술은 자연스럽게 사용 자제되고, 효과적인 의료기술은 그 사용이 보다 더 장려되므로 양질의 의료 서비스와 의료자원이 확보되는 효과가 있다.

② 추진 경과

「의료법」 제54조 및 「신의료기술 평가에 관한 규칙」 제7조의 규정에 의거, 신의료기술을 평가할 위원회가 2007년 6월 11일 보건복지부 내에 설치되었으며, 평가위원도 3년 임기로 활동을 시작했다.

'신의료기술평가위원회'는 신의료기술의 안전성·유효성에 대한 최종 심의 의결 기구로, 객관적 구성을 위해 대한의사협회, 대한치과의사협회, 대한한의사협회 및 시민단체 등으로부터 총 20인의 위원을 추천받아 활동하고 있다. 또한 신의료기술평가위원회의 심의 사항을 전문적으로 검토하기 위해 대한의학회, 대한치의학회 및 대한한의학회의 추천을 받아 총 448인으로 구성된 5개 분야별 전문 평가 위원회가 조직되었다. 분야별 전문 평가 위원회는 평가할 대상에 따라 전문 분야별로 10인 이내의 소위원회를 구성하는 인력풀로서 그 역할을 수행한다.

신의료기술 평가 사업을 원활하게 운영하기 위해 「의료법」 제55조의 규정에 따라 2007년 6월 15일부터 건강보험심사평가원 내 '새로운의료기술평가사업본부'에 신의료기술 평가에 수반되는 제반 업무를 위탁하여 운영했고, 2010년 6월부터는 보건의료기술의 안전성·적정성 등에 대한 정보를 수집·평가하는 기능을 수행하는 한국보건의료연구원으로 업무를 이관해 신의료기술 평가 사업의 효율성과 전문성을 제고해나가고 있다.

③ 평가 절차

신의료기술의 평가 절차는 크게 세 단계로 구분된다.

첫 번째 단계는 평가 대상인지 결정하는 일이다. 새로운 기술을 개발·도입하려는 신청인이 신의료기술 평가 신청서를 보건복지부에 제출하면, '신의료기술평가위원회'는 그 의료기술이 의료시장에 도입될 조건을 갖췄는지를 평가할 필요가 있는지 90일 이내에 우선적으로 심의한다.

두 번째는 신의료기술의 안전성·유효성을 평가하는 일이다. 신의료기술평가위원회에서 평가할 대상 기술로 결정되면, 정해진 평가 방법에 따라 10인 이내로 구성된 소위원회에서 180일 이내에 해당 기술의 안전성과 유효성을 검토한다.

마지막으로 소위원회에서 보고된 검토 결과를 신의료기술평가위원회에서 최종 심의한 후, 심의 결과를 보건복지부 장관에게 보고하는 일이다. 보건복지부 장관은 신의료기술평가위원회의 최종 심의 결과를 보고받은 날로부터 90일 이내에 신의료기술의 사용 목적·대상 및 시술 방법 등을 공표하고, 해당 신청자에게도 평가 결과를 통보한다.

신의료기술의 안전성·유효성 평가는 신청부터 최종 평가 결과 공표까지 1년 내에 이루어진다.

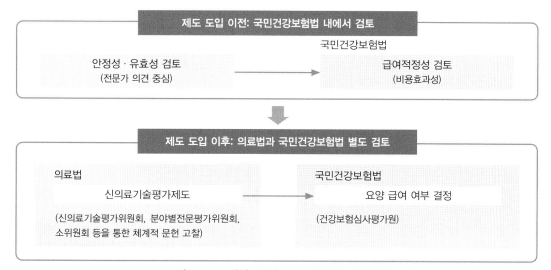

그림 5-6   신의료기술 평가 도입 전·후 비교

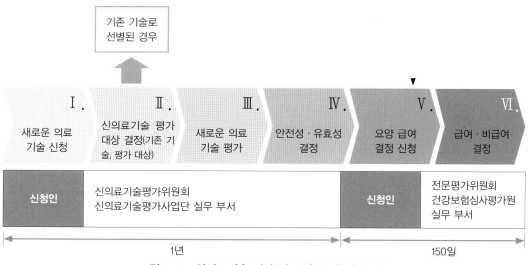

그림 5-7   신의료기술 평가 및 요양 급여 결정 절차

💬 토론 자료

1. 간호대학 시설과 간호사 수 증가

우리나라는 2016년을 기준으로 간호학과가 205개, 간호학과 정원이 1만 9,183명으로 증가했다. 이처럼 간호학과 정원이 늘어나는 상황에 따른 문제점과, 간호사 부족 문제를 해결할 대안을 제시하고 그 장단점들을 토론해보자.

2. 공공 병원 수를 줄여야 하나?

최근에도 공공 병원을 둘러싼 논의가 지속되고 있다. 민간 병원에 비해 낙후된 시설, 불친절한 서비스, 낮은 생산성을 비난하며 공공 병원을 축소하자는 주장과, 의료의 공적인 역할 및 형평성 증진을 위해 공공 병원 수를 늘리자는 주장이 첨예하게 대립되고 있다. 이에 대해 당신의 견해를 제시해보자.

3. 노인 인구 증가에 따른 장기요양 서비스

우리나라의 전체 인구 중 65세 이상 노인 인구 비율은 2000년에 7.1%를 넘어섰으며, 2019년에는 14.4%에 도달할 전망이다. 이는 세계적으로도 가장 빠른 인구 집단 노령화로서, 우리나라 사회 전반에 큰 변화를 초래할 것으로 보인다. 고령화에 따른 장기요양보험제도 실시와 장기요양 서비스 확충에 따른 문제점 및 대안에 대해 토론해보자.

4. 의료 서비스의 질 관리

당신은 나쁜 질의 보건의료를 경험하거나 목격한 적이 있는가? 이때 당신은 무엇을 했으며, 무엇을 해야만 하는지에 대해 토론해보자.

제6장

지역사회보건

학습 목표

1. 지역사회의학과 일차보건의료 개념을 설명한다.

2. 지역보건사업을 열거한다.

3. 지역사회간호사의 역할을 설명한다.

4. 지역사회간호사의 기능을 열거한다.

5. 지역사회간호사의 영역을 서술한다.

6. 보건기획을 성의하고, 그 과정을 설명한다.

7. 지역사회보건 정보시스템을 제시한다.

1. 지역사회의학과 일차보건의료

1) 지역사회의학의 개념

근대의학은 인간의 생물학적 측면만을 편중적으로 취급해왔다. 또한 의학의 세분화·초超전문화가 진행되면서 인간을 포괄적으로 파악할 능력이 사라지고, 의료수가醫療酬價의 급속한 앙등을 초래, 의료자원 배분의 극심한 불균등 현상마저 가져왔다. 이러한 근대의학에 대한 비판 의식을 기반으로 '모든 사람에게 의료를(health-care for all)'이라는 목표를 내걸고 1950~1960년대에 '지역사회의학'이 태동했다.

지역사회의학을 한마디로 정의하긴 어렵지만, 일단 "의료인과 주민들의 공동 노력으로 해당 지역 주민들 모두의 건강을 효율적·체계적으로 증진시키고자 하는 의료 실천 방법"이라고 할 수 있다. 이는 전통의학이 병원을 찾아오는 환자 개개인을 대상으로 하는데 비해, 지역사회의학은 의료 수요가 있는 인구 집단 또는 지역 전체를 대상으로 한다. 또한 종래의 치료의학과 예방의학을 통합해 간단한 질병 퇴치부터 고도의 기술을 요하는 수준의 질병 치료까지 전 과정을 포함한다.

한편으로, 과거에는 의료 또는 건강 문제 해결을 주도해오던 의료인에게 일차적인 책임이 주어졌지만, 지역사회의학에서는 지역 주민들도 적극적으로 참여하기 때문에 지역 주민들 스스로도 일차적인 책임을 진다. 따라서 지역 주민들도 문제 발견 및 해결 방안 모색 등에 주도적으로 참여하게 된다.

2) 일차보건의료의 개념

(1) 일차보건의료의 개념

아직도 전 세계 인구의 5분의 4는 현대의료로부터의 수혜를 받지 못하고 있다. 실제로 나라

간, 지역 간, 소득 간 현대적 보건의료 수혜의 격차는 큰 편이다. 세계보건기구(WHO)에서는 전 세계 모든 사람들이 사회적 · 경제적으로 생산적인 삶을 영위할 수 있는 수준의 건강에 도달하도록 하고자, 1978년 당시 소련의 알마아타에서 개최된 국제회의에서 '2000년까지 전 인류에게 건강을(Health For All to 2000)'이라는 슬로건을 채택했다. 이에 따라 WHO 회원국들이 이 목적을 실현할 수 있을 전략으로 일차보건의료를 권장했다.

여기서 채택한 일차보건의료의 정의는 '필수적인(essential) 건강관리사업으로서, 실제적(practical)이고 과학적으로 건전하며(scientifically sound), 사회적으로 수용할 수 있는(socially acceptable) 방법을 통해 주민의 적극적 참여하에(community participation), 지불 능력에 맞춰(affordable) 그들이 사는 지역 내에서(accesible) 실시하는 사업'이다. 즉, 일차보건의료 프로그램의 중심은 정부나 지방 보건인력이 아니라 지역사회의 주민들이다. 말 그대로 '주민에 의한, 주민을 위한, 주민의 전략'인 것이다.

(2) 일차보건의료 사업의 기본 원칙 및 필수사업

한 국가에서 전 국민에게 필수적인 건강관리를 보장하기 위한 보건사업의 기본 원칙은 다음과 같다.

① 포괄성(comprehensiveness)

모든 사람에게 필요한 기본적인 건강관리 서비스를 총체적으로 제공한다.

② 수용성(acceptability)

서비스를 받는 주민이 받아들일 수 있는 것으로, 서비스 이용에 따른 비용을 주민이 부담할 수 있어야 한다.

③ 근접성(accessibility)

주민이 쉽게 이용하기 위해서는 주거 지역에서 적당한 거리 내에 있기에 쉽게 접근할 수 있어야 한다.

④ **균등성**(equity)

기본적인 건강 서비스는 누구나 어떤 여건에서든지 필요한 만큼 똑같이 제공받을 수 있어야 한다.

⑤ **지속성**(continuity)

기본적인 건강 상태를 유지하는 데 필요한 서비스를 계속 제공받을 수 있어야 한다.

⑥ **유용성**(availability)

주민에게 꼭 필요하고 요긴한 서비스여야 한다.

⑦ **상호협조성**(coordination)

관련 부서들이 서로 협조하는 의뢰 체계를 구축해야 한다.

⑧ **주민 참여**(participation)

건강관리 서비스를 제공받는 주민들도 보건사업의 동반자로서 참여해야 한다.

또한 일차보건의료의 필수사업 내용으로는 다음과 같은 것들이 있다.

① 만연한 보건의료 문제에 대한 교육과 그 문제의 예방과 관리

② 식량 공급과 적절한 영양 증진

③ 안전한 식수 제공과 기본 위생 관리

④ 가족 계획을 포함한 모자보건

⑤ 주요 전염병에 대한 면역 수준 증강(예방 접종)

⑥ 지방 풍토병 예방·관리

⑦ 흔한 질병과 상해에 대한 적절한 치료

⑧ 필수 의약품의 공급

이러한 여덟 가지 요소들은 일차보건의료를 '주민들이 건강관리 체계 안으로 처음 들어올 때의 관문이자, 전체 건강관리 체계의 일부이며 최말단 사업'으로 접근하게 한다. 즉, 지역사회는 물론 국가의 사회·경제·보건 개발 사업 중 하나로서, 정부 책임하에 모든 사업이 계획·실천되는 과정을 마을 단위에서부터 중앙 행정 단위 수준까지 서로 상호관련성을 가지고 이루어져야 함을 시사한다.

3) 일차보건의료와 지역보건

우리나라는 정부 수립 후 가난과 무지, 관리 능력 부족 등으로 국민 건강 문제에 관심을 기울일 수 없었다. 설상가상으로 한국전쟁마저 발발하면서 사회적·정치적·경제적·행정적으로 황폐화되다 보니 국민 건강 사업에 우선 투자하기 어려웠다.

그러나 1960년대에 국가 경제 개발 계획이 진행되자, 지역사회 건강 사업들이 전국적으로 의과대학과 외국 의료 원조 기관 및 정부 투자 기관의 시범 사업으로서 시도되었다. 즉, 경제 성장 덕에 국민들의 생활 수준이 향상되면서 의식 수준도 더불어 향상되어 국민들은 복지 생활과 보건 문제에 높은 관심과 기대를 가지게 된 것이다. 이러한 시대적 요구와 사회적 배경은 병원과 의사 중심의 보건의료 전달 체계만으로는 국민의료를 해결할 수 없는 단계에 이르렀기 때문이다. 따라서 '지역 주민들의 건강을 증진시키려는 목적으로 지역 주민들 스스로 사업을 추진·해결하도록 유도하기 위해' WHO가 주장한 일차보건의료 접근 방안(primary health care approach)을 권장하기에 이르렀다.

한국 정부는 일차보건의료 사업을 1978년 이후 급진적으로 구체화하기 시작했다. 이에 따라 제3차 경제 개발 5개년 계획(1972~1976년)에서는 국민보건, 특히 의료 균등을 목표로 한국 정부와 미국의 국제개발처(United State of America Internation of Development, USAID)가 보건 개발을 위한 독립적 비영리 연구 기관을 설립하고, 한국 국민들의 기본적인 건강 증진, 예방, 치료 같은 보건의료 서비스를 효과적으로 제공할 수 있는 시범 사업을 개발한 뒤 제도화하기로 합의하고, 이를 차관 사업으로 추진했다.

한국보건개발연구원(Korea Health Development Institute, KHDI)이 설립되자, 1976년부터 1980년까지 5년간 시범 사업을 강원도 홍천군, 전북 옥구군 및 경북 군위군에서 실시했다. 아울러 공중 보건의사를 보건소·보건지소에 배치하고 보건진료원(Community Health Practitioner, CHP)을 새로운 인적자원으로 개발하여 '면' 이하 시골에 배치했다.

시범 사업 결과 중 공중 보건의사들을 농촌 지역에 계속 배치하는 방안과, 보건진료원을 개발·훈련 및 활용하는 방안 등을 정부가 받아들임으로써 1980년 12월 31일 자로 「농어촌 보건의료를 위한 특별조치법」이 공포되었다. 이에 따라 보건진료원이 지역 주민들을 위한 일차 보건의료 서비스 최초 접근 인력으로 배치되는 식으로 공중 보건의사를 적극적으로 활용하는 방안에 의한 일차보건의료가 도입되었다. 다시 말해, 간호사가 일차보건의료 사업의 중심 인력으로 기용된 셈이다. 이러한 조치의 특징이라면, 일차보건의료의 개념이 기존 지역사회의 간호사들 사이에 이질감 없이 도입되었다는 점과, 지역사회 간호의 목표와 일차보건의료의 목표가 거시적 접근 면에서 동일하고, 사업 접근 방식들 중에도 일치하는 것이 많았다는 점이다.

2. 지역보건사업

우리나라는 시·군·구에 설치되고 공공재원에 의해 운영되는 일차보건의료기관으로 보건소가 있다. 보건소는 중앙 조직 중 보건의료정책 결정 기관인 보건복지부에 속한 하부 의료기관으로서, 보건 관련 행정과 보건의료 사업을 제공한다.

보건소는 「지역보건법」 제10조 및 동법 시행령 제8조에 의해 시·군·구에 1개소씩 설치된다. 다만 당해 지방 자치단체의 장이 필요하다고 인정하는 경우 보건복지부 장관의 승인을 얻어 필요한 지역에 보건소를 추가 설치·운영한다. 보건소 조직은 당해 시·군·구의 인구 규모, 지역 특성 및 보건의료 수요 등을 감안하고, 다른 지방 자치단체와의 균형을 고려하여 합리적으로 정한다(이는 「지역보건법」 제15조, 동법 시행령 제12조에 따른 조치이다). 아울러 국민보건 향상에 이바지하기 위해 「지역보건법」 제1조에 따라 보건소의 업무를 시행하고 있다(이는 「지역보건법」 제11조에 따른 조치이다).

모든 보건소에서는 지역 실정에 맞는 〈지역보건의료 계획서〉를 작성하여 지방 자치단체의 장·단기 목표에 맞는 보건사업을 펼치고 있다. 공공 보건 사업은 개인이 아닌 공중의 보건의료를 담당하므로 대개 정부가 주도했으며, 또한 보건간호가 크게 기여해왔다. 보건간호는 국민이 자기 건강을 관리하는 능력을 향상시키는 것을 목적으로 정부의 보건사업 조직망을 통해 직접 간호와 보건 관리, 보건 교육을 제공하는 것이다. 그럼으로써 국가의 보건의료정책 실현에 기여하는 과학적 실천 방식이기도 하다.

기존의 보건사업은 영세 서민 중심의 내소자 검사 및 진료와, 개발도상국형 감염병을 예방하는 사업에 치중해왔다. 그러나 최근 생활 수준이 향상되면서 새로운 문제가 대두되고 있다. 즉, 생활 양식의 변화에 따른 성인병과 만성 퇴행성 질환이 증가하고, 사스나 메르스를 비롯한 신종 감염병에 대한 우려가 높아지고 있으며, 약물 오·남용과 교통사고, 정신질환, 노인성 질환 등도 국민건강을 위협한다. 그러므로 공공 보건 사업의 방향은 이러한 주변 여건의 변화에 부응하여 인력·장비를 보강함으로써 보건 교육 및 국민 건강에 대한 홍보를 실시하는 등 예방 위주의 사업과, 고급화된 질적 진료 서비스 사업을 추진하는 쪽으로 맞춰지고 있다. 이에 따라 지역 주민의 건강을 증진시킨다는 목표에 맞춘 기능도 강화되고 있다.

「지역보건법」 제11조에 따른 보건소의 업무는 다음과 같다.

1. 건강 친화적인 지역사회 여건의 조성

2. 지역보건의료정책의 기획, 조사 · 연구 및 평가

3. 보건의료인 및 「보건의료기본법」 제3조−제4호에 따른 보건의료기관 등에 대한 지도 · 관리 · 육성과 국민 보건 향상을 위한 지도 · 관리

4. 보건의료 관련 기관 · 단체, 학교, 직장 등과의 협력 체계 구축

5. 지역주민의 건강증진 및 질병예방 · 관리를 위한 다음 각 목의 지역보건의료서비스의 제공

　가. 국민건강증진·구강건강·영양관리사업 및 보건교육

　나. 감염병의 예방 및 관리

　다. 모성과 영유아의 건강 유지·증진

　라. 여성·노인·장애인 등 보건의료 취약계층의 건강유지·증진

　마. 정신건강증진 및 생명존중에 관한 사항

　바. 지역주민에 대한 진료, 건강검진 및 만성질환 등의 질병관리에 관한 사항

　사. 가정 및 사회복지시설 등을 방문하여 행하는 보건의료사업

1) 국민건강증진사업

제7차 경제 · 사회 발전 5개년 계획('경제 개발 5개년 계획'에서 명칭 변경)의 중요 분야이자 전략 사업은 '건강 증진과 보건 교육'이었다. 1995년 1월에 「건강증진법」이 제정되면서 국민들의 건강 수준을 향상시키기 위한 노력의 대부분이 '의료'에 집중되어 있던 과거 시각이 전환 · 확대되기에 이르렀다. 이는 의료보다는 생활 습관 · 환경이 건강에 더 많은 영향을 미친다는 사실이 밝혀진 덕이었다.

국민건강증진사업이란 「국민건강증진법」 제2조 2항에 명시되어 있듯이 '보건 교육, 질병 예

방, 영양 개선, 건강 생활 실천 유도 등을 통하여 국민건강을 증진시키는 사업'이다. 따라서 국민건강증진사업은 시민의 잘못된 건강 의식 및 행동 양식으로 인한 질병을 예방하기 위해 보건 교육을 강화하고 각종 건강 정보를 제공하여, 자기 관리 능력을 향상시키고 건강 생활로 유도하는 것을 목적으로 한다. 이에 보건소에서는(『국민건강증진법』 제19조에 따라) 보건 교육 및 건강 상담, 영양 관리, 구강 건강관리, 질병의 조기 발견을 위한 검진 · 처방, 지역사회의 보건 문제에 관한 조사 · 연구, 기타 건강 교실 운영 등 건강 증진 사업에 관한 사업들을 실시한다. 그러한 사업들이란 상설 보건 교육을 통한 주민 보건 의식 수준 향상, 구강 · 영양 개선 사업 활성화, 금연 운동 사업 전개 및 건강정보실 운영 같은 사업 개요를 가지고 이동 보건 교육과 흡연 예방 및 금연 교육, 만성질환자를 위한 영양 교육과 홍보물 배부, 저소득층 성인병 · 암 검진 사업과 건강 상담 무료 전화 설치 운영 및 건강 관련 자료 무료 송부 등이다. 이는 보건소의 정보 제공 기능을 강화하고, 지역사회의 자원을 활용한 전문성 높은 교육을 제공하며, 보건 의식을 향상시키고 건강 생활 실천의 토대를 마련할 수 있다는 기대 효과 때문에 이루어진다.

국민건강증진사업은 국민들 스스로 건강할 때 '건강 생활'을 실천함으로써 건강을 유지할 수 있는 잠재력을 기르고, 질병 위험 요인도 조기에 발견 · 관리함으로써 건강을 유지 · 증진토록 하는 적극적인 건강향상정책 수단이다. 이는 모든 건강한 국민들을 대상으로 하되, 예산 사정상 질병 예방 사업의 경우 건강과 관련된 위험 요인이 많은 영유아, 임산부, 성인병의 고위험군에 속하는 30세 이상의 성인 · 노인층 인구를 주 사업 대상으로 한다. 사업 범위는 보건 교육, 질병 예방, 영양 관리, 건강 생활 실천 운동, 구강 건강 관리, 건강 생활 환경 조성 등으로 일차적 예방 사업이 주를 이룬다. 물론 질병위험자를 조기 발견 · 관리하기 위한 이차적 예방 사업도 포함한다.

건강 생활 실천 사업은 지역 특성을 고려해 각 보건소의 중점 사업을 개발하도록 했다. 이에 따라 영양, 운동, 절주, 비만 등 4대 영역을 포함하여 생애 단계에 따른 다양한 건강 증진 프로그램을 수행하되, 생활터(학교, 사업장, 병원, 지역사회 등)를 활용하여 포괄적으로 추진토록 했다. 아울러 심뇌혈관질환 예방 관리사업 및 금연 클리닉 사업 같은 보건소 내 타他 건강 증진 사업과 개인별 상담 서비스(건강 원스톱 서비스)를 통합 · 연계하여 운영하도록 했다.

2) 감염성질환예방사업

1980년대 이후 국가 경제의 발전과 더불어 생활 수준과 위생 수준이 향상되면서 급성 감염병이 발생하는 경우는 급격히 감소했다. 그러나 1990년대에 들어서면서 지구온난화와 더불어 신종·재출현 감염병이 급증하고 있다. 즉, 전 세계가 기후 및 감염병 관련 환경이 변화되면서 기존에 유행하지 않던 새로운 감염병이 유입·발생하거나, 통제되고 있던 감염병이 다시 활성화되면서 우리의 건강이 위협받게 된 것이다. 그리하여 최근 우리나라에서는 「감염병의 예방 및 관리에 관한 법률」을 개정해(2018. 3. 27) 현행 감염병 분류체계를 감염병의 심각도, 전파력, 격리수준, 신고시기 등을 중심으로 '급'별 분류체계로 개편하고 감염병 위기 발생시 긴급상황실의 설치운영과 접촉자 격리시설의 지정을 위한 법적 근거를 신설하는 등 2020년부터 시행되는 법률을 개정하여 효율적인 대처가 이루어질수 있도록 하였다.

이에 감염병을 조기 발견·차단하기 위해 관리 체계를 구축·운영하고, 예방 활동을 강화하면서 신속한 방역 활동을 전개하기에 이르렀다. 즉, 감염병 발생을 사전에 억제함으로써 확산을 방지하기 위해 방역기동반을 편성·운영하여 적시에 예방 접종을 실시하고, 방역 취약지와 취약계층(거택 보호, 자활 보호 세대 등)에 대한 가구별 방문 소독을 실시하며, 감염병 확산을 방지하기 위한 예방 조치와 만성 감염병 관리(성병 및 에이즈AIDS, 결핵, 나병 등)를 강화하고 있다.

(1) 수인성 감염병 관리

우리나라에서 콜레라 및 세균성 이질이 발생하는 사례는 감소하는 추세이다. 그러나 해외 여행객을 중심으로 한 해외로부터의 유입 건이 매년 증가하는 양상을 보이고 있다. 또한 학교·직장 등에서의 단체 급식 증가, 외식 산업 발달, 해외 여행 증가에 따라 수인성 및 식품 매개 감염병이 발생하는 규모가 크게 늘어난 바, 이는 연중 발생하는 경향마저 보이고 있다. 이에, 전국 보건 기관 간에 연중 비상 체계 확립을 위한 온라인 일일보고제도를 도입하는 등 상시 감시 체계로 전환하고, 지역사회 내 실정에 맞는 질병 정보 모니터망을 구성·운영하는 등 감염병 감시 체계를 강화했다. 또한, '입국자 추적 및 대량 환자 관리 시스템'을 통해 입국자의 잠복기 동안 감염병 발병 여부를 감시하여, 해외로부터 감염병이 유입됨에 따른 지역사회의 피해를 최소화하는 데 일조했다.

또한 재해 발생 시 신속하고 효율적인 감염병 예방 관리 업무를 수행하기 위해 손소독제와 살충제 등 중앙 방역 비축 약품을 상시 비축해둠으로써 신속하게 보급하고 있다. 아울러 관련 아동극을 공연하거나 체험 행사를 개최하는 등 감염병 예방에 가장 기본적이고 중요한 손 씻기 운동을 범국민적으로 활성화하여 홍보·교육을 통해 각종 감염병을 예방함으로써 전파를 최소화하고자 노력하고 있다.

(2) 신종 감염병 관리

지난 2003년부터 고병원성 조류인플루엔자(H5N1) 인체 감염증 확진 사례가 동남아시아 지역을 중심으로 증가하면서, 세계보건기구(WHO)는 신종 인플루엔자의 대유행을 경고하면서 각 국가별로 효과적인 대비·대응 체계를 마련하도록 권고했다. 이에 우리나라에서는 2006년에는 신종 인플루엔자 대유행 대비·대응 계획을 처음 수립했고, 2012년에는 2009년 신종 인플루엔자 대유행 당시의 특성을 분석하여 기본 계획 및 세부 지침을 수정·보완했다.

또한 국내에서 조류인플루엔자가 발생했던 당시 인체 감염을 예방·관리하기 위한 '중앙 AI 인체 감염 대책반'을 구성·운영하고 있으며, 매년 시·도 및 유관 기관 담당자들을 대상으로 신종 감염병 위기 대응 합동 교육·훈련도 실시하고 있다. 더불어 국가 입원 치료 병상 및 지역별 거점병원도 운영하고 있으며, 전 인구 대비 일정 수준의 항바이러스제 비축량을 유지하는 등 국내 방역 인프라도 향상시키기 위해 노력하고 있다.

(3) 인수공통감염병 관리

인수공통감염병人獸共通感染病은 '동물과 사람 간에 상호 전파되는 병원체에 의하여 발생되는 감염병'으로, 「감염병의 예방 및 관리에 관한 법률」에 따라(「가축전염병예방법」에서는 별도 관리) 제1군 감염병 중 장출혈성 대장균 감염증, 제2군 감염병 중 일본뇌염, 제3군 감염병 중 브루셀라증, 탄저, 공수병, 변종 크로이츠펠트 야콥병(vCJD), 결핵, 제4군 감염병 중 조류인플루엔자 인체 감염증, 중증 급성 호흡기 증후군(사스SARS), 큐열 등 모두 10종이 법정 감염병으로 지정·관리되고 있다.

또한 인수공통감염병을 관리하기 위해 인수공통감염병에 대한 감시 체계(실태 조사, 대책 사업단 구성, CJD 감시 센터 마련) 운영으로 발생 정보 수집 및 예방 홍보, 실험실 진단 강화를 통해 환자를 조기에 발견·치료하는 것을 목표로 하고 있다. 이에 따라 브루셀라 및 큐열 등 주요 인수공통감염병이 발생하는 경우가 매년 10건 내외가 되게끔 관리하고 있다.

3) 모자보건 및 가족계획사업

산업화, 여성의 사회 진출, 핵가족화, 생활 양식의 변화, 결혼 지연과 저출산 시대의 소 자녀 가치관 등 모자보건의 문제가 과거와는 달리 보건의료 부문을 넘어서 사회구조적인 문제가 되고 있다. 이에 따라 사회 교육 및 환경 부문 등에서의 포괄적 접근이 요구된다.

그리하여 모자보건사업은 임신·출산 지원, 임산부 및 영유아 건강관리, 미숙아 및 선천성 이상아의 장애 발생 예방 및 모유수유율 제고 등을 통하여 영유아의 사망·장애를 사전에 예방하고 모성 건강을 증진시키며, 난임부부에게 시술비 중 일부를 지원함으로써 사회적·의료적 장애를 제거하는 등 임신·출산지원정책을 강화하는 사업이 모자보건 및 가족계획사업이다.

공공 모자보건 사업 영역은 기존의 중점 관리 대상자인 임산부 및 영유아에서 모성에 대한 준비가 필요한 청소년 및 미혼·장년기 여성까지 확대되었다. 아울러 사업 내용도 생식보건(reproductive health)과 주산기(perinatal period) 관리 및 영유아 성장 발달 스크리닝screening 등으로 확대되었다. 모자보건사업의 목표는 생애주기별 건강관리 프로그램을 운영하고, 사업 추진 기반도 조정하여 대상자들의 사망 수준을 낮추고 위험 요인을 감소시키며, 건강잠재력을 길러 차세대 건강한국민을 확보하는 데 있다.

사업 내용은 임산부의 산전·분만·산후 관리를 체계적으로 실시하는 것이다. 이에 따라 모성 건강을 도모하기 위한 임부 신고, 등록 관리와 고위험 임부 특별 관리 및 산전 관리 같은 임산부 건강관리와, 영유아 등록 관리 및 선천성 대사 이상 검사 실시 등으로 미숙아 및 선천성 이상아 등록 관리와 영유아 건강관리, 임산부와 영유아의 건강 상태를 정기적으로 검진하고 그 내용을 기록·유지하여 적정한 의료 서비스를 받을 수 있도 록 하는 〈모자 보건 수첩〉 보급과 기초 예방 접종 사업 같은 사업들을 진행하고 있다. 또한 보건소에서도 여성과 어린이를 위한 건강 증진 사업, 엄마 젖먹이기 운동 사업, 불임부부 지원 사업 등을 확대 실시하고 있다.

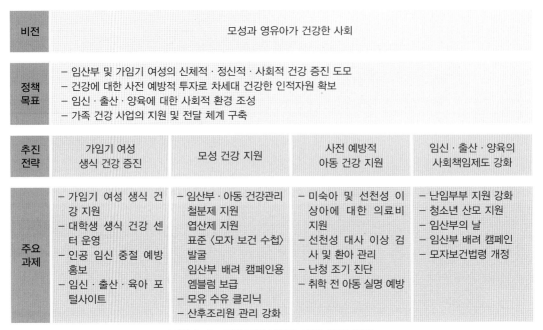

비전	모성과 영유아가 건강한 사회			
정책 목표	– 임산부 및 가임기 여성의 신체적 · 정신적 · 사회적 건강 증진 도모 – 건강에 대한 사전 예방적 투자로 차세대 건강한 인적자원 확보 – 임신 · 출산 · 양육에 대한 사회적 환경 조성 – 가족 건강 사업의 지원 및 전달 체계 구축			
추진 전략	가임기 여성 생식 건강 증진	모성 건강 지원	사전 예방적 아동 건강 지원	임신 · 출산 · 양육의 사회책임제도 강화

주요
과제
	– 가임기 여성 생식 건강 지원
	– 대학생 생식 건강 센터 운영
	– 인공 임신 중절 예방 홍보
	– 임신 · 출산 · 육아 포털사이트
		– 임산부 · 아동 건강관리 철분제 지원
		  엽산제 지원
		  표준 〈모자 보건 수첩〉
		  발굴
		  임산부 배려 캠페인용 엠블럼 보급
		– 모유 수유 클리닉
		– 산후조리원 관리 강화
			– 미숙아 및 선천성 이상아에 대한 의료비 지원
			– 선천성 대사 이상 검사 및 환아 관리
			– 난청 조기 진단
			– 취학 전 아동 실명 예방
				– 난임부부 지원 강화
				– 청소년 산모 지원
				– 임산부의 날
				– 임산부 배려 캠페인
				– 모자보건법령 개정

그림 6-1 모자보건사업의 건강 증진 체계

출처: 보건복지부(2017). 2016 보건복지백서.

4) 노인보건사업

노인보건사업은 주로 국민 기초 생활 보장 수급권자나 부부노인세대, 독거노인 등에 대한 예방 접종과 보건 교육, 그리고 필요 시 타과와 협력하여 노인 건강 검진 등을 추진하고 있다.

그러나 노인보건대상자는 특정한 노인 인구만을 대상으로 하기 때문에 관할 지역 전체에서 보면 등록률이 10% 미만이다. 특히 지역 내 사회복지 기관이나 노인복지 시설에서 관할하는 노인 건강관리와의 연계가 미흡해 현황 파악은 물론, 대상자 관리조차 잘 되지 못함으로써 관리의 중복 · 누락이 나타나고 있다. 또한 노인들은 투약 · 진료 선호 현상이 강해 건강 교육의 실효성이 제대로 나타나지 못하고 있다.

앞으로 노인 인구가 증가하리라는 사실을 감안하면, 노인보건을 위한 지역 내 연계 체계구축이 특히 절실하다. 아울러 사회복지서비스와 정보 교환 등으로 노인 결연 사업 및 호스피스 사업 등도 개발되리라 본다.

(1) 노인 건강 검진 및 실명 예방 사업

노인질환을 조기에 발견하고, 건강 지도와 보건 교육을 실시하여 노인 건강 증진을 도모하고자 1983년부터 국민 기초 생활 보장 수급권자인 노인들을 대상으로 무료 노인 건강 진단을 실시했고, 매년 검진 대상과 건강 진단 항목을 점차적으로 확대해왔다. 2005년부터는 정부의 지방 이양 방침에 따라 국고 지원 예산을 분권교부세에 포함하여 지원하기에 이르렀으며, 건강 진단 사업의 세부 실시 계획은 지자체에서 자체 계획을 수립해 자율적으로 실시하고 있다.

노인 건강 진단은 일차와 이차로 구분하여 실시하는 바, 일차 검사 결과 질환이 있다고 의심되는 사람에 대해서는 이차 건강 진단을 받게 하고 있다. 아울러 지역 특성에 따라 검진 항목을 조정할 수 있도록 했다. 검사 후 유질환자는 보건소에서 등록 관리하고, 공공의료기관과의 연계에 의한 방문보건을 실시하거나 또는 의료 서비스를 체계적으로 제공함으로써 노인병 예방과 치료에 힘쓰고 있다. 또한 치매 조기 검진 사업 및 노안 검진 사업 등과도 연계하여 내실 있는 노인 건강 진단이 이루어지도록 노력하고 있다.

2003년부터는 저소득층 노인에 대한 정밀 안 검진을 실시하여 안질환을 조기 발견하고 적기에 치료함으로써 노인들의 실명을 예방하고, 일상생활이 가능한 수준의 시력을 유지하도록 지원하고 있다. 이에 따라 검사 결과 안경이나 돋보기가 필요한 노인에게는 안경을 지원하고 있으며, 실명 원인성 안 질환인 백내장 등의 증세가 보여서 수술이 필요한 노인에게는 수술비를 지원해 의료비 부담을 경감시켜주고 있다. 특히, 노인들에게 눈 건강 교육을 실시하여 안질환과 노안에 대한 인식 변화를 유도하는 한편, 안질환 및 노안으로 인하여 시력이 약화된 노인들을 대상으로 일상생활 적응을 지원하기 위한 재활 프로그램을 실시하여 실명과 시각 장애가 심화되는 경우를 예방하는 노력을 진행하고 있다.

앞으로 노인 건강을 체계적으로 보장하기 위해 대상자를 단계적으로 확대해나갈 것이다.

(2) 치매예방사업

현재 65세 이상 노인 인구의 약 10.0%인 68만 6천명 정도('16년 기준)가 치매노인으로 추정되고 있다. 이 비율은 노인 인구가 증가하면서 지속적으로 증가할 것으로 예상된다.

치매는 치매노인 본인은 물론, 그 가족들에게도 정신적·육체적·경제적으로 심각한 부담을 초래한다. 이로 인해 개인과 가족의 삶의 질이 저하되는 것은 물론, 공식·비공식 의료비를 포함한 사회적·경제적 비용이 증가함으로써 국가재정에도 큰 부담으로 작용하고 있다. 실제로 2015년 건강보험 의료비 중 1조 8,114억 원이 치매 관련 비용으로 사용되었다. 아울러 치매노인 문제의 심각성을 감안할 때 치매의 예방과 종합적인 관리 체계, 전문 인력 양성 체계 및 종합적인 연구 기능의 강화가 절실하다.

정부는 2011년 8월에 「치매관리법」을 제정, 2012년 7월에 〈제2차 국가치매관리종합계획(2012~2015)〉을 수립하여 치매 조기발견 및 예방을 강화하고 맞춤형 치료 및 보호를 실시했으며, 효과적인 치매 관리를 위하여 인프라 확충과 가족 지원 강화 및 사회적 인식개선 방안을 강구하는 등 치매환자 가족의 삶의 질 향상을 도모했다.

2012년에는 중앙치매센터를 설치하여 국가치매관리정책을 기획·추진하고 치매 관련 연구·조사·통계 분석·교육 훈련·인식 개선 등을 수행토록 했다. 2013년에는 치매상담콜센터(전화번호 : 1899-9988)를 개소·운영하여 치매환자와 가족에게 치매환자 돌봄 방법과 간병 스트레스 해소를 위한 상담 등 전문적이고 체계적인 치매 관련 정보를 제공하고 있다.

2013~2016년에는 17개 시·도에 광역치매센터 설치를 추진하여 지역 실정에 맞는 국가치매관리 정책 확대·보급, 지역 내 치매 관련 자원의 효율적 관리, 서비스·기술 지원 및 교육 훈련을 수행했고, 2015년 12월에는 그간의 치매정책 추진의 성과와 한계를 분석하여, '치매환자와 가족이 지역사회에서 편안하고 안전하게 살아갈 수 있는 사회 구현'을 비전으로 하는 '제3차 치매관리 종합계획(2016~2020년)'을 수립·확정하였다.

2018년부터 치매국가책임제를 추진하면서 중증치매환자들의 기존 의료비 부담률을 20~60%에서 10%로 낮추고, 치매안심센터를 개소하는 등 가정에서의 부담 등을 국가가 책임지고 지원하는 제도를 이행하고 있다.

5) 방문간호사업

(1) 방문간호사업의 개요

우리나라에서 가정간호 사업의 개념을 도입하고, 이를 시범 사업으로 시작했던 때는 1970년 대 중반이었다. 그러나 당시는 시대적·사회적 환경 및 보건의료계의 여건과 풍토가 이를 수용할 수 있는 상태가 아니었기 때문에 큰 진전을 보지 못했다. 그러나 1977년에 시작된 의료보험이 1989년에 이르러 전국민 의료보험화가 이루어지자, 증대된 의료 수요를 충족시키고 의료자원을 효율적으로 관리하기 위한 보건의료정책으로서 1989년 6월에 가정간호제도를 도입하기에 이르렀다.

그리하여 1999년부터 체계적으로 시작된 방문간호사업의 목적은 영세민·저소득층 가정을 방문하여 진료와 기초 건강 조사 등 보건의료 서비스를 제공하고, 재가 환자의 빠른 회복과 사회 활동 적응 능력을 향상시키는 것이다. 즉, 기초 생활 보상 수급권자, 독거노인, 장애인, 소년·소녀 가장 등의 기초 건강 검진과 등록 환자의 추구관리(진료 및 투약, 개인 위생 관리 및 보건교육, 복지서비스 연계 등) 등으로 저소득층 주민들의 건강을 향상시킴으로써 사회적응력을 높이고, 거동 불편 환자를 직접 방문하여 의료 서비스를 제공함으로써 복지사회 형성에 기여하는 것이다.

방문간호사업의 경과는 다음과 같다.

1단계 시범 사업으로서 1990년 1월에 「의료법」 시행 규칙을 개정하여 분야별 전문간호사에 가정간호사를 포함시켜 공포했다. 또한 1993년에는 서울시 간호사회를 시작으로 광주광역시, 대구광역시, 강원도 춘천시 등에서 가정간호 시범 사업을 시작했다.

제2단계 시범 사업으로서 1994년부터 1996년까지, 1997년부터 2000년까지 2회의 병원 중심 가정간호 시범 사업이 실시되었다. 그 결과 의료비 절감 효과 및 병상회전율 제고 효과, 이용환자의 의료 이용 편의 효과 등 긍정적인 결과가 보고되었다. 이를 근거로 2000년도에는 〈의료법〉이 개정되면서 가정간호 사업이 법적 제도하에 수행되고 있다.

제3단계 시범 사업이 진행된 이후 「의료법」 제33조 및 동법 시행 규칙 제24조에 의거하여 방문간호사업이 가정전문간호사를 2인 이상 확보한 의료기관에서 실시되고 있다.

한편 지역사회 중심의 보건소 방문간호 사업에 따라 1990년 관악구, 성동구, 중랑구, 구로구, 도봉구, 관악구 등 5개 지역보건소를 시범 보건소로 지정하여 이동 순회 진료를 수행했다. 1991년에는 서울시의 22개 보건소 중 5개 보건소에 지역보건과를 설치하여 방문간호사업을 시작했고, 1999년에는 보건복지부에 담당 조직을 구성하여 전국적으로 확대했다.

1991년부터 일부 보건소에서 처음 실시된 방문간호서비스는 기초 생활 보호 대상자들과 저소득층 주민들을 대상으로 이루어지고 있으며, 보건소의 지역 전담 간호사가 관할 지역 내의 대상자들을 방문하여 기초 조사를 실시하고, 〈시민 건강관리 기록부〉를 작성하게 했다. 또한 1996년부터는 시정 운영 3개년 계획에 따라 방문간호 서비스 대상을 영세민에서 확대해 지역 특성에 따라 우선순위를 두고서 실시하고 있다.

2003~2004년에는 보건소 하부 기관이 없는 대도시 보건소 중 14개 보건소를 선정하여 대도시 방문보건 시범 사업을 실시했고, 그 결과를 토대로 방문간호사업을 확대·적용했다. 그리하여 2007년 이후로는 〈새국민건강증진종합계획 2010〉에 따라 건강 형평성을 확보하고, 건강 수명 연장을 위해 맞춤형 건강관리 서비스를 보건소의 가정 방문을 통해 제공하기 시작했다.

〈새국민건강증진종합계획 2010〉은 보건 교육, 질병 예방, 영양 개선 및 건강 생활 실천 등을 통해 국민의 건강을 증진시키고자 하는 국가 시책이다. 이 사업을 효과적으로 추진하기 위해 2007년에는 방문보건 전문 인력 2,000명을 확보했고, 251개 전국 보건소에 전면 확대·실시했다. 또한 2013년 1월에는 건강 형평성 제고와 취약계층 건강수명 연장을 비전으로 설정했다. 이에 따라 현재 서비스 제공자들을 위한 권역별 교육 프로그램을 제공하고, 사업의 표준화를 위한 표준 매뉴얼 작성, 건강지표와 서비스의 질을 모니터링하는 등 체계적 평가를 계획·진행하고 있다.

한편, 2005년부터 2007년까지 노인요양보장제도를 도입하기 위한 방문간호 시범 사업을 일차, 이차, 삼차에 걸쳐 실시했다. 이에 따라 2007년 4월에는 노인요양보장제도 내에 방문간호 사업을 도입함으로써, 2008년 7월에는 노인요양보험법에 의한 방문간호서비스 제공이 개시·시행되고 있다.

(2) 방문간호사업의 유형

방문간호사업은 공공 보건 인력이 가정 방문을 통해 서비스를 제공하기 위한 사업 체계이다. 방문간호사업의 범위는 통합 보건 사업과 가정간호 사업의 영역을 포괄한다.

현재 우리나라에서 추진되고 있는 가정 방문간호 사업의 유형은 크게 3가지로 구분될 수 있다. 첫째는 의료기관 가정간호 사업, 둘째는 보건소를 중심으로 추진되는 맞춤형 방문건강관리 사업, 셋째는 노인장기요양보험제도 내에서 수행되는 노인 장기 방문간호 사업 등이다. 이 세 가지 사업들은 관련 근거법 및 재원, 주요 서비스 대상 및 서비스 제공 인력 등에 차이가 있다. 허나 주요 서비스 대상이 노인이고, 가정에서 제공되는 간호서비스라는 점은 유사하다.

병원(의료기관) 중심 가정간호 서비스는 병원에 입원함으로써 주어지는 서비스를 병원이 아닌 가정에서 제공하는 것으로, 치료 중심 서비스이다. 이는 질병의 아급성기 및 조기 퇴원자, 기기 부착 환자 등을 의사의 지시에 따라 가정에서 간호하는 것으로, 의사의 처치 명령이나 감독이 없다면 가정간호 시비스를 수행하기 힘들다.

지역사회 중심 가정간호 서비스인 보건소 방문보건 서비스는 의사의 참여를 필수 요소로 설정하고 있다. 그러나 여기서는 보건사업 내에서 보건 요원들의 적극적인 지역사회 활동이 중요한 측면을 차지하고 있다. 즉, 지역사회의 취약 인구에게 일차적으로 접근·담당하고, 노인의 보건복지 요구를 통합적으로 판단함으로써 지역사회의 가용 자원을 효과적으로 활용하는 포괄적인 보건사업 활동의 일환으로 가정을 방문하여 서비스를 제공하는 것이다.

노인장기요양보험제도 내에서의 방문간호서비스는 일상생활 기능의 저하 및 임종기 노인에 대한 안위 증진, 가족의 수발 부담 경감에 초점을 두고서 의료기관 중심 가정간호서비스보다는 전문성이 낮은 서비스를 위주로 제공하고 있다.

비전	건강 형평성 제고와 취약계층 건강수명 연장

목적	• 취약계층 건강인식제고 • 취약계층 자기건강관리능력 향상 • 취약계층 건강상태 유지 및 개선

목표	**취약계층의 건강행태개선** • 건강상태 인식 • 건강생활 실천 유도 • 건강지식 향상	**취약계층의 건강문제 관리** • 건강문제 정기적 스크리닝 • 증상조절 • 치료 순응 향상

전략	**취약계층 건강문제를 포괄적·적극적으로 파악하여 건강관리 서비스 제공 및 연계 실시** **생애주기별 건강관리** • 신생아·영유아 • 임부·산부 • 성인 • 노인	**맞춤형·주민참여형 서비스** • 대상지중심의 보건·복지서비스 제공 • 건강증진사업에 대한 주민 참여 유도

운영 방법	**건강문제 스크리닝** • 건강형태 및 건강위험 요인 파악	**건강관리 서비스** • 건강형태 개선 • 만성질환관리 및 합병증 예방 • 생애주기별 건강문제관리 • 다문화가족 및 북한이탈주민관리 • 장애인 재활관리	**건강문제 스크리닝** • 보건·복지서비스 제공

수행 체계	• 보건복지부, 시·도, 시·군·구 보건소

그림 6-2 방문건강관리사업 개념도

출처: 보건복지부, 한국건강증진재단(2016). 2017 지역사회 통합건강증진사업 안내[방문건강관리 분야]

(3) 통합건강증진사업(방문건강관리 분야)

지역사회 통합건강증진사업(포괄 보조 사업)은 중앙 정부가 전국을 대상으로 획일적으로 실시하는 국가 주도형 사업 방식에서 탈피하여 지자체가 지역 특성 및 주민 수요에 맞는 건강 증진 사업을 기획·수행하는 사업이다. 이는 2013년부터 전국 지자체를 대상으로 시행되었다.

지역사회 통합건강증진사업의 범위는 금연, 절주, 신체 활동, 영양, 비만, 구강·심뇌혈관 질환 예방, 한의약·아토피·천식 예방, 모자보건, 치매, 재활, 취약계층(방문건강관리)이다. 지자체는 위 범위 내에서 해당 지자체에 필요한 사업을 선정·통합하고, 지역 여건에 맞게 자율적으로 내용·방법을 다시 설계하여 지역사회 통합건강증진사업 계획을 수립·시행하게 된다. 이에 따라 방문 건강관리 사업 역시 지역사회 통합건강증진사업 내에서 지역 현황에 따라 다른 사업과 연계하여 취약계층의 건강 행태 개선 및 건강 문제 관리 등을 사업 목표로 하여 보건소 내외 자원과 연계를 강화하는 식으로 시행하고 있다.

6) 만성질환관리사업

(1) 만성질환 관리의 주요 내용

경제와 사회가 발전하면서 국민 생활 수준의 향상과 생활 양식 변화, 그리고 평균 수명 증가가 이루어지고 있다. 이에 따라 질병 양상에도 많은 변화가 이루어짐으로써 사망 원인도 급성 감염성 질환보다 만성질환 등인 경우가 늘고 있다. 특히 10대 사망 원인의 변천을 보면, 1950년대 말에는 감염성·급성 질환이 주요 사망 원인이었으나, 점차 만성질환으로 바뀌면서 오늘날에는 각종 만성질환이 주요 사망 원인이다.

건강보험심사평가원 자료에 의하면 2008년도 고혈압·당뇨병 환자의 건강보험 진료비는 각각 1, 2위를 차지했으며, 지난 2002년에 비해 고혈압·당뇨병 환자의 건강보험 진료비는 각각 7.8배와 5.7배 증가하여 전체 건강보험 진료비 증가율을 크게 상회함으로써 건강보험 재정 악화의 주요 요인으로 작용하고 있다. 또한 최근 연구 결과에 의하면 2008년 심뇌혈관질환의 사회적·경제적 비용은 13조 6000억 원으로 추정되었고(윤석준, 〈심뇌혈관질환의 경제적 질병 부담

측정연구〉, 2010) 국내총생산(GDP)의 1.3%를 차지하는 것으로 나타났다.

따라서 이러한 질병들로 인한 사회적·경제적 피해를 최소화하고, 국민들의 건강수명을 연장시키기 위해 만성질환을 사전에 예방·관리하는 사업을 더욱 강화하는 데 중점을 두기 시작했다. 이에 따라 2000년부터 보건소 중심의 고혈압·당뇨병 관리 시범 사업을 시작하여, 2004년에는 국가 만성병 관리 정보망 구축 계획 수립을 위한 연구 사업을 추진했다. 또한 보건소의 만성질환관리사업을 지원하기 위한 광역 자치단체 사업을 추진하여 2006년에는 전국적으로 확대·실시하기에 이르렀다. 그리고 2015년 우리나라 사망원인통계(통계청)에 따르면 심장질환, 뇌혈관질환, 당뇨병, 고혈압성 질환으로 인한 사망이 전체 사망자수의 25%를 차지하고 있다.

우리나라에서는 주요 만성질환의 범위를 다음과 같이 제시하고 있다.

– 심뇌혈관질환: 심장질환, 뇌혈관질환, 치매

– 심뇌혈관질환의 선행 질환: 고혈압, 당뇨병, 이상지질혈증, 비만

– 알레르기질환: 천식, 아토피성 피부염, 알레르기성 비염 등

– 기타 주요 만성질환: 관절염, 골다공증, 전립선질환, 만성신부전, 간경변 등 만성간질환, 만성폐쇄성폐질환(COPD) 등 만성호흡기질환

(2) 만성질환 관리 수단

'만성질환 예방 관리 국가 종합대책'은 2005년에 '국민건강증진 종합계획(New Health Plan 2010)'을 개정하면서 4개 중점 분야와 총 27개의 중점 과제를 선정했다. 그중 4개 중점 분야는 국민건강증진사업의 일환으로서 건강 생활 실천을 확산시키고, 예방을 중심으로 건강·질병 관리를 실시하며, 인구집단별 건강관리를 수행하고, 마지막으로 건강 환경을 조성한다는 것이다. 이에 따른 만성질환 관리 수단으로는 각 중점 과제별로 목적·목표와 세부 추진 계획을 마련한 뒤 시행 중인 것과, 2006년에 수립된 심혈관질환 종합대책, 그리고 2007년에 수립된 국가 아토피·천식 예방 관리 종합대책을 수립하고 현재까지 사업을 운영하고 있으며 앞으로의 새로운 종합대책들을 수립하고 운영할 예정이다.

만성질환 관리의 기본 방향은 치료보다 예방중심으로 1차, 2차, 3차 단계별 예방사업을 시행

하고 있다. 그러므로 정부는 만성질환의 발생률과 유병률을 감소시키기 위한 교육·홍보 사업을 강화하고, 주요 만성질환에 대한 조기 검진 및 치료 체계를 확립하며, 취약계층에게 무상 의료 서비스를 제공하는 등 정책의 우선순위를 충분히 검토하여 추진하고 있다. 구체적으로 주요 사망 원인일 뿐만 아니라 사회적·경제적 부담도 큰 심혈관질환에 대한 종합대책을 수립하고, 만성질환을 조기에 검진하기 위해 건강검진제도도 개선하여 시행하고 있다.

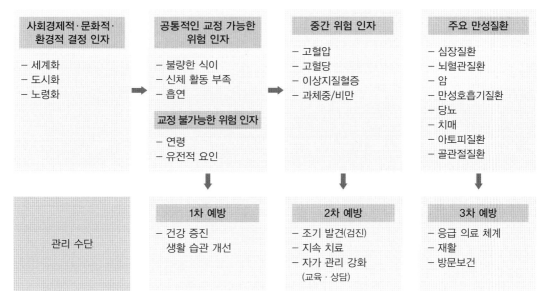

그림 6-3 주요 만성질환 및 관리 수단

출처: 보건복지부(2010), 2010 주요 만성질환관리사업 안내

7) 장애인재활사업

(1) 장애의 개념

지금까지 국제적으로 통용되던 장애 분류 체계는 세계보건기구(WHO)가 1980년에 제정한 것으로, 장애를 Impairment, Disability, Handicap 등(ICIDH)으로 분류했다. 그러나 이 분류만으로는 여러 건강상의 조건을 가지고 있는 사람들의 다양한 경험을 포괄하지 못한다는 지적이 있었다. 그래서 이 분류를 사용한 지 20년이 지난 2001년에 WHO는 개별적 모형과 사회적

모형을 모두 고려한 국제 기능·장애·건강 분류 체계(International Classification of Functioning, Disability and Health, ICF)를 제안했다. 새로 제안된 모형에서는 장애를 만드는 환경적 요인을 강조하면서, 장애를 손상(impairment), 활동 제한(activity limitations), 참여 제약(participation restrictions) 등 세 가지 서로 연관된 영역으로 분류했다. 그에 따라 손상과 활동에는 개별적 모형의 개념을, 참여에는 사회적 모형의 개념을 포함시키고자 했다. 이로써 장애의 모형은 선형 모형에서 상호작용 모형으로 변화되었고, 장애 개념도 부정적 개념에서 중립적·긍정적 개념으로 바뀌었기에 이 조치는 중요한 의미를 지녔다고 할 수 있다.

우리나라에서는 장애인의 정의를 「장애인복지법」 제2조에 따라 '주요 외부 신체 기능의 장애, 내부 기관의 장애와 정신지체, 정신 질환에 의한 장애로 인하여 장기간에 걸쳐 일상생활 또는 사회생활에 상당한 불편을 겪는 사람'이라고 본다. 또한 대통령령으로 정하는 장애의 종류 및 기준에 해당하는 자로, 장애 정도에 따라 1~6등급으로 구분하고 있다. 과거에는 지체, 시·청각, 언어, 지적 장애에 국한되어 있던 장애 범주도 일차(2000년도)에는 뇌병변, 자폐, 정신, 신장, 심장을, 이차(2003년도)에는 안면 변형, 장루, 간, 간질, 호흡기 장애 등을 추가함으로써 장애 인정 범위를 15개 유형으로 확대했다.

정부가 제시하고 있는 장애인복지정책의 기본 방향은 다음과 같다(보건복지부, 2013).

① 장애인의 적극적 참여를 유도하고, 장애인이 자립적 생활을 할 수 있도록 지원을 강화함으로써 장애인의 권익을 증진시키고 사회 참여를 확대한다.
② 정책의 다양화를 통해 수요자 중심의 복지 시스템을 마련하고, 전달 체계를 보완한다.
③ 장애인의 역량을 강화해줌으로써 자주적·능동적 복지정책을 추진한다.
④ 장애인 차별을 해소하고, 실질적 권리를 보장해줌으로써 사회 참여를 촉진한다.

우리나라는 2008년 4월부터 「장애인 차별 금지 및 권리 구제 등에 관한 법률」을 시행하여 고용, 교육, 사법, 행정 등 모든 분야에서 장애인에 대한 차별을 금지하고 있다. 또한 2009년 1월에는 'UN 장애인 권리 협약'을 비준함으로써 국제적으로도 장애인 권익을 보장해주기 위한 노력을 하고 있다.

(2) 지역사회 중심 재활의 개념

WHO는 재활에 대해 "장애와 사회적 장애의 상황이 주는 영향을 감소시키고, 장애인과 사회적 장애인들이 사회에 통합되도록 하는 목적을 지닌 모든 조치들을 포함하는 것이다" 및 "장애인과 사회적 장애인이 그들의 환경에 적응하도록 훈련시키는 것은 물론, 사회에 통합되는 것을 용이하게 하기 위해서 전체로서의 사회와 일상적 환경에 개입하는 것을 목적으로 한다"로 정의하고 있다.

지역사회 중심 재활(Community Based Rehabilitation, CBR)은 1981년 이후 WHO가 중요한 재활정책으로 권장하고 있는 재활 방법으로서, 장애 예방, 조기 발견, 재활 치료, 장애인의 건강 증진, 가족 지지 및 지속적 관리 체계를 개발함으로써 장애를 최소화하고, 일상생활에서의 자립 능력을 증진시키는 것을 목적으로 한다. 이에 따라 선천적 장애와 질병, 각종 사고 후유증 등 후천적 요인에 의해 장애를 입은 재가장애인을 위해 지역사회의 인적·물적 자원을 최대한 활용하여 재활 서비스를 체계적으로 제공한다.

CBR은 원래 보건의료 서비스를 이용할 수 없었던 사람들에게까지 서비스를 제공할 수 있도록 일차보건의료(Primary Health Care, PHC)를 확장한다는 개념으로 시작되었으며, '의학적 서비스 전달'이라는 개념으로 자리잡았다. 이후 의학적 서비스 중심에서 교육, 직업 훈련, 사회적 재활 및 장애 예방 같은 포괄적인 접근으로 이행되었다. 아울러 개인의 기능적 능력을 회복시켜주는 것 위주에서 장애인에 대한 태도 및 환경적 요소를 수정함으로써 장애인들이 평등한 사회 활동을 할 수 있도록 권리를 확보해야 한다는 개념으로 변화되었다. CBR의 발전은 '서비스 제공자-수혜자'적인 접근에서 '서비스 제공자-고객'의 개념으로 발전했고, 이는 또한 '고객-사용자'의 개념으로 옮겨지고 있다. CBR의 핵심 목표의 범위는 더욱 넓어졌고, 개인을 넘어 그들이 사는 사회에 초점을 맞추기에 이르렀다. 이러한 변화는 여러 국가에서 다양한 방법·차원으로 반영되었다.

(3) 우리나라의 지역사회 중심 재활사업

우리나라의 지역사회 중심 재활사업은 1985년에 보건사회부 재정 지원으로 '한국장애인 재활협회'가 관악구 신림동과 충청북도 청원군에서 4년간 실시한 시범 사업이 첫 사업이었다. 그러나 시범 사업 기간이 끝난 뒤에도 확산되지 않음으로써 진정한 지역사회 중심 재활사업이라고 보기 어려웠다.

민간 주도의 전형적 농촌 지역 시범 사업은 전주예수병원에서 1987년부터 1995년까지 전라북도 완주군에서 시작한 '북완주 장애인재활사업'이다. 이 또한 재정 지원이 중단되면서 더 이상 지속되지 못했다.

행정기관에서는 1987년부터 저소득계층 밀집 지역의 읍·면·동사무소에 사회복지 전문 요원을 두어 장애인을 비롯한 저소득 사회적 취약계층에게 전문적인 복지서비스를 제공하고 있다. 또한 보건복지부도 전국에 장애인 종합 복지관을 설치하여 관련 기관 및 주민들과 함께 장애인의 재활을 종합적으로 지원하고 있다. 1983년부터는 사회복지관을 설립하여 장애인을 비롯한 저소득층에게 지역사회복지서비스를 실시하고 있다. 1992년부터는 장애인 종합 복지관 내에 '재가장애인 순회 재활 서비스 센터'를 두어 재가장애인들을 위한 서비스를 제공하고 있다. 아울러 이러한 활동에 지역 주민들이 참여하는 비율을 높이고자 1992년부터 재가 복지 봉사 센터를 설치·운영하고 있다.

1995년에 개정된 「지역보건법」 제9조 '보건소의 업무'에는 '장애인의 재활사업, 기타 보건복지부령이 정하는 사회복지 사업'이 16개 업무 중 하나로 명시되었다. 이에 따라 보건소가 지역사회의 재활 업무를 수행하고 있다. 아울러 보건소의 방문보건 업무에도 거동불편자 관리가 포함되어 있는 바, 재가장애인은 이동이 어려우므로 그들을 위해 지역사회 중심 재활사업을 방문 간호사업과 연계하여 실시하고 있다.

2000년부터는 16개 지역사회 중심 재활 거점 보건소를 지정함으로써 시범 사업을 추진하기 시작했다. 이는 2005년에 25개, 2011년에 60개의 전국 거점 보건소로 확대되었으며, 2013년부터는 지역사회 통합건강증진사업에 따라 88개의 전국 거점 보건소로 확대되었다. 아울러 장애인들의 재활 욕구를 그들이 거주하는 지역 내의 일차 보건 요원 및 사회복지 요원이 지역 내의 자원을 활용하여 풀어줄 수 있도록 장애를 조기에 발견, 재활에 대한 인식 고취, 욕창 및 대소변 관리, 가옥 구조 변경, 간단한 재활 치료 등을 실시하고 있다.

보건소는 우선순위 선정 기준에 의해 장애 예방 대상자들을 선정하여 재활사업을 실시하는 바, 그 대상자들은 다음과 같다. 첫째는 고혈압, 고혈당, 관절질환, 안질환 같은 만성신체질환이 장애로 진전되지 않도록 관리가 필요한 사람이다. 둘째는 교통사고 혹은 산업 재해 등의 사고로 인한 장애 발생 위험이 높은 사람이다. 셋째는 재활 관리 대상자인 등록 장애인 중 건강관리 및 재활 훈련 같은 서비스가 필요한 사람이다. 넷째는 재활 의료기관에서 치료를 받은 후 재활 교육 대상으로 의뢰된 장애인 등이다. 마지막으로 다섯째는 재활 서비스 제공자, 장애인, 가족, 주민 중에서 장애 인식 개선, 재활 참여 활동을 위해 교육이 필요한 사람이다. 이들은 영세민 또는 저소득층으로 민간 재활 기관에서는 치료받기 어려운 장애인이나, 재가 중증 장애인으로 재활 의료 서비스를 제대로 받지 못한 장애인 등이다.

또한 보건소의 방문보건 업무에는 거동불편자 관리가 포함되어 있다. 그렇기 때문에 이동이 어려운 재가장애인 관리는 방문간호사업과 연계되어 있다.

사업 내용은 장애인 건강 사정 및 등록 관리, 보건 교육과 복지서비스 연계 및 전문 진료 기관 의뢰, 가정 방문 재활 간호서비스 제공, 그리고 재활 장비 대여 사업의 일환으로서 휠체어, 물침대, 손 운동기구 등을 대여해주는 것과 재활 체조 교육 등이다.

8) 정신건강증진 및 생명존중에 관한 사업

정신보건법은 정신질환의 예방과 정신질환자의 의료 및 사회복지에 관하여 필요한 사항을 규정하고 있다. 국민의 정신보건증진에 이바지함을 목적으로(「정신보건법」제1조) 보건소에서는 지역사회 내에서 정신질환자를 조기에 발견하여 상담, 치료, 재활 및 사회복귀를 지원하는 등 그동안 사회로부터 소외되어왔던 정신질환자에게 필요한 정신건강증진 서비스를 효율적으로 제공하고 이들에 대한 사회적 지지체계를 구축하기 위해 정책적 관심과 재정적 지원을 늘려왔다.

2011년은 지역사회 정신건강증진사업에 필요한 물적, 인적 자원을 보다 확충했고, 자살예방 및 생명존중문화 조성을 위한 법률을 제정하여 자살예방정책 강화를 위한 법적 기반을 마련했으며, 2012년 '정신건강증진 종합대책'을 발표하여 정신질환자 개념 축소, 생애주기별 정신건강 자가체크제도 도입 등 향후 정부의 정신건강정책 방향을 제시했다. 2017년에는 일부 중증 정신질환자의 입원·치료 위주에서 모든 국민의 정신건강증진 및 정신질환 조기 발견 중심으로 정책 전환을 위하여 현행 정신보건법 전부 개정을 추진했다.

2018년에는 지역사회 정신건강증진사업 인프라를 확충하여 광역 정신건강증진센터 13개소, 기초 정신건강증진센터 199개를 운영하여 지역사회 내에서 정신질환자의 조기발견, 상담, 치료, 재활서비스 제공 및 사회복귀를 촉진하기 위해 보건소, 병원, 대학 등이 연계한 통합 정신건강증진서비스 제공체계 구축과 지역사회 중심의 치료·재활체계 구축에 중추적 역할을 담당하고 있다.

또한 정부는 자살사망률 증가에 대응하여 2004년 제1차 국가자살예방 5개년('04~'08) 기본 계획을 수립, 시행을 시작으로 자살예방 및 생명존중문화 조성을 위한 법률('11.3.30 공포, '12.3.31 시행)을 제정하고 자살예방법에 근거하여 생애주기별 맞춤형 자살예방 정책을 수립·수행하고 있다. 청소년·직장인·노인대상 자살예방 프로그램을 개발·보급하고, 자살고위험군(취약계층 독거노인, 자살시도자 등)의 자살예방을 위해 '지역사회 기반 노인자살 예방사업' 및 '응급실기반 자살시도자 관리사업'을 2017년 8월부터 시행하고 있으며 생명존중 문화 조성을 위해 민·관과 함께하는 자살예방 홍보활동을 지속적으로 추진하고 있다.

2016년에는 '괜찮니 캠페인'을 통해 자살상담을 문의하거나 신고사례 발생 등 자살 문제에 대한 사회적 논의가 확산되는 계기가 되었다.

2018년부터는 자살 원인을 규명하여 근거 기반의 자살예방정책을 수립하기 위한 심리부검을 추진하고 있으며, 또한 가족, 친구 등의 자살 위험을 재빨리 인지하고 적절하게 대응하도록 하는 생명사랑지킴이 교육을 검찰청 등 중앙부처로 확산하여 양성하고 있다.

3. 지역사회 보건의료인력 역할

1) 지역사회간호사의 역할

지역사회 주민들의 건강 요구에 부응하는 지역사회간호사의 역할에 관하여 관련 단체나 학자들은 다양한 견해를 제시하고 있다.

캐나다 공중보건협회(CPHA: Canada Public Health Association, 1990)는 지역사회간호사의 역할을 자문가(consultant), 교육자(educator), 지역사회 개발가(community developer), 촉진자(facilitator), 대변자(advocator), 사회경영자(social marketer), 정책형성자(policy formation)라고 했다.

M. J. 클라크Clark(2008)은 지역사회간호사들이 가장 공통적으로 수행하는 간호를 일차적 관점(primary focus)을 기준으로 대상자 중심(Client-Oriented Role), 전달 체계 중심(Delivery-Oriented Role), 인구 중심(Population-Oriented Role)의 역할로 범주화했다. 이 중 대상자 중심의 역할은 대상자에게 서비스를 직접 제공하는 것인데, 그 대상은 개인, 가족, 가끔 모이 사람들 등이 포함된다. 전달 체계 중심의 역할은 보건간호 시스템의 운영을 향상시켜 대상자에게 더 나은 간호를 제공하도록 설계되었다. 인구 중심의 역할은 단체 또는 지역 주민들 모두의 건강에 관심을 두고서 수행되는 것으로, 어떤 역할을 수행하든 복잡한 건강관리 체계 내에서 대상자를 보호하는 대변(Advocacy)의 역할을 제공해야 한다고 강조했다.

J. H. 프리먼Freeman & P. 하인리히Heinrich(2002)는 지역사회간호사들이 학교, 사교 모임, 기타 다양한 지역사회 조직에서 고위험군에 속하는 간호 대상들을 발굴하는 능력을 가지고 있어야 한다고 주장했다. 아울러 일을 효과적으로 수행하려면 지역사회의 다른 분야 사람들과도 함께 일하면서 상황을 조정하는 조정자의 역할을 수행할 수 있어야 한다고 했다.

(1) 직집 간호 제공자의 역힐

지역사회간호사는 지역사회, 집단, 가족의 구성원인 개인을 대상으로 직접 간호를 제공한다. 그러나 대상자의 건강 문제는 단순히 한 개인의 건강 문제로 보는 것이 아니라 지역사회 집단 및 가족의 구성원으로서 개인의 건강 문제로 본다. 그렇기 때문에 체계를 중심으로 접근하므로, 체계와의 상호 작용 및 전체성에 대한 이해를 기초로 건강 문제를 파악한다는 점을 기억해야 한다.

■ 표 6 -1 지역사회간호사의 역할

대상자 중심 역할	전달 체계 중심 역할	인구 중심 역할
간호 제공자(caregiver) 교육자(educator) 상담자(counselor) 자원의뢰자(referral resource) 역할 모델(role model) 사례관리자(case manager)	조정자(coordinator) 사례관리자(case manager) 협력자(collaborator) 섭외자(liaison)	사례발굴자(case finder) 지도자(leader) 변화촉진자(change agent) 지역형성자(community mobilizer) 연합설립자(coalition builder) 정책대변자(policy advocate) 사회경영자(social marketer) 연구자(researcher)

출처: Mary Jo Clark(2008), Community Health Nursing: Advocacy for Population Health(5th), Saddle River, New Jersey

즉, 직접 간호 제공자는 간호를 제공할 때 일시적이고 치료적인 문제 해결에 국한하지 않고, 가족 혹은 지역사회의 질병 예방과 최적의 안녕 상태를 성취할 수 있도록 간호 계획을 짜며, 건강관리 전달 체계 내에서 일차, 이차, 삼차 간호와 연계할 수 있도록 한다. 그러므로 직접 간호 제공자는 기본 간호술과 전문 간호술은 물론 면담, 의사소통, 관찰과 경청, 교육기법 같은 기술을 갖춰야 한다.

(2) 교육자 및 상담자 역할

지역사회간호사는 전문적인 지식과 기술을 기반으로 담당 지역의 건강 문제에 관해 새로운 정보를 제공하는 등 교육과 상담을 효과적으로 수행할 수 있어야 한다.

최근 들어 삶의 질은 향상되는 반면, 만성 퇴행성 질환이 주된 건강 문제로 대두되고 있다. 개인 및 집단의 건강은 스스로의 건강관리 능력에 의해 좌우되므로, 지역사회가 자기 건강관리 능력을 갖추도록 보건 교육이 이루어져야 한다. 교육을 통해 개인의 지식, 행위, 능력이 개발되도록 지역사회간호사는 변화촉진자 역할을 담당하며, 이를 위해 교육자 및 상담자의 역할도 수행하게 된다.

건강 상담은 대상자에게 새로운 계기를 마련해주고, 새로운 인식도 갖도록 하는 중요하고 의미 있는 과정이다. 상담을 통해 대상자는 자신이 처한 문제의 상황과 요구를 명확히 규명할 수 있고, 해결의 실마리도 찾을 수 있을 것이다.

(3) 관리자 역할

지역사회간호사는 지역사회 내의 다양한 보건의료 서비스와 대상자를 연계시키는 조직 관리자 역할을 수행한다. 여기에는 행정 관리자, 의뢰인, 대변인, 조정자의 역할이 포함된다.

행정 관리자란 각 가정의 잘못된 건강관리틀을 개선하고, 보건 조직의 이용도를 높이도록 지원·감독한다. 이를 위해 간호사는 지역사회 구조 내에서 대상자의 이익을 높이도록 늘 학습하는 자세로 자신의 지식을 사용해야 한다. 예를 들어 면 단위 보건진료소에서 활동하는 지역사회간호사는 그 업무 수행을 위해 정부 내 보건사업 조직을 활용하고 개발해야 한다. 그 밖에도 관리자로서 자신의 역할을 수행하는 과정에서 간호 과정을 적용하여 단계별로 사업 활동을 감독하고 통제하며 관련 인력을 배치하는 등 업무가 필요하다.

의뢰인 역할이란 대상자가 지역사회의 자원을 적절히 활용할 수 있도록 도움을 주는 것이다. 이는 지역사회 간호 사업의 성공 여부를 좌우할 만큼 중요하다. 자원을 활용할 때에는 교통이 편리하고 가까운 지역을 선정하는 등 편익에 중점을 두어야 하므로, 시억사회간호사는 자신이 담당하는 지역의 모든 자원에 대한 목록을 가지고 있어야 하며, 업무 내용에도 친숙해야 한다. 특히 자원의 위치, 주소, 연락처, 자원이 제공하는 사업의 목적 및 임무, 접촉 방법, 이용 범위와 조건을 파악하고 있어야 신속하고 정확하게 의뢰할 수 있다.

대변인 또는 옹호자 역할은 지역사회간호사가 대상자의 유익을 위해 행동하거나, 바로 그 대상자들의 입장에서 의견을 제시하면서 그들 스스로 정보를 얻는 능력이 생길 때까지 안내하고 도와주는 역할이다. 이러한 역할을 수행하려면 소신과 위험을 감수할 의지, 원활한 의사소통 기술과 협상 능력, 자원을 적절히 활용하는 능력 등이 있어야 한다.

조정자 역할은 지역사회간호사가 다양한 기능과 역할을 수행할 적에 간호 제공자가 너무 많거나 적은지, 서비스가 중복되거나 결핍되지는 않았는지 조사·조정하는 역할이다. 아울러 대상자의 문제 해결을 위해 보건의료 요원들 간의 협력적 활동도 조절한다.

(4) 지도자 역할

지역사회간호사의 지도력이란 '설정한 목표를 달성하기 위해 다른 사람들을 움직이거나 방향을 잡아주는 능력'을 말한다. 이러한 지도력은 개인이나 단체에 영향을 미칠 만한 힘을 가지고 있다. 또한 지역사회간호사는 긍정적인 자아상을 가지고서 주민들의 역할 모델이 되어야 한다.

그래서 지역사회간호사는 비평적 사고의 소유자일 뿐만 아니라, 책임 있는 결정자로서 목표 달성을 위해 모든 힘을 쏟도록 지지·협력하는 데 익숙해지도록 숙련되어야 한다. 또한 다른 분야의 전문가들을 활용하고, 상호 간의 전문가적 의견을 존중하며, 건강관리에 영향을 미치는 법 제정과 관련한 정책 관련 지식도 가지고 있어야 한다. 그리하여 지역형성자, 연합설립자, 정책 대변자, 사회경영자로서 지역사회의 지도적 역할을 수행해야 한다.

실제로 대상자, 가족 및 지역사회의 요구는 수시로 변화할 수 있다. 그러므로 융통성과 지식을 갖추고 접근하는 자세가 필요하다.

(5) 연구자로서의 역할

간호연구는 교육, 행정, 실무와 관련되어 대상자 간호에 많은 영향을 준다. 간호 과정 또한 연구의 기본틀을 제시해준다. 지역사회간호사의 역할과 기능이 확대되는 가운데 업무의 특성상 많은 자료를 접할 수 있으므로, 지역사회간호사는 연구를 통해 업무를 발전시킬 수 있어야 한다. 특히 보건소에 근무하는 간호사의 경우, 「지역보건법」에 의하여 지역사회보건의료를 계획하는 일이 필수적인 업무가 되면서 연구 활동에 큰 비중이 실렸다.

연구를 통해 지역사회 건강 문제의 해결 방안을 강구하고, 새롭고 향상된 간호 방법을 개발하며, 현재 간호 결과를 평가할 수 있다. 그러므로 간호 연구는 그 중요성이 계속 증가하리라 전망된다.

2) 지역사회간호사의 기능

지역사회간호사는 보건의료 전달 체계 내에서 질병 관리 및 건강 문제 예방, 건강 증진활동을 수행하기 위해 광범위하고 복합적인 기능을 수행한다. 이에 대해 M. J. 클라크(2008)은 지역사회간호(Community Health Nursing)의 속성인 인구 의식(Population consciousness, 인구의 건강에 영향을 주는 요소 인식), 건강 태도(Health orientation, 질병 치료보다는 질병 예방과 건강 증진을 강조),

자발적(Autonomy, 간호사-대상자의 건강 간호 결정 시 사용), 창조적(Creativity, 건강 문제 해결과 건강 증진 접근 시 사용), 지속적(Continuity, 포괄적이고 지속적으로 간호 제공), 협력적(Collaboration, 사회의 다른 분야, 대상자-간호사가 상호 작용 시), 친밀함(Intimacy, 대상자의 생활과 상황이 현실적이게끔), 다양성(Variability, 대상자들의 단계와 배경의 다양성)을 원칙으로서 염두에 두고 지역사회 간호 활동을 펼칠 것을 강조했다.

지역사회간호사의 실무 현장은 중앙 정부로부터 시·도의 보건 관련 부서와 행정 단위별로 설치된 보건소, 보건지소, 보건진료소 및 학교, 산업 현장, 사회복지관, 체육 관련 시설, 양로원 등 다양하다. 그러므로 실무 현장에 따라 다소 차이는 있으나 공통된 기능을 수행한다. 지역사회간호사의 기능이란 각 현장에서의 활동 능력이다. 그러나 지역사회간호사의 기능은 건강관리 환경의 많은 요소들, 즉 보건의료인력 수급 양상, 보건기관의 형태, 여성의 사회적 지위, 지역사회간호에 대한 사회적 인식, 정부의 보건의료정책에 의해 결정된다.

3) 지역사회간호사의 영역

건강 요구 관련 내용이 점점 다양해지면서 보건의료 공급이 따라가지 못하는 문제가 발생하기에 이르렀다. 또한 우리나라에서도 이용 가능한 인적·물적 자원을 동원하여 보건의료 제공을 극대화시키려는 방안을 모색하기에 이르렀다. 이러한 배경을 중심으로 전문간호사제도가 도입되었다.

전문간호사는 임상 간호 기술을 갖췄을 뿐만 아니라 전문간호 분야의 관련 지식이 뛰어난 실무자로, 간호대상자에게 안전하고 질적으로 수준이 높으며 효과적인 간호를 제공한다.

전문간호사는 「의료법」 제78조의 '전문간호사' 조항과 '전문간호사 자격 인정 등에 관한 규칙'에 근거하여 보건, 마취, 정신, 가정, 감염 관리, 산업, 응급, 노인, 중환자, 호스피스, 종양, 임상 및 아동 분야(13종) 전문간호사가 있다. 그 외 지역사회 전문 영역으로는 학교 보건법에 의한 보건교사, 「농어촌 등에서의 보건의료를 위한 특별조치법」에 따른 보건진료원, 「정신보건법」에 의한 정신보건전문간호사, 「의료법」에 의한 조산사 같은 영역이 있다.

2010년 4월부터 새로이 도입된 「국민건강증진법」 제17조에 나와 있는 보건 교육 내용을 중심으로 보건 교육 프로그램을 기획·운영·평가하는 전문 인력인 보건교육사제도가 도입되었다. 이는 국가시험을 통해 보건복지부 장관으로부터 자격을 인정받는 제도로, 이 또한 지역사회 간호사의 영역에 해당될 것이다.

「의료법」에 규정된 전문간호사의 자격 기준은 다음과 같으며, 전문간호사 자격시험에 합격한 후 보건복지부 장관으로부터 자격 인정을 받는다.

① 최근 10년 이내에 3년 이상 해당 분야의 실무 경력자로서 보건복지부 장관이 지정하는 전문간호사 교육기관(2년 이상, 석사 과정)에서 전문간호 과정을 이수한 자
② 보건복지부 장관이 인정하는 외국의 해당 전문간호사 자격을 가진 자

(1) 보건전문간호사

보건복지부 장관으로부터 전문간호사 자격을 부여받는다. 구체적인 직무 내용은 법으로 정해져 있지 않다.

(2) 정신전문간호사

구체적인 역할은 다음과 같다.

① 사회 복귀 시설 운영
② 정신질환자의 사회 복귀 촉진을 위한 생활 훈련 및 작업 훈련
③ 정신질환자와 그 가족에 대한 교육 지도
④ 정신질환자의 사회 재활에 대한 진단 및 보호
⑤ 정신질환 예방 활동 및 정신보건에 관한 조사 연구
⑥ 기타 정신질환자의 사회 적응 및 직업 재활을 위해 보건복지부 장관이 정하는 활동
⑦ 정신질환자에 대한 자료 수집·판단·분류 및 그에 따른 환자 관리 활동
⑧ 정신질환자에 대한 간호(방문간호 포함)

(3) 가정전문간호사

직무는 「의료법」 시행 규칙 제24조의 규정에 의하여 의료기관이 실시하는 가정간호의 범위에 따라 규정된다. 그 범위는 다음과 같다.

① 간호

② 검체 채취(보건복지부 장관이 정하는 현장 검사를 포함한다.)

③ 검체 운반

④ 투약

⑤ 주사

⑥ 응급 처치 등의 교육 훈련

⑦ 상담

⑧ 건강관리에 관한 다른 보건의료기관 등에 의뢰

(4) 산업간호사

「산업안전보건법」 시행령 제17조 '보건관리자의 직무 등'에서 정하고 있는 산업간호사의 직무는 다음과 같다.

① 안전보건 관리 규정 및 취업 규칙에 정한 업무

② 근로자의 건강 상담과 보건 교육

③ 외상 치료, 응급 처치 등 의료 행위

④ 전체 환기 장치와 국소 배기 장치 등에 관한 설비 점검과, 작업 방법의 공학적 개선과 지도

⑤ 사업장의 순회 점검과 지도, 그리고 관련 조치 건의

⑥ 직업병 발생의 원인 조사와 관련 대책 수립

⑦ 산업 재해에 관한 통계를 유지·관리하기 위한 지도 조언(보건 분야에 한함)

⑧ 법령에 의한 보건 사항을 위반한 근로자에 대한 조치 건의

⑨ 기타 작업 관리 및 작업 환경 관리에 관한 사항

(5) 보건진료원

「농어촌 등 보건의료를 위한 특별조치법」 제16조 '보건진료원의 자격"에 의하면 그 기준은 다음과 같다.

① 보건진료원은 간호사, 조산사, 기타 대통령령이 정하는 자격을 가진 자로서, 보건복지부 장관이 실시하는 24주 이상의 직무 교육을 받은 사람이어야 한다.
② 제1항의 직무 교육에 관해 필요한 사항은 보건복지부령으로 정한다.

또한 보건진료원의 직무는 〈농어촌 등 보건의료를 위한 특별조치법〉 시행령 제14조에 따라 다음과 같다.

① 지역사회 조직 및 개발
② 사업 계획 수립
③ 보건 정보 체계 개발
④ 지역사회 환경 보건 관리
⑤ 사업 운영 관리 및 기술 지도
⑥ 모자건강관리 및 가족 계획
⑦ 통상 질환 관리

(6) 보건교사

「초·중등교육법」 제21조 '교원의 자격' 조항에 따른 자격 기준에 합당한 사람이 교육과학기술부 장관으로부터 교원자격증을 받아 보건교사가 된다. 그 자격 기준은 간호대학(3년제 및 4년제) 졸업자로서 입학 정원의 10%에 해당하는 대상자가 재학 중 소정의 교직 학점(3년제 및 4년제가 동일하게 교직 과목 22학점 이수, 2009년도부터 시행)을 취득한 경우, 혹은 간호사 면허증을 소지한 경우이다.

「학교보건법」 시행령 제6조 3항에 의한 보건교사의 직무는 다음과 같다.

① 학교 보건 계획 수립

② 학교 환경 위생 유지 · 관리 및 개선에 관한 사항

③ 학생 및 교직원에 대한 건강 진단 실시를 준비하고, 실시에 관한 협조

④ 각종 질병의 예방 처치 및 보건 지도

⑤ 학생 및 교직원의 건강을 관찰하고, 학교의사의 건강 상담, 건강 평가 등의 실시에 관한 협조

⑥ 신체가 허약한 학생에 대한 보건 지도

⑦ 보건 지도를 위해 학생 가정을 방문

⑧ 교사의 보건 교육에 관한 협조와, 필요 시 보건 교육

⑨ 보건실의 시설 · 설비 및 약품 등 관리

⑩ 보건 교육 자료 수집 · 관리

⑪ 〈학생건강기록부〉 관리

⑫ 일차 의료 행위

⑬ 기타 학교 내 보건 관리

(7) 조산사

「의료법」 제2조의 '의료인' 조항에 따라 다음의 두 개 자격에 해당하면서, 조산사 국가시험에 합격한 후 보건복지부 장관의 면허를 받아야 한다.

① 간호사 면허를 가지고 보건복지부 장관이 인정하는 의료기관에서 1년간 조산의 수습 과정을 마친 자

② 보건복지부 장관이 인정하는 외국의 조산사 면허를 받은 자

(8) 정신보건간호사

「정신보건법」 제7조 '정신보건 전문 요원(정신보건임상심리사, 정신보건간호사, 정신보건사회복지사)'에 따라 정신보건간호사 1급과 2급이 있으며, 자격 기준(2급 기준)은 다음과 같다.

① 간호사 면허를 가진 사람으로서, 보건복지부 장관이 지정한 수련기관에서 1년 이상 수련
   을 마친 자

② 정신전문간호사 자격이 있는 자로, 그 직무는 〈정신보건법〉 시행령 제2조 1항에 따라 정
   신보건전문요원 모두에게 공통적임. 그 사항은 다음과 같음

   ⓐ 사회 복귀 시설 운영

   ⓑ 정신질환자의 사회 복귀 촉진을 위한 생활 훈련 및 작업 훈련

   ⓒ 정신질환자와 그 가족에 대한 교육 · 지도 및 상담

   ⓓ 위해 가능 환자에 대한 간호 진단 및 보호 신청

   ⓔ 정신질환 예방 활동 및 정신보건에 관한 조사 · 연구

   ⓕ 기타 정신질환자의 사회 적응 및 직업 재활을 위해 보건복지부 장관이 정하는 활동

아울러 정신보건간호사의 활동은 다음과 같다.

① 정신질환자의 병력에 관한 자료 수집, 병세관련 판단 · 분류 및 그에 따른 환자 관리 활동

② 정신질환자 간호

(9) 보건교육사

「국민건강증진법」 제17조 '보건 교육 내용을 중심으로 보건 교육 프로그램을 기획 · 운영 · 평
가 등을 수행하는 전문 인력'으로, 1 · 2 · 3급으로 나뉜다. 그 자격 기준(3급 기준)은 다음과 같다.

① 보건 교육 업무에 3년 이상 종사한 자

② 민간 단체의 보건교육사 양성 과정을 이수한 자

③ 「고등교육법」 제2조에 따른 학교 또는 이와 동등 이상의 교육 과정에서 보건복지부령이 정
   하는 보건 교육 관련 교과목 중 필수 과목 5과목 이상, 선택 과목 2과목 이상을 이수하고
   전문학사 학위 이상을 취득한 자로, 국가시험에 합격한 후 보건복지부 장관의 자격을 받아
   야 함

4. 지역사회보건사업기획과 평가

1) 보건기획의 이해

기획은 행동을 하기 전에 무엇을 어떻게 해야 하는지를 사전에 결정하는 것이다. 이는 특정한 목표를 달성하기 위해 이용 가능한 최상의 방법과 절차를 의식적으로 개발하는 조직적·지속적·동태적 과정이다. 즉, 기획은 미래의 목표에 도달하기 위해 현재를 변화시키는 과정이다. 그렇기에 모든 기획에는 현재 상태와 미래에 이루어졌으면 하는 방향(목적과 목표)으로 가기 위한 방법(전략과 사업 내용) 등이 기본적 요소로 포함된다.

세계보건기구(WHO)는 보건기획(health planning)을 '국가가 동원 가능한 자원의 범위 내에서 국민들의 보건의료 수요를 충족시키기 위해 보건사업을 체계적으로 개발하는 것'이라고 했다. 즉, 지역 주민의 건강 수준을 향상시키고, 보건의료 서비스에 대한 접근성을 증대시키며, 보건의료 서비스와 보건의료자원을 공급할 때 효율성을 증대시키는 것을 목표로 하는 계획이라고 할 수 있다.

2) 보건기획과정

보건기획 과정에 대해서 학자들마다 서로 다른 의견을 제시하고 있다. 그러나 기본 과정은 목표 설정, 상황 분석, 기획 전제 설정, 대안 탐색과 평가, 최종안 선택, 계획 집행과 평가라는 일련의 과정을 거친다는 점이 공통적이다.

(1) 목표 설정

목표 설정은 '목적을 구체화하는 것'으로 타당성, 일관성과 현실 가능성 등을 갖춰야 한다. 최근 보건의료정책은 '건강한 국민과 행복한 대한민국'을 비전으로 삼고, 이를 달성하기 위해 '보다 건강한 국민, 보다 촘촘한 복지, 보다 안정된 노후'를 정책 방향으로 세웠다. 이에 따른 분야별 추진 과제로는 의료 체계 구축, 보건의료 개혁 추진, 건강보험 보장성 확대, 필수 국가 보건의료 강화와 보건 산업 육성 등을 선정했다.

(2) 상황 분석

보건사업기획에서 필수적으로 파악되어야 할 것은 대상 지역과 주민들이 가지고 있는 기본 문제점, 목표 달성과 관련되어 발생 가능한 문제점, 그리고 사업 수행상의 장애 요인 등이다. 상황을 분석할 때 관련 정보·자료를 수집하면서 발간 통계집, 간행물, 관련 연구 결과 등은 물론, 과거의 현황과 미래의 전망에 관한 연구 결과 등 보건의료 분야의 정확한 자료도 확보해야 한다.

(3) 기획 전제 설정

기획 전제란 '계획을 수립하는 과정에서 토대로 삼아야 할 기본적인 예측·가정'을 말한다. 예를 들어 가뭄과 같은 자연재해는 국민의 건강을 심각하게 위협할 수 있는 통제 불가능한 변인이며, 의약 분업 시 각 이익집단 간의 예상치 못했던 심각한 저항 등은 제한된 범위 내에서의 통제 가능한 변인이다. 이를 대비하여 비상 계획을 수립해두는 것이 바람직하다.

(4) 대안 탐색과 평가

목표 달성을 위해 도출된 다양한 대안의 장단점 또는 비용과 효과를 비교·분석하여 최고 의사결정자가 최선의 선택을 할 수 있도록 기초 자료를 제공해야 한다. 그리고 선택한 대안의 영향(impact)을 예측하여 비교·평가하는 것이 중요하다.

(5) 최종안 선택

최종안 선택 시 다음과 같은 사항을 고려해야 한다.

- 합리적인 결정인지를 검증해야 한다. 즉, 기획 전체의 타당성을 검토하고, 선택된 대안이 실현 가능한지를 검사하며, 이해관계가 있는 자들의 동의를 확보해서 전반적으로 실시해보

기 전에 시범 운영(pilot run)을 해봐야 한다.

- 불확실성과 가치 판단 같은 문제를 해결했는지 확인한다. 불확실성을 해결할 방법은 정확한 통계 자료를 이용하여 시뮬레이션 같은 방법으로 검정해보는 것이다. 이로써 불완전하다고 판단된 자료는 보완해야 한다. 가치 판단은 개인의 주관적인 선호나 가치관으로부터 영향을 받으므로 객관적으로 대안을 선택했는지 다시 한 번 확인한다. 그럼으로써 의사결정자의 개인 성향에 의해 문제 해결에 도움이 되지 않는 대안을 선택하는 일이 없도록 유의해야 한다.

(6) 계획의 집행·평가

기획 과정에서 수립된 계획을 집행하고, 그 결과를 평가하여 환류시키는 일련의 과정이다.

3) 보건사업평가

보건사업평가는 '보건사업에 관한 의사 결정을 하면서 체계적으로 정보를 수집, 분석, 보고하는 과정'이다. 이는 보건사업을 기획하면서 평가와는 별개로 진행하는 경우가 있으나, 사업의 목적과 목표, 그리고 이를 측정하기 위한 지표와 일관성을 가지고서 이루어져야 한다는 것을 유념해야 한다.

보건사업평가의 목적은 다음과 같다.

첫째, 사업이 설정된 목표를 달성했는지 확인하기 위해 평가를 수행한다.

둘째, 사업과 선택한 수단이 목적을 달성한 정도인 '사업의 효과성'을 판단하기 위해서 평가를 수행한다.

셋째, 사업의 개선 방안을 찾기 위해 평가를 수행한다.

넷째, 평가의 목적은 사업의 결과에 대해 책임을 명확히 하기 위해서이다.

다섯째, 건강과 건강 수준의 결정 요인을 포함하여 보건사업과 관련된 새로운 지식을 획득하기 위해 평가를 시행한다.

평가 과정은 평가 준비 단계, 평가 진행 단계와 평가 결과의 활용 단계로 나누어볼 수 있다.

평가 준비 단계는 보건사업의 기획 단계로 시작된다. 이 단계에서는 보건사업의 평가에 이용할 모형을 결정하고, 사업의 평가 목적에 부합되는 평가 지표와 기준을 설정하며, '평가계획표'를 수립한다.

평가 지표는 보건사업을 시행한 후 이루어진 변화를 측정하는 데 사용되는 도구이다.

평가 기준은 보건사업의 달성 정도를 판단·비교할 때 사용되는 표준이다.

평가 진행 단계에서는 평가를 위한 다양한 측면의 자료를 수집·분석하게 된다.

평가 결과는 형식적인 평가로 끝나는 것이 아니라 적극적으로 결과를 활용하는 것이다. 이로써 차후 보건사업기획은 보다 더 효과적으로 이루어질 수 있다.

아래의 표 7-2는 시·도 건강 증진 사업의 세부 평가 항목 및 배점에 대한 내용으로, '사업계획서' 평가, 구조적 평가, 시·도 핵심 기능 수행(과정·산출 평가), 시·군·구 실적(결과) 및 결과 평가, 행정 사항 준수 여부 평가 등 5개 영역으로 이루어졌으며, 100점 만점으로 평가된다.

■ 표 6-2 시·도 건강 증진 사업 세부 평가 항목 및 배점

평가 영역	평가 항목	주요 평가 내용	평가 방법
사업 계획 시 평가 (20)	별도 평가 양식	• 사업 계획 및 목표 수립의 타당성 • 사업 전략의 타당성 • 계획의 일관성 및 실현 가능성 • 시·군·구 사업 현황의 충실한 정리·보고 • 계획서 작성의 충실도(필수 항목 작성 여부)	시·도사업 계획 시 평가
구조(투입) 평가 (20)	예산(6)	• 건강 증진 기금 이외 시·도(및 시·군·구) 자체 투입 예산 　－ 전체 예산 대비 건강 증진 사업 예산 　－ 건강 증진 사업 예산 증가율	시·도 사업 계획 시 평가 시·도 실적 보고서
	인력(8)	• 시·도 건강 증진 사업 전담 인력의 총 수 • 2006년도 건강 증진 사업 관련 신규 인력 확보	
	조직(6)	• 건강 증진 사업 전담 조직 유무	
시·도 핵심 기능 수행(과정·산출) 평가 (30)	평가 및 기술 지원(5)	• 시·군·구 건강 증진 사업평가 및 기술 지원 내용의 충실도 　－ 현장 방문 평가 시행 여부 　－ 자체 평가 기준의 적합성 등	시·도 실적 보고서 FMTP 교육 결과 보고서
	인력 교육(5)	• 건강 증진 FMTP 교육 과정 운영의 충실도 　－ FMTP 교육 과정 등록률, 고장 이수율 • 시·도 자체 교육 수행 실적	
	정보 생산(5)	• 정기적인 시도별 자체 건강 지표 생산 여부	
	시·도 특화 사업(5)	• 계획에 따른 특화 사업의 적절한 수행 여부 　－ 특화 사업의 독창성·적절성 　－ 예산 집행 시기의 적절성 　－ 예산 사용 지침 준수 여부	
	지역사회의 자원 활용 노력(5)	• 지역사회의 자원 활용 및 연계 노력 　－ 지역 주민 참여 기전(건강 생활 실천 협의회 등) 및 구성·운영의 충실성 　－ 관련 기관(병원, 자원봉사단체 등)과의 협조 체계 구축 정도(관련 공문 등 제시) 　－ 관련 부처와의 협조 체계 구축 정도(회의록 등 제시)	
	사업의 효율화 및 개선을 위한 노력(5)	• 전문가 자문회의 및 시·도 포럼 개최 횟수 • 시·도 지원단 자체 회의 개최 횟수(회의록 첨부) • 사업의 자체 중간 평가 및 개선 대책 마련	
시·군·구 실적(산출) 및 결과 평가 (20)	금연(5)	• 영역별 필수사업을 모두 시행하는 보건소 비율 • 4대 영역별 목표 달성 정도 • 시·군·구 4대 영역별 필수사업 실적	시·도 실적 보고서
	운동(5)		
	영양(5)		
	절주(5)		
행정 사항 준수 여부 평가 (10)	기한 및 보고 서식 준수 여부(10)	• 사업 계획서 제출 기한 준수 여부 • 실적 보고 제출 기한 준수 여부 • 시·도 지원단 구성 기한 준수 여부 • 보고 서식 준수	지원단 자체 조사

출처: 서미경 외(2006). 건강증진정책 평가 및 실천 방향. 보건복지부.

5. 지역사회보건 정보시스템

보건소 정보화사업은 정부에서 보건의료 서비스를 혁신하고, 관련 정보를 연계시키기 위해 우선적으로 추진하는 사업이다. 이에 따라 전국 보건 기관[보건(지)소, 보건의료원 및 보건진료소]별 정보시스템 운영에 따른 업무생산성 · 효율성 개선을 목적으로 2005년에는 지역보건의료 분야 정보화 전략 계획(Information Strategic Planning)을 설정하여 단계적으로 추진하고 있다. 그 과정은 다음과 같다.

- 계획 수립(2005년 9월): 공공의료 확충 5개년 계획의 일환으로 '지역보건의료 분야 정보화 전략 계획(ISP)'을 수립, '보건의료 정보화사업 추진단'을 구성하여 사업 추진 체계를 마련했다.
- 1단계 '보건소 정보화사업(06.9~07.8)': 보건행정 및 보건사업, 진료 EMR, 진료 지원, 공공 보건 포털 구축 정보 지식화(Knowledge based Repository, KBR, 지식 기반 저장소) 업무 등 4개 분야 응용프로그램을 개발했다.
- 2단계 '보건소 정보화사업(07.10~08.12)': 지식 관리 시스템(Knowledge Management System, KMS), 고객 관계 관리 체계(Customer Relationship Management, CRM) 등을 추가 개발했다.
- 3단계 '보건소 정보화사업(08.11~09.05)': 장애 및 재해 대처 복구 시스템을 구축했다.
- 2010년: 정보시스템 전산 자원 유지 · 보수 및 사용자 지원 체계(UHD)를 구축하여 시스템의 안정적 운영을 위한 지원 체계를 마련했다.
- 2011년: 전국 253개소의 보건소에 '통합 정보시스템'을 확산시키는 사업을 완료함으로써 사업 실적 및 정책 통계의 적시 생산, 시스템 운영의 비용효과성 제고 등이 가능한 체계를 갖추었다.
- 2012년: 고객 관계 관리 체계(CRM) 시스템의 기능을 개선하고, 정보시스템 운영의 안정성을 제고하기 위해 전산 관련 자원을 보강하고, 개인 정보 보호 강화를 추진했다.

2012년 12월 말을 기준으로 지역보건의료 정보시스템 이용 기관은 전국 3,509개소, 시스템 사용자는 2만 8,461명이다. 지역보건의료 정보시스템으로 관리하고 있는 보건사업은 19개 분야 46개종이다. 아울러, 정보의 공유 및 사업의 효율적 수행을 위해 안전행정부, 질병관리본부 등 8개 기관과 90종의 업무에 대해 연계 체계를 구축하여 운영 중이다.

앞으로 보건소의 기능 개편 방향 등에 맞추어 수요자 중심의 통합적 건강 증진/질병 예방 서비스 제공을 위해 건강 증진 통합 관리 체계를 마련하고, 지역에 따라 표준 없이 자체적으로 수행 중인 지역 특화 보건 서비스에 정보화 표준 모델을 적용함으로써 보건사업 전반에 대한 정보시스템 관리 범위를 계속 확대할 계획이다.

또한, 글로벌 의료 사업과 관련하여 정부는 U-Health 서비스 산업을 활성화하기 위한 연구 개발(R&D, '11~'14)의 일환으로 차세대 보건의료 정보 핵심 기술 및 시스템 개발과, 장애인 U-Health 서비스 모델 개발을 추진하고 있으며, 보건의료-ICT(Information Communication Technology) 융합 산입 활싱화를 위한 법·제도 개선과 더불어 서비스 및 원천 기술을 개발하고, 보건의료 정보를 표준화하며, 임상 콘텐츠 개발 및 인증 체계 구축 등을 지속적으로 추진하고 글로벌화함으로써 우리나라의 새로운 성장 동력이 되도록 지원해나갈 계획이다.

유·무선 통신 인프라의 발달과 스마트폰 등 지능화된 정보 기기들을 이용하는 사례가 급증함에 따라 국가 전체가 똑똑해지는 '스마트화' 시대가 도래하고 있다. 보건의료 서비스도 IT 기술과 접목하면서, 병원 중심의 원격의료(tele-health) 단계에서 점차 환자 중심의 E-Health 및 U-Healthcare로 진화함으로써 스마트 시대의 도래와 함께, 향후 보건의료 서비스는 의료와 복지·안전등이 복합화되고 지능화된 S-Healthcare의 단계로 진화하리라 예측하고 있다.

🗨 토론 자료

1. 보건의료 환경 변화와 보건의료 사업 비교

우리나라는 일차보건의료를 1980년대에 도입했다. 그 후 30여 년이 지난 현재 보건의료 환경은 많이 변화되었다. 이에 1980년대와 현재의 보건의료 환경 및 보건의료 사업을 비교해보고, 21세기의 보건의료 사업의 방향을 토론해보자.

2. 지역사회보건사업기획

2018년에는 모든 간호대학을 4년제로 일원화함으로써 간호전문성을 향상시키고, 비판적 사고 능력 및 문제 해결 능력을 향상시킴으로써 최종적으로는 보건기획력을 향상시키고자 한다. 여러분이 거주하는 지역을 지정하거나 또는 임의로 어떤 지역을 지정한 뒤, 그 지역사회의 건강 증진을 위해 필요한 지역보건사업에 대해 토론해보자.

3. 전문간호사 영역 확대

지역사회간호사의 역할 중 전문간호사 영역의 필요성과 자격 요건 등에 대해 토론해보자. 아울러 새로이 강화되어야 할 역할 또는 추가되어야 할 역할에 대해서도 토론해보자.

4. S-Healthcare 진화 예측

유·무선 통신 인프라의 발달과 스마트폰 등 지능화된 정보 기기들의 이용 급증에 따라 국가사회 전체가 똑똑해지는 '스마트화' 시대가 도래하고 있다. 따라서 보건의료 서비스가 E-Health 및 U-Healthcare로 진화하고, 의료와 복지, 안전 등이 복합화·지능화된 S-Healthcare의 단계로 보건의료 서비스가 진화할 것으로 예측된다. 이에 지역사회의 건강 증진을 위한 어떤 사업들이 접목됨으로써 어떤 서비스가 제공되면 좋을지 토론해보자.

제7장

건강 행태

학습 목표

1. 건강 행태의 개념을 정의한다.

2. 건강 행태 조사의 목적을 설명한다.

3. 건강 신념 모형의 구성 요소를 설명한다.

4. 흡연, 음주, 신체 활동 관련 행태의 현황을 이해한다.

5. 정신건강, 손상과 안전 의식 관련 행태의 현황을 이해한다.

6. 의료 이용 및 삶의 질 관련 행태의 현황을 이해한다.

7. 암, 고혈압, 당뇨병의 변화를 설명한다.

8. 치료순응도의 개념을 설명한다.

9. 치료순응도를 높이기 위한 방안을 이해한다.

10. 보건의료 서비스 이용에 영향을 미치는 요인을 설명한다.

1. 건강 행태의 개념 및 목적

1) 개념

건강 행태의 개념은 건강한 사람이 건강을 유지하고 질병을 예방하기 위해 하는 행동, 신체에 이상 증상이 생겼음을 느꼈을 때 진단을 받거나 적절한 치료 방안을 찾는 행동, 또는 질병에 걸렸을 때 그 진행을 막고 합병증을 예방하기 위해 실시하는 행동이나 태도를 말한다.

건강 행태를 나타내는 지표는 다양하지만 일반적으로 흡연, 음주, 신체 활동, 정신건강, 손상 및 안전 의식, 의료 이용, 삶의 질을 파악하면 사람들의 건강과 관련된 행태를 이해할 수 있다.

2) 건강 행태 조사의 목적

의료 서비스의 궁극적 목적은 모든 사람의 건강과 삶의 질 향상에 있다. 또한 의료 서비스를 받아야 할 대상자는 병원에 찾아오는 환자만이 아니라 건강하지만 건강을 지속적으로 추구하는 주민, 증상이 있으나 이를 인지하지 못하는 환자, 증상을 인지하지만 의료 서비스를 이용하지 않는 환자, 또는 지속적인 의료 서비스를 이용하지 않는 사람 모두 포함되어야 한다.

Lalonde report(Canada, 1974)에 의하면 개인의 건강에 영향을 미치는 요인으로 생활 습관 (43%), 생물학적 요인(27%), 환경(19%), 의료제도(11%)를 제시했다. 생활 습관은 개인이 내리는 결정들의 집합으로 건강에 영향을 미치며, 어느 정도 스스로 통제 가능하다고 했다. 그 외 다수의 연구에서도 개인의 건강 상태와 질병이환에 영향을 주는 요인은 개인의 생활 습관이라는 연구 결과가 제시되었다. 특히 생활 습관 중 흡연, 음주, 운동 부족 등이 건강 악화와 질병 발생의 직접적 원인이라는 연구 결과가 제시되고 있다. 1965년 미국 캘리포니아 주 앨러미다 카운티의 연구에서는 개인의 건강 수준과 영향이 있는 7가지 건강 행태가 제시되었다. 그 건강 행태는 흡연, 음주, 비만 여부, 운동, 적당한 수면, 아침 식사 결식, 간식 여부이다. 이 연구에서는 일상의 생활 습관이 개인의 건강 상태와 상관이 있음을 보고했다.

우리나라 국민건강 영양 조사는 1995년에 제정된 국민건강증진법 제16조에 근거해 1998~2005년에는 3년 주기로 시행되었으며, 2007년부터는 국가 통계의 시의성 향상을 위해 매년 시행되고 있다. 국민건강 영양 조사는 건강 설문 조사, 영양 조사, 검진 조사로 구성된다. 건강 설문 조사는 가구 조사, 흡연, 음주, 정신건강, 이환, 손상, 활동 제한, 의료 이용, 교육 및 경제 활동, 안전 의식 영역으로 구성되어 있으며, 연령에 따라 조사 항목의 차이가 있다. 이러한 조사들의 목적은 국민의 건강 수준, 건강 행태, 식품 및 영양 섭취 실태에 대한 국가 및 시·도 단위의 대표성과 신뢰성을 갖춘 통계를 산출하는 것이다. 즉, 이를 통해 국민건강증진종합계획 의 목표를 설정하고 평가하며, 건강 증진 프로그램을 개발하는 등 보건의료정책 기초 자료로 활용하고자 하는 것이다.

3) 건강 관련 행태의 종류

건강 관련 행태를 이해하면 개인들이 건강하거나, 이상증세를 느낄 때 적절하고 합리적인 결정을 내릴 수 있도록 도와줄 수 있다. 개인들이 건강한 상태에서부터 이상증세나 질병을 경험하는 일련의 과정이 있다. S. 캐슬Kasl & S. 코브(1966)는 이를 다음과 같이 세 가지 종류로 제시했다.

첫째, 건강 행태(Health Behavior)는 아무런 증상이 없는 건강한 사람이 건강을 유지하고 질병을 예방하기 위해 취하는 행태이다. 일차 예방이 여기에 해당된다.

둘째, 질병 행태(Illness Behavior)는 평소와는 다른 이상 증상이나 증후를 느꼈을 때 건강에 모종의 문제가 있음을 인지하고, 이를 밝히기 위해 진단을 받거나 적절한 치료 방안을 찾기 위해 취하는 행태이다. 조기 발견과 조기 치료 개념인 이차 예방이 여기에 해당된다.

셋째, 환자 역할 행태(Sick Role Behavior)는 의사에 의해 진단이 내려졌을 때 질병의 진행을 막고 합병증을 예방하는 등 질병의 영향을 최소화하고 건강을 찾기 위해 노력하는 행태이다. 삼차 예방이 여기에 해당된다.

4) 개인, 집단, 지역사회의 건강 관련 행태

개인, 집단, 지역사회의 건강 관련 행태가 어떻게 결정되는가는 건강에 대한 지식, 태도, 신념, 실천 모형과 건강 신념 모형에 따라 설명할 수 있다.

지식, 태도, 신념, 실천 모형은 교육학의 학습 이론을 보건교육 모형에 적용한 것으로, 건강 행태에 대한 지식의 축적에 의해 태도의 변화가 일어난다고 한다. 이에 따라 연령, 교육·소득 수준, 건강에 대한 가치관, 관심도 등 건강 신념에 따라 운동에 따른 이익과 운동 방법을 인지하게 되면, '운동을 규칙적으로 하는 것이 나에게 꼭 필요하다'라는 신념을 가지게 되면서 규칙적으로 운동을 한다는 것이다.

건강 신념 모형은 건강 행위 변화와 관련해 가장 많이 사용되는 이론으로, 사람들이 예방 접종과 건강 검진 등 질병 예방 프로그램에 참여하지 않는 이유를 설명하기 위해 개발되었다. 이는 누군가가 질병 예방 프로그램을 이용하거나 이용할지 안 할지를 예측하고, 이용하지 않는 사람들에게 질병 예방 행위를 하도록 중재를 제공하는 데 유용하다.

건강 신념 모형에서 건강 행위는 개인의 주관적인 지각 세계에 의존한다고 가정하는 바, 행위는 특정한 결과에 부여하는 이러한 주어진 행동이 그러한 결과를 초래할 것이라는 기대에 의해 영향을 받는다고 본다(그림 7-1).

건강 신념 모형에서는 다음과 같은 상황에서 불건강한 행위를 피하거나, 건강 행위를 한다고 본다. 첫째, 건강 행위는 자신에게 건강 문제가 발생할 가능성이 높다고 여기면서 민감성을 지각할 때이다. 둘째, 그 건강 문제가 자신에게 심각한 결과를 가져올 수 있다고 믿으면서 심각성을 지각할 때이다. 셋째, 자신이 하려는 행위가 그 건강 문제의 발생 가능성이나 심각성을 감소시켜주리라고 믿는 행위에 따른 결과의 이익을 지각할 때이다. 넷째, 예측되는 이익이 장애보다 더 크다고 믿을 때이다. 다섯째, 행동을 자극하는 내적·외적 경험을 하고, 자신이 그 건강 행위를 할 수 있다고 믿을 때이다. 아울러 인구사회학적 요인은 건강 문제에 대한 위협 지각 및 행위 변화 결과에 대한 기대와 자기효능감에 영향을 미친다.

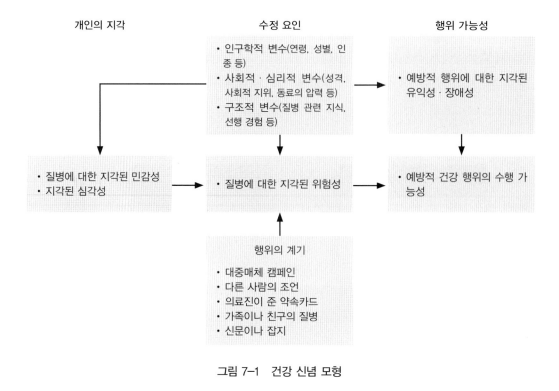

그림 7-1 건강 신념 모형

(1) 건강 신념 모형의 구성 요소

① 민감성에 대한 지각(Perceived susceptibility)은 자신이 어떤 질병에 걸릴 위험이 있다고 지각하는 것이다.

② 심각성에 대한 지각(Perceived seriousness)은 어떤 질병이 심각하다고 느끼거나, 이미 걸린 경우 이를 치료하지 않으면 장애 또는 죽음을 초래하거나, 직업 상실이나 가족 · 사회생활에 문제가 초래될 수 있다고 심각하게 느끼는 것이다.

③ 이익에 대한 지각(Perceived benefits)은 특정 건강 행위가 질병의 위협을 감소시키는 데 유용하다고 생각하는 것이다.

④ 장애에 대한 지각(Perceived barriers)은 어떤 건강 행위를 하려고 할 때 비용, 위험성, 부작용, 불편함, 시간 소요, 습관의 변화 등 부정적인 측면에 대한 지각을 의미한다. 이는 행위 변화를 방해한다.

⑤ 자기효능감(Self efficacy)은 본래의 건강 신념 모형에는 없던 개념이었으나, I. 로젠스톡 Rosenstock 등(1988)이 건강 신념 모형에 통합시켜야 한다고 주장했다. 즉, 특정 행동을 자

신이 잘 해낼 수 있다는 확신이 있을 때 행동하게 된다는 것이다. 자기효능감은 행위 변화와 관련된 지각된 장애를 극복하는 데 중요한 요인이다.

⑥ 인구, 사회 심리, 구조적 변수(Demographic, sociopsychological, structural variables) 는 개인의 성, 나이, 종족 같은 인구학적 요인, 성격, 사회적·경제적 수준, 동료와 친지의 압력 등 사회적·심리적 요인, 그리고 질병에 대한 지식, 이전의 경험과 같은 구조적 요인들이 위협·이익·장애를 지각하는 데 영향을 미친다는 것이다.

⑦ 행동의 계기(Cues to action)는 사람들로 하여금 특정 행위에 참여하도록 자극을 줄 수 있는 중재仲裁를 말한다. 예를 들면, 교육이나 상담을 통해 특정 행위에 대한 지식을 주거나 설득을 할 수 있고, 핸드폰 메시지나 우편엽서 등을 보내 특정 행위를 기억하도록 할 수 있다. 이러한 중재 효과는 개인의 지각된 감수성과 심각성에 따라 달라질 수 있다.

2. 건강 관련 행태의 현황

우리나라의 건강 관련 행태의 현황과 관련하여 보건복지부와 질병관리본부가 조사한 국민건강 영양 조사 제7기 일차년도 자료인 〈2016년 국민건강 통계〉에서 제시한 내용을 토대로, 건강과 관련된 흡연, 음주, 신체 활동, 정신건강, 손상 및 안전 의식, 의료 이용, 삶의 질 행태를 살펴보고자 한다.

1) 흡연

흡연은 암과 심뇌혈관질환 등 만성질환의 주요 원인으로서 대표적 건강 위험 요인이며, 개인과 사회에 심각한 부담을 초래하고 있다. 현재흡연율[1](만 19세 이상, 표준화)은 2016년 남자 40.7%로, 2011년 이후 지속적으로 감소하다 2016년 증가추세를 보이고 있다. 여자의 경우도 남자와 비슷한 경향을 보이고 있다(표 7-1, 그림 7-2). 2016년 기준 연령별로는 남녀 모두 30대에서 가장 높았고, 대체로 연령이 낮을수록, 소득 수준이 낮을수록 현재흡연율이 높았다(그림 7-3). 미국의 경우 2015년 현재흡연율(만15세 이상)은 남자 12.2%, 여자 10.7%로, 미국에 비해 우리나라 남자는 약 2.5배 높고, 여자는 약 2.5배 낮은 상황이다. 2011년부터 2016년까지 소득수준별 흡연율을 보면 소득 수준이 낮을수록 흡연율은 더 높다. 최근 우리나라 흡연율은 감소하고 있으며 OECD 회원국 평균과 비슷한 수준이다(표 7-2).

이러한 상황에서 우리나라는 흡연율을 낮추기 위해 담배 규제 및 금연지원정책을 지속적으로 추진하고 있다. 이러한 정책의 목적은 신규 흡연 진입을 예방하고, 흡연자가 금연을 할 수 있도록 도와주며, 간접흡연에 따른 폐해를 막기 위한 정책적·문화적 환경을 조성하는 것이다.

추진 방향은 다음과 같다.

---

1) 평생 담배를 5갑(100개비) 이상 피웠고, 현재 담배를 피웠음을 나타내는 분율이다. 만 19세 이상이다.

첫째, 가격 · 비가격정책을 통해 담배 자체에 대한 규제를 강화한다.

둘째, 금연 교육, 상담, 치료를 통해 금연 지원 서비스를 확대한다.

셋째, 금연 광고 · 홍보를 통해 흡연에 관대한 사회적 분위기를 전환한다.

■ 표 7-1   현재흡연율 추이(2011~2016년 기준)

구분	'11	'12	'13	'14	'15	'16
전체(만 19세 이상)	27.0	25.8	24.1	24.2	22.6	23.9
남자(만 19세 이상)	47.3	43.7	42.1	43.2	39.4	40.7
여자(만 19세 이상)	6.8	7.9	6.2	5.7	5.5	6.4
연령(세)						
19-29	28.3	28.0	24.1	22.5	23.7	25.4
30-39	36.6	32.5	30.7	30.0	27.7	30.4
40-49	25.7	27.7	26.9	29.2	25.4	25.0
50-59	24.5	24.6	22.0	20.6	20.8	22.7
60-69	17.5	13.4	17.4	18.2	14.1	14.6
70+	14.3	10.9	8.0	10.1	9.0	9.1
소득 수준(표준화)						
하	31.5	29.3	28.6	27.1	23.8	24.8
중하	26.8	27.1	25.2	24.0	22.2	23.6
중상	25.0	22.0	22.3	23.3	21.6	22.0
상	24.8	23.6	20.4	18.5	18.5	20.9

출처: 보건복지부 · 질병관리본부, 2017 국민 건강 통계 II 추이, 2017. 12.

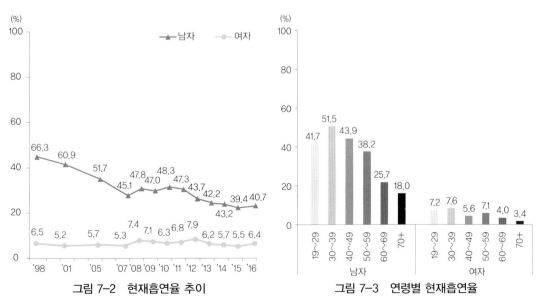

그림 7-2   현재흡연율 추이

그림 7-3   연령별 현재흡연율

출처: 보건복지부 · 질병관리본부, 2016 국민 건강 통계 I, 2017. 12

■ 표 7-2 15세 이상 인구의 흡연율 국제 비교(2015년 기준) (단위:%)

국가	전체	남성	여성
한국	17.3	31.4	3.4
일본	18.2	30.1	7.9
미국	11.4	12.2	10.7
캐나다	14.0	16.3	11.7
호주	12.4	14.0	10.8
프랑스	22.4	25.8	19.4
OECD 평균	18.4	22.8	14.3

주: OECD 회원국의 이용 가능한 가장 최근 자료로 구성되었음(오스트리아, 멕시코, 포르투갈 제외).
출처: OECD, 〈OECD Health Data 2017〉

담배 규제 및 금연지원정책의 전략은 다음과 같다.

첫째, 정부, 자치 단체, 민간 단체, 지역사회 간 협조 체계를 구축해 사업의 효율성을 제고하고, 시·도 금연 사업 계획 수립·조정·평가 기능을 강화한다.

둘째, 담배 규제 기본 협약(FCTC)에서 권고하는 수준으로 규제를 강화하기 위해 담배 가격 인상, 흡연 경고 그림 도입, 경고 문구 표시 강화, 금연 구역 확대 등 법·제도를 정비한다.

셋째, TV, 라디오를 통한 공익 광고, 시사 프로그램, 기획 보도, 모바일(스마트폰) 등으로 다양한 캠페인을 실시함으로써 대상자별로 세분화하고, 매체별 특징과 장점을 살린 금연 홍보를 추진한다.

넷째, 보건소 금연 클리닉 사업을 내실화하고, 금연 상담 전화 역량을 강화함으로써 흡연자의 금연 지원 프로그램을 다양화해 접근성을 제고한다.

다섯째, 간접흡연의 위해와 흡연 예방의 중요성을 인식하고, 비흡연 인구가 흡연 인구로 진입하는 경우를 최소화하기 위한 교육·홍보를 강화한다.

우리나라에서는 담배 규제 및 금연지원정책 이외에도 흡연자의 금연을 돕기 위해 보건소 금연 클리닉, 민간 단체를 통한 금연 상담 전화, 온라인 대국민 금연 포털(금연 길라 잡이)을 운영하고 있다.

전국 253개 보건소에서 실시된 금연 클리닉은 각 보건소의 금연 상담사가 흡연자 특성에 맞게 6개월간 9회 금연 상담(행동 요법)과 니코틴 대체 요법(니코틴 패치, 니코틴 껌), 행동강화 물품 제공 및 약물 처방을 제공하고 있다.

또한, 보건소 방문이 어려운 직장인, 흡연 여부를 밝히기를 꺼리는 여성·청소년들의 금연 지원 서비스 접근성을 높이기 위해 금연 상담 전화(1544-9030)를 운영하고 있다. 최근에는 35명의 전문금연상담사가 연간 약 27만 건의 전화 상담을 진행하고 있으며, 상담전화 등록자에게 지속적인 전화 상담을 제공함으로써 등록자가 금연을 유지하고 금단 증상을 극복하는 데 도움을 주고 있다. 이로써 상담 전화 이용자의 1년 금연성공률은 2010년 26.0%, 2011년 26.5%, 2012년 26.9%, 2013년 27.6%, 2016년 30.0%로 점차 증가하고 있다(표 7-4).

■ 표 7-3 국가금연정책에 따른 흡연율 및 정책 변화

구분	'80	'95	'05	'06	'07	'08	'09	'10	'11	'12	'13	'14	'15
남성 성인 흡연율(%)	79.3	66.7	51.6	44.1	45.0	47.7	46.9	48.3	47.3	43.7	42.1	36.6	31.4
가격인상액 (원), (년)	120 (94)	188 (96)	500 (04)	–	–	–	–	–	–	–	–	2,000 (14)	–
예산(억 원)	–	–	259	315	312	311	281	245	245	–	–	–	1,475
규제 정책	담배 사업법	국민 건강 증진법 제정 본격 적인 금연 정책 추진	국민건강증진법 개정을 통한 규제 강화 • ('05) 담배자동판매기에 성인 인증 장치 부착 • ('07) 발암성 물질 경고 문구 표시 • ('10) 금연 구역 지정 관련 지자체 조례 개정 권한 부여 • ('11) 금연 구역 확대 및 운영 기준 강화, 담배 광고 규제 강화 등 • ('12) 음식점, PC방 등 공중 이용 시설 내 금연 구역 확대, 담배 포장지 경고 문구 강화, 가향물질 함유 표시 제한 실시 • ('13) 금연지도원제도 도입(담뱃갑 오도 문구 사용 제한, 담배사업법) • 담배 제품 불법 거래 근절에 관한 의정서 서명('13.1) • ('14) 가격 및 조세정책(담뱃갑 인상) • 실내 공중 이용 시설 내 금연 구역 확대 • 미성년자의 담배 판매 및 구매 금지 • ('15) 금연지원서비스 확대 및 건강보험 병의원 금연치료서비스 시행 • ('16) 담배갑 흡연 경고그림 전면 도입										
사업	금연 교육 · 홍보 중심		• 흡연자 금연 지원 서비스 실시 및 확대 • 금연 클리닉 • 금연 상담 전화 • 온라인 금연 서비스 • 학교 흡연 예방 교육 사업 • 군인 · 의경 금연 지원 서비스										

자료: 대한결핵협회, 전국 흡연율 실태 조사; 보건복지부, 국민 건강 영양 조사; 한국갤럽, 흡연 실태 조사 보고서; 보건복지부, 국가금연정책 사업; OECD, 〈OECD Health Data 2017〉.

■ 표 7-4 보건소 금연 클리닉 등록자 수 및 6개월간 금연성공률

구분	'10년	'11년	'12년	'13년	'16년
등록자 수(명)	401,137	362,000	427,571	404,163	439,967
6개월간 금연성공률(%)	49.2	54.6	65.3	60.6	41.0
1년간 금연성공률(%)	26.0	26.5	26.9	27.6	30.0

우리나라에서는 보건의료 환경의 변화가 지속적으로 일어나고 있다. 따라서 우리나라 성인

흡연율은 1995년 국민건강증진법 제정 이후 2001년 범국민 금연 캠페인, 2014년 담뱃값 인상 등에 힘입어 현저히 줄어드는 추세에 있다. 그러나 흡연 시작 연령은 점차 낮아지고 있다.

2015년 2월부터는 금연치료 참여를 신청한 병·의원 및 보건소, 보건지소에 내원하여 금연치료를 희망하는 모든 국민에 대해 금연치료 건강보험 지원을 실시하고 있다. 또한 지역사회 맞춤형 금연지원서비스를 제공하기 위하여 전국에 지역금연지원센터 18개를 선정하여 지역사회 맞춤형 금연정책 추진에 중추적 역할을 수행하도록 하였다.

2016년 12월에는 우리나라도 세계 55개국에서 시행 중인 담뱃갑 흡연 경고 그림 도입하여 담배 규제정책을 강화하고, 금연 상담 전화 대상자 확대, 보건소 금연 클리닉 내실화, 서비스 간 연계 강화를 통해 흡연 인구에 대한 금연 지원 서비스도 지속적으로 확대해나가고 있다.

2) 음주

관대한 음주 문화와 불건전한 음주 습관은 알코올 사용 장애로 인한 심각한 사회적·경제적 손실을 초래한다. 2011년도 정신질환 실태 역학 조사 결과에 의하면, 연간 18세 이상 74세 이하 성인의 알코올 사용장애 평생유병률은 13.4%로 나타났으며, 음주로 인한 질병치료비, 생산성 감소 및 사망에 따른 손실, 사고로 인한 재산피해액 등 사회적·경제적 비용이 GDP의 2.9%인 약 20조 원에 달하는 것으로 추정된다.

또한 지나친 음주는 인체의 유전자를 직접 손상시키고, 발암물질의 침투를 용이하게 해줌으로써 간암, 대장암, 식도암 등 각종 암의 원인이 된다. 또한 심근도 손상시켜 뇌경색 및 뇌출혈을 일으키기도 하며, 이는 결국 간염, 간경화, 간암으로 연결되기도 한다. 그렇기 때문에 우리나라 국민들의 음주 현황을 파악하는 것은 대단히 중요하다.

이러한 사회적·경제적 비용과 문제의 심각성에도 불구하고 우리나라에서의 음주는 식생활의 일부로 간주될 정도로 생활문화와 관련이 깊어 음주 습관이나 행동을 변화시키기가 쉽지 않다. 그러므로 음주의 폐해에 대한 국민 인식 제고 및 관대한 음주 문화 개선이 그 무엇보다 먼저 이루어져야 한다.

그에 따라 TV, 라디오 및 지하철 PDP, 인터넷 포털사이트 등 대중매체를 통해 건전 음주 캠페인을 실시하고, 전국의 보건소, 알코올 상담 센터, 정신 보건 센터 등 관련 기관과 협력해 집중 홍보 기간을 운영하는 등 음주에 따른 폐해 예방을 관리한다. 또한, 청소년, 여성 및 대학생, 직장인 등 대상자별로 효과적인 교육 프로그램을 개발하고, 생애주기별로 일반 국민, 위험군 및 중독환자에 따라 특성과 요구에 맞는 교육을 실시하며, 건강한 음주 생활 실천하는 비율을 높이기 위해 지식, 태도 및 실천 방법에 관한 통합적인 교육과 홍보를 한다.

2016년 우리나라 월간음주율[2](만 19세 이상, 표준화)은 남자 75.3%, 여자 48.9%로 2015년과 비교해 소폭 증가했다. 또한 연령이 낮을수록 음주율은 높고, 소득 수준이 높을수록 음주율도 더 높다(표 7-5, 그림7-4). 우리나라 국민들의 연간음주율[3](만 19세 이상, 표준화)은 2016년 남자 87.1%, 여자 71.6%로 2015년과 비교해 소폭 증가하였다. 또한 연령이 낮을수록 연간음주율은 높고, 소득 수준이 높을수록 높은 편이었다(표 7-6). 이는 월간음주율의 추이와 동일하다.

고위험음주율[4](만 19세 이상, 표준화)은 2016년 남자 21.2%, 여자 6.3%로 2015년과 비교해

■ 표 7-5 월간음주율 추이(2011~2016년 기준)

구분	'11	'12	'13	'14	'15	'16
전체(만 19세 이상)	60.6	57.9	60.1	60.0	60.6	61.9
남자(만 19세 이상)	77.6	73.5	75.3	74.4	75.2	75.3
여자(만 19세 이상)	44.2	42.9	45.7	46.4	46.5	48.9
연령(세)						
19-29	73.0	66.6	72.4	69.1	67.4	70.8
30-39	67.5	63.9	67.4	66.4	65.5	69.6
40-49	59.5	59.4	60.7	63.9	66.1	64.6
50-59	57.8	55.3	56.7	54.0	57.9	58.0
60-69	46.6	42.6	42.4	41.9	46.6	46.5
70+	28.7	32.8	28.0	35.4	31.3	30.1
소득 수준(표준화)						
하	57.3	57.8	55.1	54.9	53.7	56.9
중하	59.3	56.8	59.3	56.3	56.9	56.9
중상	65.1	57.6	60.4	60.1	62.0	61.0
상	61.3	59.9	65.7	61.2	61.9	62.6

출처: 보건복지부·질병관리본부, 2016 국민 건강 통계 II, 2017. 12.

2) 최근 1년간 한 달에 1회 이상 음주했음을 나타내는 분율이다. 만 19세 이상이다.
3) 최근 1년간 1회 이상 음주했음을 나타내는 분율이다. 만 19세 이상이다.
4) 1회 평균 음주량이 7잔 이상(여자 5잔)이며, 주 2회 이상 음주했음을 나타내는 분율이다. 만 19세 이상이다.

남자, 여자 모두 약간 낮은 수준이었다. 고위험음주율은 30대가 가장 높고, 40대 이후에는 연령이 높을수록 고위험음주율은 낮다. 소득수준별로는 소득수준이 높을수록 고위험음주율이 높은 것으로 나타나고 있다(표 7-7, 그림 7-5).

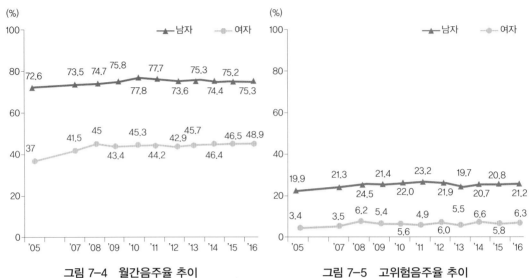

그림 7-4 월간음주율 추이

그림 7-5 고위험음주율 추이

출처: 보건복지부·질병관리본부, 2016 국민 건강 통계, 2017. 12

■ 표 7-6 연간음주율 추이(2011~2016년 기준)

구분	'11	'12	'13	'14	'15	'16
전체(만 19세 이상)	79.2	77.1	77.0	78.2	78.5	79.2
남자(만 19세 이상)	88.0	85.8	85.9	86.3	86.6	87.1
여자(만 19세 이상)	71.1	69.1	68.7	70.6	70.9	71.6
연령(세)						
19-29	91.6	88.4	88.0	89.3	89.2	89.2
30-39	86.5	81.5	84.7	83.8	83.2	85.8
40-49	80.6	81.5	79.0	82.7	82.9	82.4
50-59	74.4	73.1	73.6	71.0	74.3	76.5
60-69	65.6	60.7	60.5	60.5	64.0	63.1
70+	41.5	45.3	40.5	48.8	44.3	43.4
소득 수준(표준화)						
하	75.0	74.1	70.7	72.8	69.1	73.9
중하	77.7	77.4	76.4	74.9	76.0	75.0
중상	82.7	78.4	79.0	77.9	79.9	77.2
상	82.1	79.3	81.8	78.5	79.8	79.9

출처: 보건복지부·질병관리본부, 2016 국민 건강 통계 II 추이, 2017. 12.

구분	'11	'12	'13	'14	'15	'16
전체(만 19세 이상)	14.1	13.9	12.5	13.5	13.3	13.8
남자(만 19세 이상)	23.2	21.8	19.7	20.7	20.8	21.2
여자(만 19세 이상)	4.9	6.0	5.4	6.6	5.8	6.3
연령(세)						
19-29	14.2	14.4	14.1	11.9	12.7	13.8
30-39	18.8	17.2	15.6	17.6	15.8	16.4
40-49	16.2	17.2	15.1	16.4	16.2	15.8
50-59	14.1	13.3	12.1	14.5	13.8	15.4
60-69	6.5	6.5	4.6	7.4	9.1	9.0
70+	2.0	2.8	1.7	3.3	2.5	2.7
소득 수준(표준화)						
하	15.2	13.4	11.1	14.4	14.2	13.8
중하	13.9	12.6	13.1	13.4	12.8	13.1
중상	12.5	15.6	13.3	13.2	13.2	13.2
상	14.8	14.6	12.8	12.9	13.1	15.0

출처: 보건복지부·질병관리본부, 2016 국민 건강 통계 II 추이, 2017. 12.

3) 신체 활동

규칙적인 운동은 건강 증진과 질병 예방에 도움을 준다. 또한 장기간 규칙적인 운동을 하면 심폐기능과 대사 과정이 향상되고, 근골격계의 상태가 호전되며, 심리적으로도 좋다. 건강한 사람이 운동을 하면 신체의 작업 능력, 심폐기능, 대사 과정이 향상된다. 그러나 4~6주간 운동을 멈추면 다시 감소한다. 1999년 옥정석 등의 연구에 의하면 심근경색증 환자도 적절한 운동을 하면 삶의 질이 좋아질 뿐만 아니라, 사망률 및 심장발작 위험이 20~25% 정도 감소한다고 했다.

국민체육진흥공단의 보고에 의하면, 운동이 신체에 좋은 영향을 미친다는 사실은 누구나 알지만 꾸준히 운동을 하는 사람은 많지 않으며, 우리나라 성인의 76.1%가 운동을 하지 않는다고 한다. 특히 여성과 교육 수준이 낮은 집단이 운동을 적게 한다고 보고했다.

운동을 규칙적이고 지속적으로 하려면 운동에 관해 정확하게 알고 시행하는 것이 바람직하다. 또한 좌식 생활을 하거나 운동이 부족하면 건강 상태가 나빠지거나 성인병에 걸릴 위험이 증가하는 반면, 규칙적인 운동은 건강을 전체적으로 향상시킨다. 이러한 측면에서 우리나라 국민들의 신체 활동 현황을 파악하는 것은 매우 중요하다.

■ 표 7-8 유산소 신체활동 실천율 추이(2014~2016), 근력운동 실천율(2011~2016)

구 분	유산소 신체활동 실천율 추이			근력운동 실천율					
	'14	'15	'16	'11	'12	'13	'14	'15	'16
전체	58.3	52.7	49.4	21.6	22.4	22.4	21.0	22.8	20.9
남자	62.0	55.8	52.5	30.8	31.8	30.8	29.4	31.4	26.8
여자	54.7	49.8	46.4	12.7	13.2	14.1	12.8	14.4	15.2
연령(세)									
19-29	72.3	66.7	61.9	23.3	27.2	27.7	28.6	32.1	30.2
30-39	58.0	51.2	49.1	19.9	18.5	20.6	17.7	18.5	14.6
40-49	57.2	54.5	47.9	23.8	22.9	19.6	19.0	22.1	19.6
50-59	56.3	46.2	45.4	25.0	25.1	22.9	21.8	20.5	22.4
60-69	47.8	45.7	45.8	19.8	22.8	23.8	20.1	22.8	22.1
70+	37.1	29.8	28.5	11.5	13.3	13.3	14.1	14.0	12.4
소득수준									
하	56.5	51.4	43.5	18.5	20.9	20.4	18.2	22.3	18.8
중하	57.8	53.0	47.4	20.9	20.8	20.7	19.3	21.4	19.4
중상	60.1	50.3	52.2	22.2	23.0	23.1	23.7	23.0	20.7
상	59.0	56.0	54.6	24.7	25.9	25.9	22.8	23.8	24.8

출처: 보건복지부·질병관리본부, 2016 국민 건강 통계 Ⅱ 추이, 2017. 12.

우리나라 국민들의 유산소 신체 활동 실천율[5]은 2016년 남자 52.5% 여자 46.4%로 2014년 이후 지속적으로 감소하였다. 연령별로는 20대에서 가장 높았고(남자 66.9%, 여자 56.4%) 연령이 높을수록 감소하였다(표 7-8, 그림 7-6). 소득수준별로는 소득수준이 높을수록 더 높았다(표 7-8). 근력운동 실천율[6](만 19세 이상)은 2016년 남자 26.8%로 여자 15.2%보다 2배 정도 높았으며(표 7-8, 그림 7-7), 연령별로는 남녀 모두 20대에서 가장 높았고(남자37.5%, 여자 22.2%), 소득수준이 높을수록 높았다. 걷기 실천율[7](만 19세 이상, 표준화)은 2016년 39.6%로 2015년과 비슷한 수준이었다(표 7-9). 연령별로는 남녀 모두 20대에서 가장 높았다(남자 52.2%, 여자 43.6%). 소득수준이 높을수록 높았다(표 7-8). 앉아서 보내는 하루 평균 시간[8](만 19세이상)은 2016년 남자 8.2

5) 일주일에 중강도 신체활동을 2시간 30분 이상 또는 고강도 신체활동을 1시간 15분 이상 또는 중강도와 고강도 신체활동을 섞어서(고강도 1분은 중강도 2분) 각 활동에 상당하는 시간을 실천한 분율이다. 만 19세 이상이다.
6) 최근 1주일 동안 팔굽혀펴기, 윗몸 일으키기, 아령, 역기, 철봉 등의 근력운동을 2일 이상 실천한 분율이다. 만 19세 이상이다.
7) 최근 1주일 동안 걷기를 1회 10분 이상, 1일 총 30분 이상 주 5일 이상 실천한 분율이다. 만 19세 이상이다.
8) 자는 시간을 제외하고 평소 하루에 앉아 있거나 누워 있는 평균 시간이다. 만 19세 이상이다.

시간, 여자 7.9시간이었으며, 연령별로는 남녀 모두 20대(남자 9.0시간, 여자 9.5시간)에서 가장 길었다(표7-9, 그림7-9). 소득수준이 높을수록 앉아서 보내는 시간이 길었다(표 7-9).

■ 표 7-9 걷기 실천율(2011~2016), 앉아서 보내는 시간(2016)

구 분	걷기 실천율						앉아서 보내는 시간
	'11	'12	'13	'14	'15	'16	
전체	38.0	39.4	38.0	41.7	41.2	39.6	8.0
남자	41.3	42.3	41.7	43.1	41.8	40.6	8.2
여자	34.8	36.7	34.4	40.3	40.7	38.6	7.9
연령(세)							
19-29	49.8	50.6	49.0	51.9	50.3	48.1	9.2
30-39	34.9	39.0	35.7	37.1	39.0	37.4	8.1
40-49	31.9	34.5	36.0	38.8	38.4	36.3	7.8
50-59	36.7	34.7	31.5	39.3	37.7	36.6	7.5
60-69	36.6	37.7	34.7	41.2	42.7	41.8	7.2
70+	34.3	32.1	35.1	38.7	32.6	33.6	8.6
소득수준							
하	38.4	39.9	37.4	41.3	41.8	35.9	8.0
중하	36.2	37.6	36.4	38.9	39.6	37.0	8.0
중상	39.2	39.6	39.2	41.9	39.7	41.1	8.2
상	37.8	40.6	39.2	44.7	43.8	44.6	8.4

출처: 보건복지부·질병관리본부, 2016 국민건강통계II·추이, 2017. 12

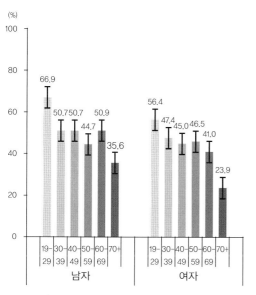

그림 7-6　연령별 유산소 신체활동 실천율

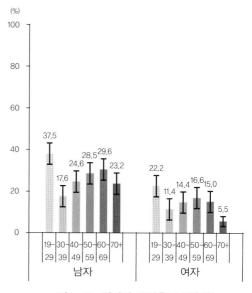

그림 7-7　연령별 근력운동 실천율

출처: 보건복지부·질병관리본부, 2016 국민 건강 통계 I, 2017. 12

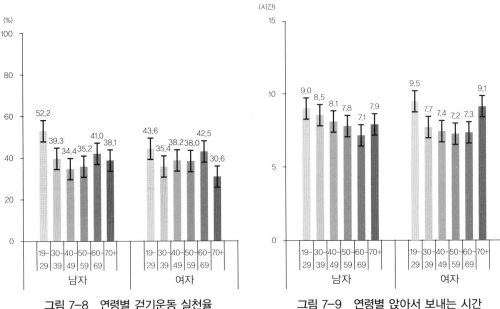

| 그림 7-8 | 연령별 걷기운동 실천율 | 그림 7-9 | 연령별 앉아서 보내는 시간 |

출처: 보건복지부·질병관리본부, 2016 국민 건강 통계 I, 2017. 12

4) 정신건강

현대사회에서는 산업화·도시화 같은 급격한 사회적·경제적 환경 변화로 인해 정신건강의 중요성이 점점 부각되고 있다. 이에 따라 정신건강 문제를 더 이상 개인의 책임으로만 미룰 수 없으며, 사회적 문제로 보고 국가 차원의 정책적 개입을 필요로 하게 되었다.

1990년대 초반까지 우리나라의 정신건강정책은 만성정신질환자를 정신의료기관·시설에 격리해 치료하는 데 치중해왔다. 그러나 1995년 12월 말 「정신보건법」이 제정되면서 기존의 장기 입원 중심 정신건강 서비스 제공 체계에서 벗어나 지역사회 정신건강 증진 사업을 활성화하는 방향으로 정책적 전환이 이루어졌다. 즉, 지역사회 내에서 정신질환자를 조기에 발견해 상담, 치료, 재활 및 사회 복귀를 지원하는 등 그동안 사회로부터 소외되어 왔던 정신질환자에게 필요한 정신건강 증진 서비스를 효율적으로 제공하고, 이들에 대한 사회적 지지 체계를 구축하기 위해 정책적 관심과 재정적 지원을 늘려왔다.

그동안 우리 사회에 뿌리 깊게 박혀 있던 정신질환에 대한 편견을 해소하고, 정신질환자의 인권을 보호하면서, 정신건강 증진 센터 및 사회 복귀 시설 확충 등을 통해 지역사회 정신건강 증진 사업 수행을 위한 전달 체계를 마련하고 있다. 아울러, 정신질환자가 적정한 치료 · 요양 및 재활 서비스를 받을 수 있도록 정신건강 증진 시설에 대한 지원을 확대하고 지도 · 감독을 강화해왔다. 이러한 정신건강 관련 대표적 행태로서 스트레스인지율과 우울장애유병률에 대해 살펴보고자 한다.

■ 표 7-10 스트레스인지율 추이, 우울장애유병률 추이

구분	스트레스인지율(%)						우울장애유병률(%)		
	'11	'12	'13	'14	'15	'16	'14	'15	'16
전체(19세 이상)	28.7	27.7	24.4	26.5	31.0	29.4	6.6	–	5.6
남자	25.9	23.7	22.5	24.4	29.9	28.2	4.3	–	4.1
여자	31.2	31.5	26.0	28.6	32.1	30.6	8.8	–	7.0
연령(세)									
19-29	34.9	34.0	26.5	28.9	36.9	32.8	8.2	–	6.3
30-39	33.1	30.1	27.7	34.0	38.7	37.7	6.4	–	5.8
40-49	27.3	28.4	25.0	26.9	28.9	28.4	3.8	–	3.6
50-59	22.2	21.9	18.6	21.8	26.4	24.5	6.0	–	4.6
60-69	20.6	19.1	19.9	15.6	20.0	20.7	7.3	–	6.5
70+	23.3	21.3	22.1	17.8	18.6	16.6	11.2	–	9.1
소득 수준									
하	31.7	28.6	28.0	30.7	34.7	30.4	10.2	–	9.3
중하	27.3	28.5	24.9	26.3	28.9	28.5	5.2	–	5.4
중상	25.6	24.9	24.2	23.8	30.6	31.2	6.4	–	4.8
상	29.3	27.9	20.3	25.1	30.1	27.4	4.8	–	2.9

출처: 보건복지부 · 질병관리본부, 2016 국민 건강 통계 II 추이, 2017. 12.

2016년 우리나라 스트레스인지율[9]은 29.4%로, 2015년 31.0%보다 낮았다. 성별로는 남자 28.2%로 여자 30.6%로 여자가 남자보다 2.4% 높았다(표 7-10, 그림 7-10). 연령별로는 남자 30대(38.6%)와 여자 20대(37.9%)에서 가장 높았고, 60세 이후 남자(60대 15.5%, 70대 이상 8.6%)는 감소하였지만 여자(60대 25.6%, 70대 이상 21.7%)는 여전히 높았다(표 7-10).

우울장애유병률(만19세이상, 표준화)[10]은 2016년 남자 4.1%로 여자 7.0%보다 낮았으며, 2014년에 비해 남자는 비슷하였으나 여자는 1.8% 감소하였다(표 7-10). 연령별로는 남녀 모

9) 일상생활 중에 스트레스를 '대단히 많이' 또는 '많이' 느꼈음을 나타내는 분율이다. 만 19세 이상이다.
10) 우울증선별도구(PHQ-9) 총점 27점 중 10점 이상인 분율

두 70세 이상(남자 5.1%, 여자 11.8%)에서 가장 높았고 소득수준이 낮을수록 높게 나타났다(표 7-10, 그림 7-11).

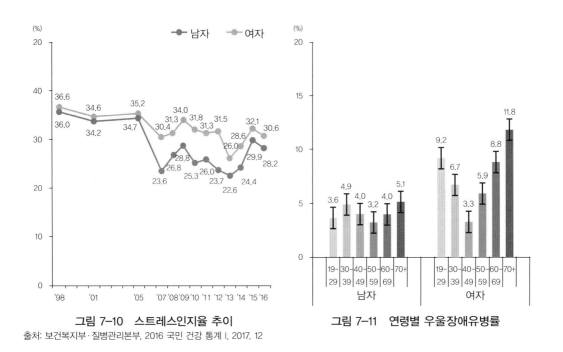

그림 7-10 스트레스인지율 추이

출처: 보건복지부·질병관리본부, 2016 국민 건강 통계 I, 2017. 12

그림 7-11 연령별 우울장애유병률

우울장애유병률(만19세이상, 표준화)[10]은 2016년 남자 4.1%로 여자 7.0%보다 낮았으며, 2014년에 비해 남자는 비슷하였으나 여자는 1.8% 감소하였다(표 7-10). 연령별로는 남녀 모두 70세 이상(남자 5.1%, 여자 11.8%)에서 가장 높았고 소득수준이 낮을수록 높게 나타났다(표 7-10, 그림 7-11).

5) 손상 및 안전 의식

우리나라는 경제 개발 계획에 힘입어 짧은 기간 동안 눈부신 발전을 이루었다. 하지만 사회 전반에 걸쳐 크고 작은 사고들이 끊이지 않고 있다. 여객기 추락, 여객선 침몰, 기차 탈선, 지하철 공사장 붕괴, 가스 폭발, 백화점 붕괴 같은 대형 사고는 물론, 일상생활에서도 많은 위험 요인에 노출되어 있다. 또한 산업 현장에서의 안전 사고로 사망·부상을 당하는 경우도 많다. 그런데도 사람들은 대개 무감각하게 생활하고 있고, 어린이들도 제대로 된 안전 교육을 받지 않은 채 거리로 내몰리고 있다. 그러나 사고는 사람과 환경의 상호작용에 의해 발생한다. 아울러 사고로 인한 손상이나 사망은 보건의료적 중재가 개입되기 전에 발생하기도 한다.

사고 관련 보건의료는 사고가 발생한 이후 치료와 재활에 중점을 둠으로써 수많은 사망과 영구적 장애를 초래한다. 물론 사고로 인한 고통과 경제적 손실을 최소화하려면 예방이 더욱 중요하다. 하지만 개인의 행위를 조절하는 것만으로는 사고 예방이 불가능한 경우, 사회적·국가적 차원에서 사고 예방 체계 구축이 필요하다. 아울러 개인의 위험 행동에 대해서도 예방적 교육이 함께 이루어져야 한다. 이러한 측면에서 우리나라 국민들의 손상·안전 의식 현황을 파악하는 것은 매우 중요하다.

우리나라 국민들의 2016년 연간손상경험률[11]은 7.0%였고, 2015년 9.1%를 제외하고는 2011년 이후 큰 차이는 없었다. 성별로는 남자 8.0%, 여자 5.9%로 남자가 더 높다. 연령별로는 60대(9.1%)가 가장 높았고 그 다음이 50대(8.2%)였다. 소득수준별로도 큰 차이는 없었다(그림 7-12, 표 7-11).

2016년 남자 운전자의 안전벨트착용률[12](만 19세 이상)은 74.6%로 2015년에 비해 소폭 증가하였으나, 여자 82.5%보다 낮았다(표 7-12, 그림 7-13). 그리고 소득수준이 높을수록 안전벨트 착용률은 높았다(표 7-12).

---

11) 최근 1년간 병·의원이나 응급실 등에서 치료를 받아야 했던 사고나 중독을 경험했음을 나타내는 분율이다. 만 1세 이상이다.
12) 운전자 중 운전 시 안전벨트를 항상 착용하는 분율. 만 19세 이상.

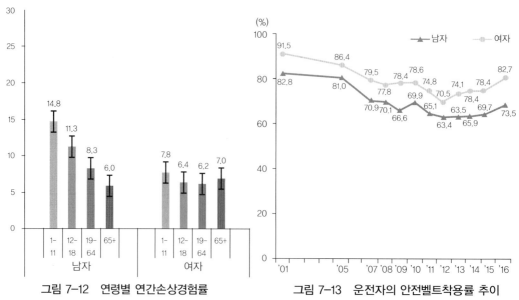

그림 7-12 연령별 연간손상경험률

그림 7-13 운전자의 안전벨트착용률 추이

출처: 보건복지부·질병관리본부, 2016 국민 건강 통계 I, 2017. 12.

■ 표 7-11 연간손상경험률 추이

구분		'12	'13	'14	'15	'16
전체		7.0	7.5	7.5	9.1	7.0
남자		7.3	8.1	8.0	9.3	8.0
여자		6.6	6.9	7.0	8.9	5.9
연령(세)						
19–29		7.9	7.5	8.3	10.4	7.4
30–39		6.9	6.2	7.0	9.5	6.5
40–49		5.6	7.6	6.7	7.3	5.8
50–59		7.8	8.8	8.0	9.8	8.2
60–69		6.9	7.4	8.6	9.0	9.1
70+		7.0	7.2	6.8	8.2	6.4
소득 수준						
하		7.7	7.5	8.1	8.9	7.7
중하		6.7	8.2	7.7	7.8	6.2
중상		6.2	7.2	6.9	10.8	7.8
상		7.3	7.3	7.6	8.7	6.4

출처: 보건복지부·질병관리본부, 2016 국민 건강 통계Ⅲ 추이, 2017. 12.

■ 표 7-12   운전자의 안전벨트착용률(2011~2016)

구분	'11	'12	'13	'14	'15	'16
전체(19세 이상)	68.9	65.9	66.6	70.2	72.6	77.2
남자	66.0	63.6	63.3	66.0	69.6	74.6
여자	74.8	70.5	74.1	78.4	78.0	82.5
연령(세)						
19-29	64.6	59.6	58.4	64.3	69.3	77.5
30-39	71.0	64.7	69.9	70.8	70.6	77.1
40-49	68.0	68.5	70.6	67.6	75.3	78.8
50-59	66.9	64.3	66.5	72.4	72.4	72.1
60-69	71.2	75.2	67.1	76.8	75.2	77.2
70+	79.5	72.4	69.0	81.7	78.1	81.9
소득수준						
하	67.1	60.9	65.0	65.2	67.7	75.3
중하	65.6	69.2	63.8	68.3	69.1	71.9
중상	69.5	64.1	65.3	67.9	75.2	79.9
상	72.1	68.2	71.5	77.6	77.0	80.2

출처: 보건복지부·질병관리본부, 2016 국민건강통계II·추이, 2017. 12

6) 의료 이용

우리나라에서는 국가 경제에서 의료 부문의 비중이 점차 증가하고 있다. 국민의료비는 아직 우리나라의 경제 수준에 비해 걱정할 만한 수준은 아니지만, 건강 수준 향상과 건강에 대한 욕구 증대에 따라 지속적으로 증가할 것으로 보인다. 그런데도 GDP에서 차지하는 비중은 7.6%로, OECD 평균 9.3%에 비해 낮은 편이다. 하지만 연평균 증가율은 OECD 회원국 중에서 가장 높다.

의료 이용은 국민의료비와 밀접한 관련이 있다. 또한 소비자 가격이 물가보다 더 빨리 상승하는 의료 서비스는 공공정책의 주요 대상이다. 그러므로 한정된 의료자원을 효율적으로 사용을 위한 경제적 분석이 필요하다. 보건복지부는 지속적으로 보건의료제도를 개선하고, 투자를 확대해서 장기적인 보건의료정책 방향을 마련하기 위해 국민의료비 추계를 실시하여 정책의 효과성을 높이면서 정책을 투명하게 운영해야 한다. 여기에서는 보건복지부와 질병관리본부가 조사한 〈2013년 국민 건강 통계 자료〉에 제시된 자료를 토대로 우리나라의 건강 관련 의료 이용 행태를 살펴보고자 한다.

우리나라 국민들의 2016년 연간미치료율[13](병·의원, 만 19세 이상)은 8.8%였고, 성별로는 남자 7.0%, 여자 10.5%로 여자가 더 높았다. 연령별로 남자는 70대 이후가 가장 높았고, 그 다음이 30대 였고, 여자는 70세 이상에서 가장 높았다. 소득수준별로는 중하가 가장 높았고, 상이 가장 낮았다(표 7-13).

연간미치료자의 미치료 이유(병·의원)는 2016년 '시간이 없어서'가 가장 높았고, 다음으로 '증세가 가벼워서' '경제적인 이유'의 순으로 나타났다. 시간이 없어서'인 이유는 30대에서 50대까지가 높게 나타나고 있다. 소득수준별로는 중상, 중하의 비율이 높게 나타났다(표 7-14).

■ 표 7-13 연간미치료율(2016년 기준)

구분	병·의원			치과		
	전체	남자	여자	전체	남자	여자
전체(19세 이상)	8.8	7.0	10.5	26.0	24.2	27.7
연령(세)						
19-29	8.6	5.5	11.9	20.0	18.4	21.9
30-39	9.2	8.4	10.1	26.1	24.1	28.3
40-49	7.2	7.0	7.4	25.3	24.1	26.6
50-59	8.1	7.2	9.0	28.4	28.3	28.6
60-69	9.0	5.8	12.1	28.8	28.2	29.4
70+	12.2	8.9	14.3	29.2	22.6	33.5
19-64	8.2	6.9	9.6	25.5	24.2	26.8
65+	11.7	7.9	14.4	28.7	24.1	33.5
소득 수준						
하	11.1	7.9	14.4	32.0	30.9	33.2
중하	11.6	9.0	14.0	29.3	28.5	30.2
중상	7.0	6.0	8.0	23.0	19.6	26.3
상	5.4	5.2	5.6	19.3	17.4	21.2

출처: 보건복지부·질병관리본부, 2016 국민 건강 통계 I, 2017. 12.

■ 표 7-14 연간미치료자의 미치료 사유(병·의원, 2016년 기준)

구분	시간이 없어서	증세가 가벼워서	경제적인 이유	교통불편, 원거리	기다리기 싫어서	예약하기 힘들어서	무사워서	기타
전체(19세 이상)	4.1	2.0	1.8	0.4	0.1	0.1	0.3	0.1
남자	4.0	1.5	1.1	0.2	0.1	0.0	0.1	0.1
여자	4.3	2.4	2.4	0.5	0.1	0.1	0.5	0.2

13) 최근 1년간 본인이 병·의원(치과 제외)에 가고 싶을 때 가지 못했음을 나타내는 분율이다. 만 19세 이상이다.

구분	시간이 없어서	증세가 가벼워서	경제적인 이유	교통불편, 원거리	기다리기 싫어서	예약하기 힘들어서	무사워서	기타
연령(세)								
19−29	5.1	2.6	0.5	0.0	0.2	0.0	0.1	0.1
30−39	5.6	2.0	0.7	0.2	0.0	0.3	0.3	0.2
40−49	4.0	1.9	0.5	0.2	0.2	0.0	0.3	0.1
50−59	4.3	1.3	2.2	0.0	0.0	0.0	0.3	0.0
60−69	3.1	1.9	3.1	0.4	0.0	0.0	0.3	0.2
70+	1.3	2.3	5.6	2.2	0.0	0.0	0.4	0.3
거주지역								
동	4.1	2.0	1.7	0.1	0.1	0.0	0.2	0.2
읍 · 면	4.3	2.0	1.8	1.7	0.0	0.1	0.6	0.0
소득 수준								
하	3.1	2.5	3.7	1.0	0.1	0.0	0.3	0.4
중하	5.8	2.6	2.3	0.3	0.2	0.1	0.3	0.1
중상	4.5	1.3	0.5	0.1	0.0	0.2	0.3	0.1
상	3.2	1.4	0.5	0.1	0.0	0.0	0.2	0.0

출처: 보건복지부 · 질병관리본부, 2016 국민 건강 통계, 2017. 12.

■ 표 7−15 연간미치료자의 미치료 사유(치과, 2016년 기준)

구분	시간이 없어서	증세가 가벼워서	경제적인 이유	교통 불편, 원거리	기다리기 싫어서	예약하기 힘들어서	무서움	기타
전체(19세 이상)	8.3	7.1	6.4	0.3	0.5	0.1	2.5	0.8
남자	8.4	7.5	5.7	0.1	0.5	0.1	1.5	0.4
여자	8.2	6.7	7.1	0.5	0.6	0.1	3.4	1.1
연령(세)								
19−29	7.6	5.9	3.5	0.0	0.5	0.0	1.7	0.8
30−39	14.9	4.3	3.5	0.2	0.2	0.2	2.1	0.7
40−49	7.0	8.0	6.3	0.0	0.6	0.1	3.0	0.4
50−59	9.0	7.6	8.0	0.2	0.7	0.2	2.4	0.4
60−69	5.7	9.2	8.6	0.6	0.7	0.1	2.9	1.1
70+	2.4	8.5	11.2	1.9	0.4	0.1	2.9	1.8
거주지역								
동	8.2	7.0	6.4	0.2	0.5	0.1	2.3	0.8
읍 · 면	8.9	7.5	6.5	1.0	0.7	0.4	3.5	0.4
소득 수준								
하	8.4	7.0	11.5	0.5	1.0	0.0	2.6	0.9
중하	10.1	7.7	7.2	0.4	0.3	0.1	2.8	0.6
중상	7.6	7.2	4.4	0.1	0.4	0.1	2.4	0.9
상	7.0	6.4	2.6	0.3	0.3	0.3	2.0	0.4

출처: 보건복지부 · 질병관리본부, 2016 국민 건강 통계 I, 2017. 12.

치과연간미치료율(만 19세 이상)[14]은 2016년 남자 24.2%, 여자 27.7%로, 여자가 더 높았다. 연령별로는 남자 50대, 여자 70대 이상에서 가장 높았고, 남·녀 모두 소득 수준이 낮을수록 높았다(표 7-13). 2016년 치과연간미치료자의 미치료 이유는 '시간이 없어서' '증세가 가벼워서' '경제적인 이유' 순으로 나타났다. '시간이 없어서' 이유로는 30대가 가장 높았으며, 다음이 50대였고, 소득수준별로는 중하가 가장 높았다. '경제적인 이유'로는 연령이 높을수록 소득 수준이 낮을수록 높은 결과를 보였다(표 7-15).

2016년 연간입원율(만 19세 이상, 표준화)은 12.4%였으며, 성별로는 여자 14.3%로 남자 10.4%보다 높았다. 연령별로는 남자는 70대 이상이 14.6%로 가장 높았으며, 다음으로 50대와 40대 순으로 나타났다. 여자는 역시 50대 이상이 14.1%로 가장 높았으며, 60대와 50대 순으로 나타났다. 소득수준별로는 남녀 모두 소득수준 하 그룹의 입원율이 높았다(표 7-16).

■ 표 7-16 연간입원율, 2주간 외래이용률(2016년 기준)

구분	연간입원율(%)			2주간 외래이용률(%)		
	전체	남자	여자	전체	남자	여자
전체(19세 이상)	12.4	10.4	14.3	29.1	25.0	33.0
연령(세)						
19-29	10.0	9.0	11.2	24.0	18.7	29.7
30-39	13.5	10.2	17.0	25.3	22.5	28.4
40-49	9.8	7.2	12.5	22.9	20.1	25.9
50-59	14.6	14.1	15.1	29.5	26.9	32.1
60-69	12.7	11.9	13.5	36.6	32.0	41.0
70+	15.1	11.7	17.3	45.9	42.4	48.1
19-64	12.0	10.1	13.9	26.3	22.8	29.9
65+	14.8	12.4	16.4	43.3	38.8	46.6
소득 수준						
하	14.5	12.2	16.8	30.0	27.5	32.5
중하	11.1	9.6	12.4	28.8	24.3	33.1
중상	11.9	8.9	14.7	27.2	23.6	30.6
상	12.1	10.6	13.7	29.9	24.2	35.6

출처: 보건복지부·질병관리본부, 2016 국민 건강 통계 I, 2017. 12.

14) 최근 1년 동안 본인이 치과진료(검사 또는 치료)가 필요하였으나 받지 못한 분율.

■ 표 7-17 연간입원율 추이(2011~2016)

구분	'11	'12	'13	'14	'15	'16
전체(19세 이상)	10.9	11.8	11.1	10.3	12.0	12.1
남자	10.9	11.0	10.3	8.7	9.6	10.1
여자	11.1	12.6	11.9	11.8	14.5	14.1
연령(세)						
19-29	10.4	12.4	8.2	8.3	12.2	10.0
30-39	13.6	11.3	10.8	11.4	13.7	13.5
40-49	8.6	8.4	11.1	7.1	9.7	9.8
50-59	10.7	14.0	13.7	11.1	11.1	14.6
60-69	10.3	13.6	11.3	15.6	13.3	12.7
70+	12.3	15.0	15.9	13.9	13.2	15.1
소득 수준						
하	11.9	11.8	12.3	10.5	13.6	14.0
중하	10.7	11.2	11.5	9.5	11.8	10.8
중상	12.0	12.6	10.6	10.0	12.4	11.3
상	8.5	11.3	10.1	11.0	10.5	12.0

출처: 보건복지부·질병관리본부, 2016 국민건강통계 I, 2017. 12

■ 표 7-18 2주간 외래이용률(2011~2016)

구분	2주간 외래이용률(%)					
	'11	'12	'13	'14	'15	'16
전체(19세 이상)	29.8	29.6	30.1	30.0	29.4	27.7
남자	27.1	25.4	27.0	26.4	25.0	24.1
여자	32.4	33.8	33.2	33.5	33.7	31.3
연령(세)						
19-29	25.4	25.7	22.6	25.9	25.7	24.0
30-39	22.8	24.4	25.3	24.2	26.3	25.3
40-49	23.6	24.4	25.8	25.5	23.3	22.9
50-59	34.5	33.1	33.9	35.0	31.4	29.5
60-69	46.6	42.3	43.7	40.6	40.6	36.6
70+	53.6	50.5	56.1	50.4	50.4	45.9
소득 수준						
하	30.9	32.5	30.1	29.4	29.2	28.6
중하	30.4	29.3	30.6	28.3	27.5	26.9
중상	29.8	27.1	30.1	30.9	31.1	26.4
상	28.6	29.2	29.7	32.1	29.1	28.6

출처: 보건복지부·질병관리본부, 2016 국민 건강 통계 I, 2017. 12.

2016년 2주간 외래이용률(만 19세 이상, 표준화)은 27.7%로, 2011년 이후 감소 추세이다(표

7-18). 성별로는 남자 25.0%, 여자 33.0%로, 여자가 더 높았으며, 연령별로는 남·녀 모두 70세 이상에서 가장 높았다. 소득수준별로는 큰 차이가 없었다(표7-16).

7) 삶의 질

삶의 질은 '삶을 가치 있게 만드는 모든 요소'를 포괄하는 개념으로, '객관적인 생활 조건과 이에 대한 시민들의 주관적 인지·평가'로 이루어진다. 통계청이 제시하는 삶의 질을 평가하는 지표는 크게 소득·소비·자산, 고용·임금, 사회복지, 주거, 건강, 교육, 문화·여가, 가족·공동체, 시민 참여, 안전, 환경, 주관적 웰빙 등으로 분류·제시된다. 그중 건강과 관련된 삶의 질을 나타내는 지표로 주관적 건강 평가, 스트레스 인식 정도와 기대 수명, 고혈압·당뇨 유병률, 건강 수준별 기대 수명, 비만율, 중등도 이상 신체 활동 실천율, 소득계층별 의료미충족률 등을 사용하고 있다. 이에 따라 보건복지부와 질병관리본부가 조사한 〈2016년 국민 건강 통계 자료〉에서 제시한 자료를 토대로 우리나라의 건강과 관련한 삶의 질 행태를 살펴보고자 한다.

2016년 주관적 건강인지율[15](만 19세 이상)은 32.3%로, 2015년 32.0%보다는 소폭 증가했지만, 2011년 이후 지속적으로 감소하고 있다. 성별로는 남자 35.0%, 여자 29.8%로 남자가 높았다. 연령별로는 남녀 모두 연령이 낮을수록, 대체로 소득 수준이 높을수록 주관적 건강인지율이 높았다(표 7-19, 그림 7-14).

---

15) 평소에 본인의 건강이 '매우 좋음' 또는 '좋음'이라고 생각했음을 나타내는 분율이다.

■ 표 7-19 주관적 건강인지율, 활동제한율 추이(2011~2016)

구분	주관적 건강인지율(%)						활동제한율(%)					
	'11	'12	'13	'14	'15	'16	'11	'12	'13	'14	'15	'16
전체(19세 이상)	36.0	33.1	35.1	32.5	32.0	32.3	8.3	7.9	6.7	6.0	6.8	6.0
남자	38.9	37.9	38.1	36.0	35.8	35.0	7.7	7.2	6.7	5.3	6.4	5.3
여자	33.2	28.3	32.1	28.9	28.5	29.8	8.8	8.4	6.8	6.6	7.2	6.7
연령(세)												
19-29	44.9	46.1	47.6	42.9	40.3	43.6	4.7	4.5	4.1	4.1	4.5	3.0
30-39	34.6	31.4	38.8	33.3	31.6	31.1	3.1	4.4	2.4	2.8	2.1	2.2
40-49	37.1	34.7	34.9	32.1	31.8	31.3	5.3	6.2	4.3	4.4	5.6	4.0
50-59	32.9	26.8	26.4	27.1	29.8	28.1	10.3	10.5	8.9	8.2	8.9	8.5
60-69	27.3	23.2	22.3	23.2	26.7	26.2	19.4	14.0	15.4	11.1	13.6	11.4
70+	27.1	18.8	18.9	21.4	19.8	20.6	26.0	20.9	20.4	16.4	19.8	21.9
소득 수준												
하	29.4	27.1	32.4	27.4	27.5	29.3	12.3	12.6	10.4	10.1	11.4	9.9
중하	33.9	31.8	31.5	29.7	29.5	29.6	7.7	7.7	6.3	5.3	5.6	4.7
중상	38.3	36.3	35.8	33.8	32.7	32.8	7.0	6.0	5.3	3.9	6.7	4.9
상	43.5	38.5	41.4	39.5	38.3	37.4	5.6	4.6	5.1	4.6	3.6	4.4

출처: 보건복지부·질병관리본부, 2016 국민 건강 통계 II, 2017. 12.

■ 표 7-20. 2주간 이환율(2011~2016)

구분	'11	'12	'13	'14	'15	'16
전체(19세 이상)	18.6	15.4	16.3	18.1	16.5	16.1
남자	14.0	11.1	11.8	13.4	12.6	12.4
여자	22.8	19.5	20.5	22.3	20.0	19.3
연령(세)						
19-29	13.6	8.1	10.2	14.0	15.1	10.9
30-39	13.7	11.3	12.2	13.9	11.1	10.4
40-49	13.3	12.9	14.3	14.8	13.7	13.8
50-59	23.4	20.9	18.9	22.1	17.9	19.9
60-69	29.9	26.3	26.1	27.1	25.3	25.9
70+	42.4	34.2	37.1	34.8	32.3	37.1
소득수준						
하	21.2	19.5	17.5	19.9	19.3	20.7
중하	18.2	14.6	16.5	19.1	14.4	16.1
중상	19.2	14.2	16.2	16.8	19.5	15.6
상	15.7	12.6	14.8	16.4	12.9	12.1

출처: 보건복지부·질병관리본부, 2016 국민건강통계 II 추이, 2017. 12

■ 표 7-21 월간 와병경험률, 월간 결근결석경험율(2016년 기준)

구분	월간 와병경험률			월간 결근결석경험률		
	전체	남자	여자	전체	남자	여자
전체(19세 이상)	7.2	4.6	9.7	4.7	4.0	5.8
연령(세)						
19-29	8.5	5.7	11.6	7.1	6.9	7.2
30-39	5.2	3.9	6.6	4.4	3.8	5.5
40-49	6.1	4.2	8.1	4.1	3.3	5.4
50-59	6.4	4.7	8.1	3.8	2.9	5.0
60-69	8.2	4.0	12.1	3.4	2.3	4.9
70+	10.6	5.6	13.8	6.9	6.1	7.8
19-64	6.6	4.7	8.7	4.6	3.9	5.7
65+	10.0	4.4	14.1	5.9	4.6	7.6
소득 수준						
하	10.2	6.9	13.6	6.7	5.0	9.1
중하	6.7	4.5	8.7	4.2	4.0	4.4
중상	6.6	3.8	9.1	3.7	2.3	5.7
상	5.1	3.0	7.2	4.5	4.6	4.4

출처: 보건복지부·질병관리본부, 2016 국민 건강 통계, 2017. 12.

2016년 활동제한율[16](만 19세 이상)은 6.0%로, 2011년 이후 감소하는 추세다. 성별로는 2016년의 경우 남자 5.3%, 여자 6.7%로 비슷했지만, 2011년 이후 여자의 활동제한율이 더 높다. 또한 활동제한율은 남·녀 모두 연령이 높을수록, 소득 수준이 낮을수록 높다(표 7-19, 그림 7-15).

2016년 2주간 이환율[17](만19세이상, 표준화)은 16.1일이었고, 성별로는 남자 12.4일, 여자 19.3일로 여자가 남자보다 길었고, 연령별로는 남녀모두 연령이 높을수록 높았다. 소득수준별로는 소득수준이 낮을수록 낮다(표 7-20).

2016년 월간 와병경험률[18](만 19세 이상)은 성별로는 여자 9.7%로 남자 4.6%보다 높았다. 결근결석경험률[19](만 19세 이상)은 남자 4.0%, 여자 5.8%로 남자가 더 낮았다(표 7-21).

2016년 2주간 이환율은(만 19세 이상)는 16.1%이며, 성별로는 남자 4.6%로 여자 9.7%보다 낮았고 연령이 높을수록 높았다(표 7-22).

16) 현재 건강상의 문제나 신체적·정신적 장애로 일상생활 및 사회 활동에 제한을 받았음을 나타내는 분율이다. 만 19세 이상이다.
17) 최근 2주 동안 만성·급성 질환 및 사고 중독 등으로 몸이 아프거나 불편을 느꼈던 분율이다.
18) 최근 1개월간 질병이나 손상으로 거의 하루 종일 누워서 보내야 했음을 나타내는 분율이다
19) 취업자 또는 재학생 중에서 최근 1개월간 질병이나 손상으로 결근이나 결석을 한 적이 있음을 나타내는 분율이다.

■ 표 7-22 2주간 이환율(2016년 기준)

구분	2주간 이환율		
	전체	남자	여자
전체(19세 이상)	17.9	13.1	22.6
연령(세)			
19-29	10.9	11.8	9.9
30-39	10.4	8.4	12.5
40-49	13.8	10.2	17.5
50-59	19.9	16.1	23.5
60-69	25.9	15.9	35.4
70+	37.1	22.4	46.7
19-64	14.7	11.9	17.6
65+	34.7	20.7	44.39
소득 수준			
하	22.8	17.7	28.1
중하	17.8	13.7	21.6
중상	17.0	11.4	22.3
상	14.0	9.1	18.9

출처: 보건복지부·질병관리본부, 2016 국민 건강 통계 II 추이, 2017. 12.

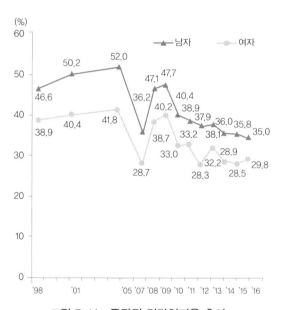

그림 7-14 주관적 건강인지율 추이

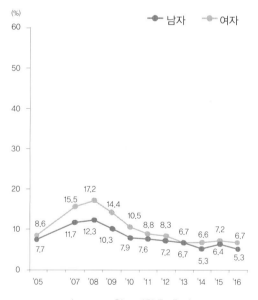

그림 7-15 활동제한율 추이

출처: 보건복지부·질병관리본부, 2016 국민 건강 통계, 2017. 12.

3. 주요 건강 문제의 변화

최근 우리나라 국민들의 건강 문제로서 큰 비중을 차지하고 있는 암, 고혈압, 당뇨병 관련 현황을 살펴보고자 한다.

1) 암

(1) 암 주요 현황

2014년도 1년간 발생한 악성종양(암) 환자는 21만 7,057명이다. 이에 대한 성별 분포는 남자 11만 2,882명(52.0%), 여자 10만 4,175명(48.0%)으로, 남성에게서 약간 많이 발생한다. 우리나라에서 주로 발생하는 암은 갑상선암, 위암, 대장암, 폐암, 유방암, 간암, 전립선암 등으로, 바로 이 7대 암들이 전체 암 발생의 70% 이상을 차지하고 있다(표 7-23, 표 7-24).

국가암관리정책의 가장 중요한 결과(outcome) 지표라고 할 수 있는 '5년 암 상대 생존율'은 1993~1995년 발생자는 41.2%, 1996~2000년 발생자는 44.0%, 2001~2005년 발생자는 53.9%, 2010~2014년 발생자의 경우는 70.3%였다. 또한 2010~2014년 발생자의 '주요 암의 5년 상대 생존율'은 갑상선암 100.0%, 위암 74.4%, 대장암 76.3%, 폐암 25.1%, 간암 32.8%, 유방암 92.0%이다(표 7-25).

(2) 국가 암 검진 사업

국가 암 검진 사업은 암의 일차 예방이 상대적으로 시간과 노력이 많이 드는 데 비해, 암을 조기에 발견·치료함으로써 부담을 감소시키려는 이차 예방은 행태 변화와 그 효과가 비교적 빨리 나타날 수 있기에 시행되고 있다. 암 검진 사업은 암 관리 체계의 핵심적인 부분이며, 대부분의 선진국에서는 암 검진 사업을 실시하고 있는데다. 실제로 암 검진 사업을 통하여 암 사망률이 감소한 것으로 보고되고 있다.

■ 표 7–23　최근 5년간(2010~2014년 기준) 우리나라 암 발생 현황　　　(단위 : 명)

	2010	2011	2012	2013	2014
전체	205,680	221,503	226,952	227,188	217,057
남자	104,787	111,852	113,667	114,639	112,882
여자	100,893	109,651	113,285	112,549	104,175

출처 : 보건복지부, 〈국가 암 등록 사업 연례 보고서(2014)〉; 국가암정보센터, 통계로 보는 암 발생률

■ 표 7–24　우리나라 주요 암종 발생자 수 및 발생분율(2014년 기준)　　　(단위 : 건, %)

전체		남자		여자	
암종	발생자 수 (발생분율)	암종	발생자 수 (발생분율)	암종	발생자 수 (발생분율)
갑상선암	30,806(14.2)	위암	20,087(17.8)	갑상선암	24,632(23.6)
위암	2,854(13.8)	폐암	16,750(14.8)	유방암	18,304(17.6)
대장암	26,978(12.4)	대장암	16,182(14.3)	대장암	10,796(10.4)
폐암	24,027(11.1)	간암	12,058(10.7)	위암	9,767(9.4)
유방암	18,381(8.5)	전립선암	9,785(8.7)	폐암	7,277(7.0)
간암	16,178(7.5)	갑상선암	6,174(5.5)	간암	4,120(4.0)
전립선암	9,785(4.5)	췌장암	3,191(2.8)	자궁경부암	3,500(3.4)
췌장암	5,948(2.7)	방광암	3,182(2.8)	췌장암	2,757(2.6)
담낭 및 기타 담도암	5,576(2.6)	신장암	3,108(2.8)	담낭 및 기타 담도암	2,738(2.6)
비호지킨 림프종	4,948(2.3)	담낭 및 기타 담도암	2,838(2.5)	난소암	2,413(2.3)
모든 암	217,057(100)	모든 암	112,882(100)	모든 암	104,175(100)

출처 : 보건복지부, 국가 암 등록 사업 연례 보고서(2014)

■ 표 7–25　우리나라 주요 암의 5년 상대생존율 국제 비교　　　(단위 : %)

구분	한국 (2001~2005)	한국 (2010~2014)	미국 (2006~2012)	일본 (2006~2008)
위암	57.7	74.4	31.1	64.6
간암	20.2	32.8	18.1	32.6
자궁경부암	81.3	79.7	68.8	73.4
대장암	66.6	76.3	66.2	71.1
갑상선암	98.3	100.2	98.3	93.7
유방암	88.5	92.0	90.8	91.1
폐암	16.2	25.1	18.7	31.9
췌장암	8.2	10.1	8.5	7.7
전립선암	80.3	93.3	99.3	97.5
모든 암	53.9	70.3	69.0	62.1

주1) 미국 : Howlader N, Noone AM, Krapcho M, Miller D, Bishop K, Altekruse SF, Kosary CL, Yu M, Ruhl J, Tatalovich Z, Mariotto A, Lewis DR, Chen HS, Feuer EJ, Cronin KA (eds). SEER Cancer Statistics Review, 1975–2013, National Cancer Institute, Bethesda, MD. http://seer.cancer.gov/csr/1975–2013/, based on November 2015 SEER data submission, posted to the SEER web site, April 2016.
주2) 일본 : Center for Cancer Control and Information Services, National Cancer Center, Monitoring of Cancer Incidence in Japan– Survival 2006–2008 report 2016
출처 : 보건복지부, 국가 암 등록 사업 연례 보고서(2014)

구분		의료급여수급자	건강보험가입자(하위 50%)
대상자 선정 방법		국민건강보험공단에서 사업대상자를 선정하여 검진 대상이자(의료급여 및 건강보험)에게 일괄적으로 안내문 발송	
검진 대상암종 별	위암	만 40세 이상 남·녀	만 40세 이상 남·녀
	유방암	만 40세 이상 여성	만 40세 이상 여성
	자궁경부암	만 20세 이상 여성	만 20세 이상 여성
	간암	만 40세 이상 남·녀 (간암발생고위험군)	만 40세 이상 남·녀 (간암발생고위험군)
	대장암	만 50세 이상 남·녀	만 50세 이상 남·녀
비용 부담 방법		국민건강증진기금 50% (서울 30%) 지방비 50% (서울 70%)	국민건강보험공단 90% 국민건강증진기금 5% (서울 3%) 지방비 5%(서울 7%) 자궁경부암은 국민건강보험공단 100%

주:·의료급여수급권자 중 간암발생고위험군 미확인자는 선별 검사 우선 실시

■ 표 7-27 5대 암 검진 프로그램

구분	검진 대상	검진 주기	검진 방법
위암	40세 이상 남녀	2년	위장조영 검사 또는 위내시경 검사
유방암	40세 이상 여성	2년	유방 촬영술
자궁경부암	20세 이상 여성	2년	자궁경부세포 검사
간암	40세 이상 남·녀 중 간암발생고위험군 (간경변증, B형 간염항원 양성, C형 간염 항체 양성, B형 또는 C형 간염 바이러스에 의한 만성 간질환 환자)	6개월	간초음파 검사 + 혈청알파태아단백 검사 병행
대장암	50세 이상 남·녀 1년	1년	분변잠혈 검사 : 양성 판정 시 대장이중조영 검사 또는 대장내시경 검사

출처:암 검진 사업 실시 기준(고시 제2016-95호)

우리나라는 1999년부터 국가 암 검진 사업을 실시했으며, 2001~2002년에는 5대 암 검진 프로그램을 개발하여 2004년까지 5대 호발암(위암, 유방암, 자궁경부암, 간암, 대장암)에 대한 국가 암 검진 체계를 구축했다(표 7-27, 표 7-28). 그 과정은 다음과 같다.

1999년에는 의료급여수급자를 대상으로 위암, 유방암, 자궁경부암에 대한 무료 검진이 시작되었다.

2002년부터 저소득 건강보험가입자(보험료 부과 기준 하위 20%)를 포함했다.

2003년에는 건강보험가입자 중 하위 30%로 대상을 확대하면서 간암 검진을 추가했다.

2004년에는 대장암 검진을 추가함으로써 5대 암 검진 체계 구축을 완료했다.

2005년에는 의료급여수급자 및 건강보험가입자 중 하위 50%까지로 대상자를 확대해 암 검진을 실시했다.

2006년부터 건강보험가입자 중 하위 50%에 장애인 및 도서벽지 거주자 등의 경감된 보험료를 반영하여 검진 대상을 확대했다.

2010년에는 암 검진 본인 부담률을 20%에서 10%로 경감했다.

2011년도에는 직장가입자 및 지역가입자 등 지역에 관계없이 검진 연령·주기를 일원화하기 위한 관련법을 개정했다. 이로써 2012년도부터 출생연도(짝·홀수)에 따라 암종별 검진 연령·주기를 고려하여 의료급여수급자와 건강보험가입자 중 하위 50% 건강보험료 기준(과년도 11월 건강보험료)에 적합한 자를 대상으로 검진을 실시하고 있다(표 7-28). 2017년 대상자는 2016년 11월 건강보험료 부과 기준 지역 가입자 8만 8,000원, 직장가입자 8만 9,000원 이하이다.

■ 표 7-28　국가 암 검진 사업 현황　　　　　　　　　　　　　　　　　　　　(단위 : 천 명)

구분	'09	'10	'11	'12	'13	'14	'15	'16
의료급여수급자	631	657	662	620	551	–	–	–
건강보험가입자	4,363	5,195	6,165	6,701	8,571	9,121	10,415	11,228

이뿐만 아니라, 2008년에는 암 검진 수검률을 제고하기 위해 암 검진 기관의 기준을 완화하여 암종별 암 검진 기관을 인정했다. 그 결과 2007년 2,090개에서 2012년 5,442개로 증가했다. 또한 2006년부터는 국가 암 검진 사업에 대한 수검자 만족도를 지속적으로 조사함으로써, 사업을 모니터링하고 있다. 또한 암 검진의 만족도와 정확도를 제고하기 위해 암 검진 기관 평가 사업을 진행함으로써 2008~2010년(1주기)간 2,475개 기관(참여율 75.5%)에 대해 9,304건(위암 2,151건, 간암 2,115건, 대장암 1,809건, 유방암 1,555건, 자궁경부암 1,674건)의 평가를 실시했으며, 2011년도에는 274개 암 검진 기관을 선정하여 평가를 실시했다.

2012년도부터는 「건강검진기본법」에 따라 암 검진 기관 평가 사업은 일반 건강 검진 기관 평가와 함께 검진 기관 평가 체계에 통합되었다. 이에 따라 국립암센터에서는 암 검진 기관 평가에 대한 자문·평가 지료 산출, 암 검진 기관 평가 결과에 근거한 사후 관리 교육을 시행하고 있다.

이렇듯 양질의 암 검진 서비스를 제공하기 위해 암 검진 기관의 질 향상 교육(집체 교육, 전문가 현장 교육, 실기 교육 등)을 시행하고 있으며, 암 검진 질 향상 교육에 대한 접근성도 높이기 위해 온라인 교육 프로그램 홈페이지 운영(국가 암 검진 질 향상 교육, education.ncc.re.kr) 및 지역 거점 기반의 암 검진 질 관리 교육도 시행하고 있다.

2) 고혈압

우리나라 국민들의 2016년 고혈압 유병률[20](만 30세 이상)은 29.1%로, 2011년 이후 큰 변화는 없다. 성별로는 남자 35.0%, 여자 22.9%로, 남자가 여자보다 12.1% 높다. 30대, 40대, 50대, 60대는 남자 고혈압 유병률이 여자보다 높으나, 남자의 유병률이 더 높으나, 70대 이상에서는 여자의 유병률이 더 높다. 또한 연령이 높을수록 유병률이 더 높고, 소득 수준에 따른 유병률은 거의 차이가 없다(표 7-29, 표 7-31, 그림 7-16). 평균 수축기 혈압은 남자 121.8mmHg, 여자 117.4mmHg이고, 평균 이완기 혈압은 남자 79.3mmHg, 여자 74.0mmHg이다(표 7-30).

■ 표 7-29 고혈압 유병률 추이(2011~2016년 기준)

구분	'11	'12	'13	'14	'15	'16
30세 이상(표준화)	28.5	29.0	27.3	25.4	27.8	29.1
남자	32.9	32.2	32.4	29.7	32.6	35.0
여자	23.7	25.4	22.2	20.9	22.9	22.9
연령(세)						
30-39	9.1	9.5	9.7	7.3	8.7	10.3
40-49	21.1	22.6	19.5	17.7	20.7	21.7
50-59	33.8	34.5	35.9	32.0	33.9	36.5
60-69	55.4	54.0	48.7	48.5	51.8	50.9
70+	66.6	66.4	62.3	63.5	67.5	69.2
소득 수준(표준화)						
하	27.8	29.4	26.8	26.1	32.8	31.6
중하	30.0	29.9	29.9	25.6	27.4	26.5
중상	28.3	29.7	26.6	27.4	26.1	29.7
상	27.4	26.5	26.2	22.5	25.3	28.7

출처: 보건복지부·질병관리본부, 2016 국민 건강 통계 II, 2017. 12.

20) 수축기 혈압이 140mmHg 이상이거나 이완기 혈압이 90mmHg 이상 또는 고혈압 약물을 복용했음을 나타내는 분율이다. 만 30세 이상이다.

■ 표 7-30 수축기·이완기 혈압 분포(2016년 기준)

구분		평균	백분위 수						
			5	10	25	50	75	90	95
수축기	남자(30세 이상)	121.8	101	105	111	120	131	141	148
	여자(30세 이상)	117.4	95	98	105	114	128	141	149
이완기	남자(30세 이상)	79.3	63	66	72	79	86	93	96
	여자(30세 이상)	74.0	59	62	68	74	80	86	91

출처: 보건복지부·질병관리본부, 2016 국민 건강 통계 I, 2017. 12.

■ 표 7-31 고혈압 유병률(2016년 기준)

구분	전체			남자			여자		
	정상	고혈압 전 단계	고혈압	정상	고혈압 전 단계	고혈압	정상	고혈압 전 단계	고혈압
전체(30세 이상)	40.7	25.8	33.5	32.0	30.3	37.7	49.1	21.5	29.4
연령(세)									
30-39	64.7	24.9	10.3	48.3	34.8	16.9	82.4	14.3	3.3
40-49	50.9	27.4	21.7	37.3	31.9	30.8	64.8	22.8	12.4
50-59	34.2	29.3	36.5	25.4	32.3	42.3	43.0	26.2	30.8
60-69	24.4	24.7	50.9	20.8	23.3	55.9	27.8	26.0	46.2
70+	11.6	19.2	69.2	14.3	21.4	64.2	9.8	17.7	72.5
거주지									
동	42.1	25.4	32.5	32.9	30.0	37.1	51.0	20.9	28.0
읍·면	33.8	27.9	38.3	27.3	31.9	40.8	39.5	24.4	36.1
소득 수준									
하	38.5	25.4	36.1	31.3	28.3	40.4	45.4	22.6	32.0
중하	42.1	27.2	30.7	35.3	32.7	32.0	48.5	22.0	29.5
중상	41.3	25.1	33.6	32.0	27.7	40.3	50.0	22.7	27.3
상	41.4	25.5	33.1	29.9	32.1	37.9	52.9	18.9	28.2

출처: 보건복지부·질병관리본부, 2016 국민 건강 통계 I. 2017. 12

2016년 고혈압 전 단계 유병률[21](만 30세 이상)은 25.8%이며, 성별로는 남자 30.0%, 여자 21.5%로 남자가 여자보다 8.5% 높다. 연령별로는 남자는 50대(29.3), 여자는 50대(26.2)가 가장 높다. 거주지에 따른 고혈압 유병률은 남자, 여자 모두 읍·면 지역에서 높다. 고혈압 유병률은 연중 조사 체계로 개편된 2007년에는 24.6%였으나, 2016년에는 29.1%로 4.5%p 증가

21) 고혈압 유병자가 아니면서 수축기 혈압이 120~139mmHg이거나 이완기 혈압이 80~89mmHg을 나타내는 분율이다.

했다. 같은 기간에 남자는 26.9%에서 35.0%로 8.1% 증가했고, 여자는 21.8%에서 22.9%로 1.1% 증가했다(표 7-29, 표 7-31, 그림 7-17).

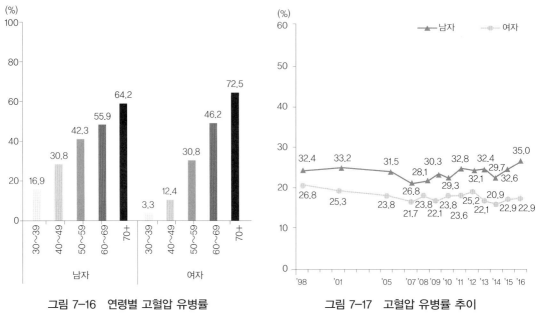

그림 7-16 연령별 고혈압 유병률

그림 7-17 고혈압 유병률 추이

출처: 보건복지부·질병관리본부, 2016 국민 건강 통계 I. 2017. 12

고혈압 인지율[22)](만 30세 이상)은 제1기(1998) 23.5%, 제2기(2001) 34.1%, 제3기(2005) 57.1%, 제4기(2007~2009) 66.3%로 증가하다가, 제5기(2010~2012) 65.9%로 감소하였고, 제6기(2013~2015) 65.7%, 제7기 일차년도(2016) 68.9%로 증가했다(그림 7-18).

고혈압 치료율[23)](만 30세 이상)은 제1기(1998) 20.4%, 제2기(2001) 32.7%, 제3기(2005) 49.6%, 제4기(2007~2009) 60.3%, 제5기(2010~2012) 60.7%로 감소하였고, 제6기(2013~2015) 63.6%, 제7기 일차년도(2016) 65.0%로 증가했다(그림 7-18).

고혈압 유병자 기준 조절률(만 30세 이상)은 제1기(1998) 4.9%, 제2기(2001) 12.3%, 제3기(2005) 27.2%, 제4기(2007~2009) 42.1%, 제5기(2010~2012) 42.5% 수준을 유지하고, 제6기(2013~2015) 46.2%, 제7기 일차년도(2016) 46.5%로 증가했다(그림 7-18). 고혈압 치료자 기준

22) 고혈압 유병자 중 의사로부터 고혈압 진단을 받았음을 나타내는 분율이다. 만 30세 이상이다.
23) 고혈압 유병자 중 현재 혈압강하제를 한달에 20일 이상 복용했음을 나타내는 분율이다. 만 30세 이상이다.

조절률[24](만 30세 이상)은 제1기(1998) 23.8%, 제2기(2001) 37.6%, 제3기(2005) 54.9%, 제4기 (2007~2009) 69.3%로 증가했다가, 제5기(2010~2012) 69.1%, 제6기(2013~2015) 72.0%로 꾸준히 증가하였고, 제7기 일차년도(2016)에는 70.8%로 감소했다(그림 7-18).

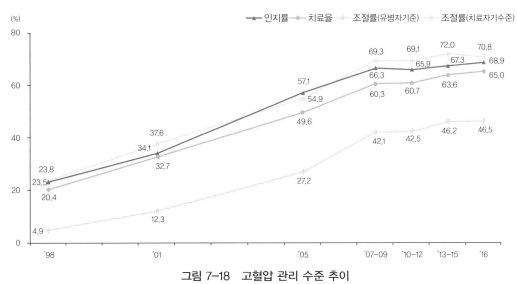

그림 7-18 고혈압 관리 수준 추이

출처: 보건복지부·질병관리본부, 2016 국민 건강 통계 I, 2017. 12

3) 당뇨병

우리나라 국민들의 2016년 당뇨병 유병률[25](만 30세 이상)은 13.0%로, 남자 14.2%, 여자 11.8%로서 남자가 2.4% 높았고(표 7-33), 표준화한 당뇨병 유병률은 2011년과 비교하여 1.5% 증가했다. 성별로는 남·녀 모두 연령이 높을수록 증가하여 70대 이상에서는 10명 중 약 3명(29.1%)이 당뇨병 유병자였다(표 7-32, 표 7-33).

---

24) 고혈압 치료자 중 수축기 혈압이 140mmHg 미만이고 이완기 혈압이 90mmHg 미만을 나타내는 분율이다. 만 30세 이상이다.
25) 공복혈당이 126mg/dL 이상이거나 의사의 진단을 받았거나 혈당강하제 복용 또는 인슐린 주사를 투여받고 있음을 나타내는 분율이다. 만 30세 이상이다.

■ 표 7-32 당뇨병 유병률 추이(만 30세 이상, 2011~2016년 기준)

구분	'11	'12	'13	'14	'15	'16
30세 이상(표준화)	9.8	9.0	11.0	10.1	9.5	11.3
남자	11.9	10.1	12.8	12.5	11.0	12.9
여자	7.6	8.0	9.1	7.9	8.0	9.6
연령(세)						
30-39	2.5	1.9	2.5	2.2	2.9	2.7
40-49	6.6	5.0	7.3	7.4	7.0	8.0
50-59	13.8	12.6	12.6	11.9	9.7	14.2
60-69	19.6	20.3	25.2	22.6	19.7	21.8
70+	21.5	22.0	27.6	24.0	24.4	29.1
소득 수준(표준화)						
하	10.6	11.0	12.7	13.3	12.8	13.7
중하	9.3	9.2	10.9	9.2	9.6	10.9
중상	9.4	7.9	10.6	8.4	7.0	10.5
상	9.9	7.6	9.9	9.7	8.8	9.7

출처: 보건복지부·질병관리본부, 2016 국민 건강 통계, 2017. 12.

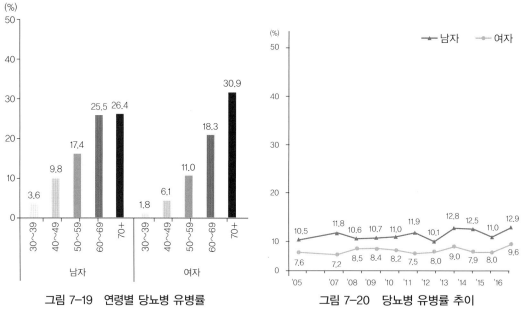

그림 7-19   연령별 당뇨병 유병률

그림 7-20   당뇨병 유병률 추이

출처: 보건복지부·질병관리본부, 2016 국민 건강 통계, 2017. 12.

2016년 공복혈당 장애 유병률[26](만 30세 이상)은 26.5%이고, 성별로는 남자 32.6%, 여자 20.6%로서 남자가 12.0% 높다. 연령별로는 남자는 50대, 60대, 40대 순이고, 여자는 60대,

---

26) 당뇨병 유병자가 아니면서 공복혈당이 100-125mg/dL인 분율이다.

70대, 50대 이상 순이다. 소득수준별 차이는 크지 않았다(표 7-33).

당뇨병 유병률(만 30세 이상, 표준화)은 2011년 9.8%에서 2016년 11.3%로 꾸준히 증가 추세이다. 이 기간 동안 남자는 11.9%~12.9%의 범위 내에서 움직이고 있다. 여자는 약 8%~9.6%의 범위로 움직이고 있다(표 7-32).

당뇨병 인지율[27](만 30세 이상)은 제4기(2007~2009) 72.6%, 제5기(2010~2012) 72.7%, 제6기(2013~2015) 68.2%, 2016년 70.6%로 약 70% 수준을 유지하고 있다. 이 기간 동안 남자는 70.2%, 67.7%로 감소했으나, 여자는 75.5%에서 79.7%로 증가했다. 전 연령대에서 여자가 인지율이 높았고, 남·녀 모두 연령과 더불어 증가하는 경향이 있다(표 7-34, 그림 7-21).

당뇨병 치료율[28](만 30세 이상)은 제4기(2007~2009) 52.2%, 제5기(2010~2012) 62.2%, 제6기(2013~2015) 60.8%, 2016년 64.8%의 추이를 보였다. 이 기간 동안 여자의 치료율이 더 높았고, 연령별로는 연령이 높을수록 치료율은 높은 수준이다(표 7-34, 그림 7-21).

■ 표 7-33 당뇨병 유병률(2016년 기준)

구분	전체			남자			여자		
	정상	공복혈당 장애	당뇨병	정상	공복혈당 장애	당뇨병	정상	공복혈당 장애	당뇨병
전체(30세 이상)	60.4	26.5	13.0	53.2	32.6	14.2	67.6	20.6	11.8
연령(세)									
30-39	80.0	17.3	2.7	74.7	21.7	3.6	85.9	12.3	1.8
40-49	65.3	26.8	8.0	55.7	34.5	9.8	75.1	18.8	6.1
50-59	54.7	31.0	14.2	43.5	39.1	17.4	66.3	22.7	11.0
60-69	45.5	32.7	21.8	36.7	37.8	25.5	53.8	27.9	18.3
70+	44.3	26.6	29.1	44.1	29.5	26.4	44.4	24.7	30.9
거주지(표준화)									
동	61.9	26.1	12.0	54.3	33.1	12.6	69.4	19.1	11.5
읍·면	53.0	29.0	18.0	47.1	29.9	23.0	58.5	28.1	13.4
소득 수준(표준화)									
하	58.9	25.5	15.6	52.9	30.2	16.9	64.8	20.9	14.3
중하	58.5	29.2	12.2	51.6	35.6	12.8	65.3	23.0	11.7
중상	63.2	24.5	12.2	54.4	31.3	14.2	71.5	18.1	10.3
상	61.5	26.8	11.7	53.9	33.4	12.7	69.2	20.1	10.7

출처: 보건복지부·질병관리본부, 2016 국민 건강 통계 I, 2017. 12.

27) 당뇨병 유병자 중 의사로부터 당뇨병 진단을 받았음을 나타내는 분율이다. 만 30세 이상이다.
28) 당뇨병 유병자 중 현재 혈당강하제를 복용 또는 인슐린 주사를 투여하는 분율이다. 만 30세 이상이다.

당뇨병 유병자 기준 조절률[29](만 30세 이상)은 제4기(2007~2009) 29.1%, 제5기(2010~2012) 28.2%, 제6기(2013~2015) 26.4%, 2016년 31.7%, 성별에 따른 조절률은 큰 차이가 없다(표 7-35).

■ 표 7-34 당뇨병 관리 수준(인지율·치료율) 추이

구분	당뇨병 관리 수준(인지율)				당뇨병 관리 수준(치료율)			
	'07-'09	'10-'12	'13-'15	'16	'07-'09	'10-'12	'13-'15	'16
전체(30세 이상)	72.6	72.7	68.2	70.6	57.2	62.2	60.8	64.8
남자	70.2	69.5	66.2	67.7	55.0	60.3	58.5	−
여자	75.5	76.7	71.6	79.7	59.7	64.6	64.7	−
연령(남자)								
30-39	30.0	39.0	44.2	−	19.5	37.1	35.8	−
40-49	57.0	48.7	49.3	51.6	38.6	36.6	36.3	47.3
50-59	75.5	71.1	61.9	73.4	62.4	62.4	55.8	65.1
60-69	87.7	83.678.1	78.1	70.4	73.7	73.7	72.4	66.9
70+	73.4	80.9	83.6	77.1	59.1	74.8	77.5	70.0
연령(여자)								
30-39	71.8	58.6	39.8	−	29.9	30.5	25.7	−
40-49	62.3	56.1	58.2	53.5	47.2	47.7	51.1	44.8
50-59	69.6	69.6	69.8	83.2	58.5	61.3	62.1	78.6
60-69	83.9	87.1	80.9	81.8	71.7	81.2	75.6	80.9
70+	78.7	86.3	87.0	88.4	68.3	77.0	81.2	80.9

출처: 보건복지부·질병관리본부, 2016 국민 건강 통계 II, 2017. 12.

당뇨병 치료자 기준 조절률(만 30세 이상)은 제4기(2007~2009) 24.6%, 제5기(2010~2012) 25.0%, 제6기(2013~2015) 22.3%, 2016년 26.8%이다. 치료자 중 남·녀 모두 10명 중 7명 이상이 혈당 조절이 되지 않은 상태이며, 연령이 낮을수록 조절률도 낮다(표 7-35, 그림 7-21).

29) 당뇨병 치료자 중 당화혈색소가 6.5% 미만을 나타내는 분율이다. 만 30세 이상이다.

구분	당뇨병 관리 수준조절률(유병자 기준)				당뇨병 관리 수준조절률(치료자 기준)			
	'07–'09	'10–'12	'13–'15	'16	'07–'09	'10–'12	'13–'15	'16
전체(30세 이상)	29.1	28.2	26.7	31.7	24.6	25.0	22.3	26.8
남자	32.6	29.4	28.1	–	27.1	23.7	23.2	24.3
여자	24.1	25.9	25.4	–	22.0	26.5	21.3	29.3
연령(남자)								
30–39	32.0	17.4	27.4	–	–	–	–	–
40–49	31.3	30.9	30.2	22.9	30.2	22.4	25.0	18.1
50–59	29.2	29.8	26.1	37.7	19.5	23.9	20.0	20.0
60–69	33.6	25.8	23.5	29.1	32.1	22.4	20.8	21.7
70+	38.1	35.2	35.1	39.8	27.0	29.2	32.4	35.2
연령(여자)								
30–39	24.6	37.9	18.6	–	–	–	–	–
40–49	18.7	19.6	24.8	25.6	10.9	16.3	13.2	–
50–59	20.0	23.1	29.4	29.5	16.6	23.3	21.3	30.9
60–69	27.7	24.6	22.5	31.5	23.8	23.3	22.4	29.7
70+	32.4	37.2	26.0	37.7	27.8	35.0	22.6	32.0

출처: 보건복지부·질병관리본부, 2016 국민 건강 통계 II, 2017. 12.

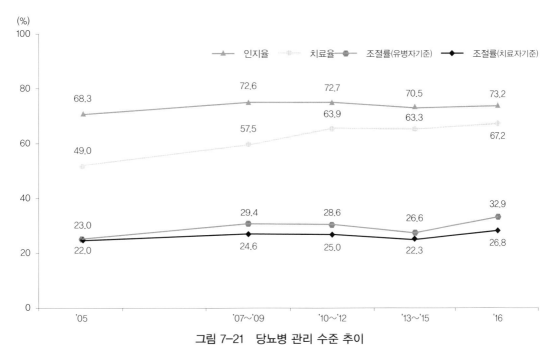

그림 7–21   당뇨병 관리 수준 추이

출처: 보건복지부·질병관리본부, 2016 국민 건강 통계 I, 2017. 12.

4. 치료순응도의 개념과 영향 요인

1) 개념

치료순응도(Adherence Behavior, Compliance)는 약을 복용하고 방문일을 지키거나 생활 습관의 변화를 가져오는 환자의 행태가 임상 처방과 일치하는 정도이다. 치료순응도를 측정하려면 생물학적 지표, 의사의 주관적 평가, 제3자에 의한 환자 행태 관찰, 남은 약의 수 및 환자의 자가 보고 등을 확인하면 된다.

2) 영향 요인

치료순응도에 영향을 주는 요인은 매우 다양하여 사람들의 관심 대상이 되기도 한다. 하지만 한두 가지 요인으로 명확하게 설명하기는 어렵다. 일부 연구 결과는 의사나 간호사 등 의료제공자에 대한 불만족과 치료순응도의 관련성이 뚜렷하지 않다고도 한다.

치료순응도가 낮은 이유는 의사나 간호사 등 의료제공자와 환자 사이의 의사소통이 원활하지 못해서 생긴 잘못된 이해, 환자가 치료하고자 하는 동기가 부족해 쉽게 망각하거나 순응하지 못하는 경우, 비전문가 혹은 그릇된 언론 매체나 이익단체에 의한 악영향 등이 원인이 될 수 있다. 그러므로 치료순응도를 높이려면 의료제공자 측면, 환자 측면, 사회집단 측면에서 개선 방안을 모색해야 한다.

첫째, 의사나 간호사 등 의료제공자는 환자와의 의사소통에 더욱 적극적으로 임해야 한다. 의료제공자와 환자의 의사소통이 어려우면 치료순응도를 기대하기도 어렵다. 그러므로 의료제공자는 환자들이 이해할 수 있는 언어로 의사소통과 상담을 수행해야 한다.

둘째, 환자는 의료제공자의 설명을 이해했더라도 지시를 모두 따르지는 않는다. 아울러 환자가 의료제공자의 지시를 얼마나 충실하게 따르는가는 환자의 태도와 가치관, 질병에 대한 이해

수준 등에 따라 다르다. 만약 의료제공자의 지시가 비용적·방법론적인 면에서 수행하기 어렵다면 환자의 순응도는 떨어질 것이다. 그러므로 환자들의 건강 관련 지식을 향상시키고, 의료제공자의 지시를 따르도록 동기를 부여하는 것이 치료순응도를 높이는 데 효과적일 수 있다.

셋째, 비전문적인 의뢰인, 언론이나 이익단체를 개선할 필요가 있다. 과학적인 근거에 기반을 두지 않은 건강 정보가 확산되는 것을 지양하고, 의료전문가의 검증을 받은 올바른 건강 정보가 전달되도록 하기 위한 사회적 네트워크 강화가 필요하다.

3) 의료 이용에 영향을 미치는 요인

보건의료가 필요한 사람들이 모두 보건의료를 이용하는 것은 아니다. 또한 보건의료가 불필요한 사람이 보건의료를 이용하는 경우도 있다. 그러므로 보건소 등에서 시행하는 방문보건 서비스를 확대하고, 장기요양 시설을 확충하여 보건의료가 필요함에도 서비스를 받지 못하는 사람들에게 서비스를 제공하는 보건의료정책을 실시해야 한다. 아울러 본인 부담금을 상승시키거나 건강보험 적용일 수를 제한하는 등의 방법으로 불필요한 상황에서도 보건의료 서비스를 이용하는 행위를 자제시키는 정책도 필요하다.

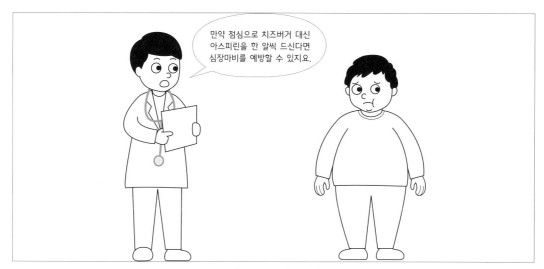

그림 7-22 치료순응도

물론 보건의료 서비스 이용에 영향을 미치는 주 요인으로는 의학적 필요, 인구학적 요인, 사회학적 요인, 경제적 요인 및 보건의료 체계 요인이 있다.

(1) 의학적 필요

의학적 필요는 치료 서비스 이용에 절대적인 영향을 미친다. 사실 아픈 사람이 병원을 찾는 것은 당연하다. 하지만 보건의료 서비스는 치료 서비스만을 의미하는 것이 아니다. 즉, 건강 증진, 질병의 조기 발견, 보건교육과 같은 예방 서비스의 이용은 의학적 필요보다 사회적·경제적 지위, 교육 상태, 건강보험 수가 지불 방식으로부터 더 큰 영향을 받는다.

물론 학력이라든가 사회적·경제적 지위가 높은 사람들이 보건교육과 건강 검진 같은 예방 서비스를 더 많이 이용하고 있다. 하지만 예방 서비스는 사회적·경제적으로 어려운 사람들이 더 많이 이용한다.

(2) 인구학적 요인

인구학적 요인에서는 연령이 가장 큰 영향을 미친다. 특히 보건의료기관 이용률은 출생 후 20세까지 감소하다가 50세까지 완만하게 증가하면서, 50세 이후 급격하게 증가한다. 그러므로 노인인구의 증가는 보건의료 서비스 이용량에 큰 영향을 미친다.

성별의 경우 과거에는 남자의 보건의료 이용률이 높았으나, 최근에는 여성의 보건의료 서비스이용률이 높다.

지역에 따라서는 전국민건강보험제도가 도입된 이래 농촌이 도시보다 보건의료 서비스를 더 많이 이용하고 있다.

(3) 사회학적 요인

교육 수준이 높은 사람들은 사회적·경제적 수준도 높기 때문에 보건의료 서비스를 많이 이용하는 편이다. 그러나 교육 수준이 높기 때문에 건강 증진 활동을 많이 하여 건강하기 때문에 보건의료 서비스 이용률이 오히려 낮을 수도 있다. 그런데 우리나라의 보건의료 서비스 이용률 통계를 보면 교육 수준이 높을수록 보건의료 서비스 이용률은 낮다. 이는 의료 이용을 많이 하는 노인들의 교육 수준이 젊은 세대의 교육 수준보다 낮기 때문이기도 하다.

(4) 경제적 요인

소득, 보건의료 서비스의 가격과 같은 경제적 요인들은 보건의료 이용에 중요한 영향을 미친다. 전국민건강보험제도가 도입된 이래 소득에 따른 보건의료 서비스 이용 격차는 감소했다. 하지만 아직도 본인 부담 비용이 많은 중증 질환에 걸리는 경우 보건의료 서비스 이용에 어려움을 겪는 실직 가정, 저소득층이나 외국인 노동자들도 적지 않다.

(5) 보건의료 체계 요인

보건의료 체계 요인들도 보건의료 서비스 이용에 영향을 미친다. 즉, 진료비 지불 방식에 따라 인두제에서는 예방 서비스가 강조되고, 행위별 수가제에서는 치료 서비스가 강조되는 경향이 있기 때문이다. 의료인의 수 증가, 과잉 진료, 고가 진단 장비 비지 등에 의해 비효율적인 보건의료 서비스 이용이 많아지기도 한다.

💬 토론 자료

1. 다음과 같은 행태는 어디에 해당되는지 토론해보자.

   1) 우리 가족 중 할아버지와 아버지가 간암으로 돌아가셨다. 나는 늘 불안하기에 매년 건강 진단을 받으려고 한다.

   2) 김○○ 씨는 올 연말 계속된 회식 자리에서의 과도한 음주로 인해 속이 쓰리고 아팠다. 그래서 위 내시경을 받으려고 한다.

   3) 이○○ 씨는 1년 전 당뇨병 진단을 받은 뒤 집 근처 의원에 매월 방문하여 약을 규칙적으로 복용하고 있다.

2. 건강 신념 모형을 적용하여 지속적인 흡연에 의한 폐암 발생 가능성과 금연 행태에 대해 토론해보자.

3. 의료보장 체계를 통하여 환자순응도를 향상시키는 방안에 대해 토론해보자.

제3부

간호정책

제8장

간호정책

학습 목표

1. 우리나라 간호정책의 필요성을 이해한다.

2. 간호정책 과제의 현황 및 문제점을 설명한다.

3. 간호정책의 개선 과제를 제시한다.

4. 최근 간호정책의 방향을 파악한다.

5. 간호정책을 지속적으로 모니터링한다.

1. 간호정책의 필요성

보건의료정책은 정부나 기타 단체들이 국민의 질병을 예방하고 치료하며 건강을 유지·증진하기 위한 활동으로 한 국가의 근본적이고 필수적인 정책이다.

국민들이 사회적·경제적으로 생산적인 활동을 하려면 국가는 국민 보건 향상을 위한 보건의료정책을 수립해야 한다. 물론 이러한 보건의료정책을 수립할 때에는 인구 상황, 경제 개발 수준 및 단계, 보건의료제도, 국민 건강 상태, 사회 구조와 가치관 등을 고려해야 한다. 특히 간호와 관련된 보건의료정책은 간호계의 현실적인 상황을 반영해야 하며, 사회적·경제적 변화에 따라 적절하게 수정·보완되어야 한다.

이 장에서는 최근 이슈가 되고 있는 간호계의 관심사들을 중심으로 간호정책을 이해하고자 간호정책선포식과 간호정책 방향에 대해 설명하고자 한다.

2. 간호정책 과제

1) 2017 간호정책선포식에서 채택한 15대 정책

간호정책선포식은 대한간호협회 전국 38만 회원 가운데 지역별 대표들이 참여하는 대규모 행사이자 축제로 국민 건강 증진 및 간호의 성공적인 미래를 위한 정책적 대안을 모색하기 위해 지난 2009년부터 매년 개최되는 간호계 최대 행사이다.

대한간호협회는 2017년 11월 14일 오후 1시 올림픽공원 올림픽홀에서 국민건강증진과 환자 안전을 위한 간호정책을 제시하는 '2017 간호정책 선포식'을 개최했다.

이날 행사는 '국민건강 증진을 위한 간호사 수급 불균형 해소'를 슬로건으로 열렸으며 전국의 간호사 4천여 명이 참석한 가운데 15개 중점 정책과제가 선포됐다.

대한간호협회 김옥수 회장은 이날 개회사에서 "올해는 간호정책 선포식 정책슬로건으로 국민건강을 위한 간호사 수급 불균형 해소를 택했다"면서 "이는 숙련 간호사가 병원에 오래 근무할 수 있도록 간호사의 처우와 근무환경 개선을 촉구하기 위한 것"이라고 설명했다. 또한 "우리나라는 간호사 평균 근무년수가 5.4년에 불과하고 신규 간호사 평균 이직률은 34%에 달하고 있다"며 "이제 간호사 확보 문제는 지방중소병원만의 문제가 아닌 국가적 정책과제로 대두되고 있다"고 지적했다.

그러면서 김 회장은 "간호사 수급 불균형 문제를 근본적으로 해결해 지역 간, 의료기관 규모 간 양극화를 해소해야 한다"고 강조했다. "이를 위해 공공의료기관 확대, 의료전달체계 확립, 질병 예방과 만성질환 중심의 보건의료체계 개편으로 과잉 병상 및 과잉 의료이용량을 축소하고 지속 가능한 건강보험제도를 위해 행위별 수가제, 인적자원 중심의 건강보험 지불보상체계 개편이 필요하다"고 제시했다.

특히 전국에서 참석한 4,000여 명의 회원은 이 선포식에서 15개 중점 정책 과제를 채택했는데, 그 내용은 다음과 같다.

① 간호사 수급 불균형 해소를 위한 전략적 정책 지원

② 공공병원 중심의 간호·간병통합서비스 확대

③ 입원료 수가체계 전면 개편으로 간호사의 근로가치 반영

④ 간호관리료 차등제 개편으로 간호사 법정인력기준 강제성 확보

⑤ 불법 PA(Physician Assistant) 제도 개선으로 간호사 인력 확보

⑥ 간호사 근무형태 다양화 및 적절한 보상체계 마련

⑦ 병원관리체계 개선을 통한 간호사의 근무강도 완화

⑧ 병원 관리·감독 강화로 간호사의 일·가정 양립 및 모성보호

⑨ 공공병원 간호사 임금 표준화를 통해 간호사 석성임금 기준 설정

⑩ 간호인력 취업교육센터 역할 확대로 신규 및 재직간호사 이직 방지

⑪ 병원조직문화 및 대국민 간호사 인식 개선

⑫ 간호교육 환경 개선을 통한 신규 간호사 임상적응력 제고

⑬ 공중보건장학특례법을 통한 의료취약지 간호사 배치

⑭ 공중보건간호사제도를 활용한 의료취약지 공공병원 간호사 확보

⑮ 공공분야 간호직 채용 시 임상경력 의무화로 병원간호사 확보

2) 2014 간호정책선포식에서 채택한 7대 정책

대한간호협회는 2014년 11월 6일 '2014 간호정책선포식'을 열고 「간호법」 제정을 촉구했다. 또한 환자 안전과 적정의료비를 실현할 수 있는 '선진국형 보건의료 체계 확립을 위한 7대 중점 과제'도 제시했다.

'간호정책선포식'은 간호사업자문위원, 원로, 나이팅게일기장 수상자 및 전국의 간호사와 간

호대학생 1만여 명이 참석한 가운데 성황리에 열렸다. 이 행사에서 대한간호협회 회장은 대회사를 통해 다음과 같은 내용을 강조했다.

한국 간호는 2011년 간호 교육 학제 4년 일원화로 국제사회에서 표준이자 모범으로 우뚝 섰다. 그러나 아직도 80여 개 국가에서 법제화되어 있는 「간호법」은 없는 실정이다. 세계 보건의료 패러다임이 변화하고 있고, 우리나라 역시 노인 인구 및 노인 의료비의 증가 속도가 건강보험 재정을 위협하고 있는 만큼 「간호법」 제정은 선진국형 보건의료 체계와 건강보험의 지속 가능성을 위한 대안이다. 현 「의료법」은 의료기관 중심의 의료 행위만을 규정하고 있으나, 현대사회는 병원 중심이 아닌 환자 중심의 법과 규제를 요구하고 있다. 이와 관련하여 이미 OECD 회원국들은 질병 예방과 만성질환 관리를 위해 지역사회의 직접 대상자를 찾아가는 보건의료 서비스 체계를 확립하고 있다. 그러므로 우리나라도 급변하는 보건의료 수요에 적합한 선진국형 보건의료 체계로의 개선이 절실하다.

이어서 "간호, 보건의료 패러다임의 변화를 주도하라!"는 비전 선포와 함께 〈7대 중점 과제〉를 제시했는데, 그 내용은 다음과 같다.

① 보호자가 필요 없는 포괄간호서비스제도 성공적 정착
② 환자 안전을 위한 간호관리료차등제 개선 방안
③ 초고령화 사회에 대비한 간호서비스 개선을 위한 노인장기요양보험제도 개선
④ 「고등교육법」 일부 개정안'을 통한 의료인 양성 교육 기관의 평가 · 인증제도 도입
⑤ 「지역보건법」 개정으로 보건소장과 보건의료원장 임용 관련 형평성 실현
⑥ 요양병원의 당직의료인에 대한 유권해석 철회 및 간호인력 기준 강화
⑦ 치료가 아닌 예방을 중심으로 금연에 대한 건강보험급여화 추진

3) 2012 간호정책선포식에서 채택한 6대 정책

대한간호협회는 2012년 10월 25일 올림픽공원 SK핸드볼경기장에서 '2012 간호정책선포식'을 열고 국민의 건강증진과 환자권리 보장을 위한 6대 간호정책과제를 제시했다.

이날 간호정책 선포식에는 전국의 간호사 및 간호대학생 1만여 명이 참석해 성황리에 이루었으며, 슬로건인 '건강한 대한민국, 간호사와 함께'를 주제로 한 공연에 이어 17개 시·도간호사회 및 10개 산하단체기 입장식이 진행됐다.

성명숙 간협회장은 개회사를 통해 "환자의 안전과 권리를 보장하고 숙련된 간호사 확충과 국민의 안전하고 건강한 사회를 위해 2012년 간호정책 선포식을 마련했으며 더욱 발전된 한국간호의 미래를 고민하자"고 말했다. 또 "많은 병원들이 법정 간호사 최소인력기준조차 지키지 않고 있으나 30만 간호사의 힘을 하나로 결집시켜 환자의 안전과 권리보장을 실현시켜 나갈 것"이라고 분명히 했다.

이 선포식에서 제시한 6대 과제는 다음과 같다.

> ① 간호사 법정 인력 기준 준수로 안전한 간호 실현
>
> ② 의료 환경 변화에 맞는 간호사 법적 지위 확보
>
> ③ 간호사의 일·가정 양립을 위한 근로 환경 조성
>
> ④ 간호사 임금 격차 해소를 위한 표준 임금 마련
>
> ⑤ 간호서비스 확대로 '장기요양보험' 내실화
>
> ⑥ 전문간호사제도 정착으로 국민 건강 증진 실현

간호정책 6대 과제에 대한 세부 사항은 http://blog.daum.net/shc1224/13396390에서 확인할 수 있으며, 각 정책에 대한 현황 및 문제점, 개선 과제를 다음과 같이 제시한다.

(1) 간호사 법정 인력 기준 준수로 안전한 간호 실현

(가) 현황 및 문제점

① 현행 간호사 인력 최소 기준

간호사 수와 환자 수의 비율에 대한 표준화된 기준이 없고, 간호 관리료 차등제 1등급 병원의 경우 1:13~1:17까지 병원마다 차이가 있다. 또한 병동에서 직접 간호하는 업무를 담당하지 않는 특수 부서나 외래 파트 근무 간호사 및 간호 관리자 등을 포함하여 산정한다.

② 「의료법」에 따라 의료인 법정 기준 위반 시 시정 명령에 의해 업무 정지 15일

심사평가원의 2010년 1분기 간호 관리료 차등제 등급 산정 현황 중 5등급 이하 의료기관 비율은 52%이며, 간호사 인력 기준을 준수하지 않아도 시정 명령 조치를 취하지는 않는다.

③ 적정 간호사 수 확보의 필요성

적정 간호사 수 확보는 환자 건강과 안전 보장을 위한 최우선 과제이다. 미국 의료시설인정 합동심사회(JCAHD, 2003)의 보고서에 의하면 1,690건의 의료 사고 중 24%는 간호사 부족이 주요 원인이라고 밝혔다. 또한 하버드 대학의 조사(JEJM, 2002)에 의하면 의료 사고 해결 방안 중 의사들이 가장 바라는 항목은 병원의 간호사 증가였다.

④ 근무 환경 개선 및 양질의 간호서비스 제공 가능

호주의 내·외과 병동 간호사 대 환자 수는 1:4~1:6이며, 일본의 급성기 병동은 근무 간호사 대 평균 환자 수가 1:7 이하이다. 아울러 미국 캘리포니아 주는 병동 특성을 반영한 법안을 마련했다.

(나) 개선 과제

① 법정 간호사 최소 인력 기준(《의료법》 시행 규칙 38조) 개정

간호사 법정 인력 최소 기준은 낮번, 초번, 밤번 중에 간호사가 실제로 담당하는 환자 수를 기준으로 개정함으로써 누구나 쉽게 구별할 수 있는 규정을 마련해야 한다.

현행 연평균 1일 입원 환자 2.5명당 간호사 1명(외래 환자 12명을 입원 환자 1명으로 간주함)이지만, 근무조당 간호사 1인이 실제 담당하는 환자 수로 기준을 개선해야 한다. 아울러 간호사 최소 인력 기준 준수를 위한 제도·행정을 강화하여야만 한다.

(2) 의료 환경 변화에 맞는 간호사 법적 지위 확보

(가) 현황 및 문제점

① 간호 수요는 다양한 분야로 확대되고, 전문화도 요구되고 있다. 그러나 현행 〈의료법〉의 간호사 업무 규정은 1950년대에 규정된 이후 변화가 없었다. 다만 업무 범위를 '요양상의 간호 또는 진료 보조 및 대통령이 정하는 보건 활동'으로 규정하고 있다.

② 보건의료인력 간 업무 분장 규정이 미비하여 역할 혼란과 갈등이 발생하고 있다. 그리하여 국민의 알 권리 및 면허자와 비면허자의 업무 구분 과정에서 혼란이 일어나고 있다.

(나) 개선 과제

간호 관련 「의료법」 개정으로 간호사의 업무 범위를 구체화할 필요가 있다. 아울러 전문간호사의 역할을 법제화해야 한다.

(3) 간호사의 일·가정 양립을 위한 근로 환경 조성

(가) 현황 및 문제점

① 병원 간호사 중 3교대 근무자의 비율은 68%이지만, 보육자원이 없는 병원은 49.7%나 된다. 그리하여 많은 간호사들이 어려움을 겪고 있으며, 사직자들 중 80%가 육아 문제를 지속 근무 불가 사유로 들고 있다.

② 출산·육아 문제로 경력 단절을 경험한 간호사들의 재취업 시 희망 근무 형태 중 단시간 근로는 48.2%였다. 즉, 유연 근무에 대한 요구도가 높음을 알 수 있다.

(나) 개선 과제

① 야간 · 휴일 전담제 및 상용형 단기간 근무제 등 유연근무제를 활성화한다.

② 「영유아보육법」 시행 규칙 제29조에 따라 국 · 공립 보육 시설 입소 우선권을 부여하고, 직장 보육 시설을 확대하며, 24시간 운영하는 직장 보육 시설 지원도 필요하다.

③ 육아기 근로 시간 단축과 출산 전후 야간 근무 금지 의무화 및 벌칙 규정 마련, 육아 휴직 및 대체인력채용장려제도 확대 등 정부의 일 · 가정 양립 지원 관련법의 실효성을 강화해야 한다.

(4) 간호사 임금 격차 해소를 위한 표준 임금 마련

(가) 현황 및 문제점

① 2009년 대한간호협회에서 발표한 간호사 이직 및 근로 실태 분석보고서에 의하면, 2008년 평균 이직률은 20%이며, 그중 병원급에서 1년 미만으로 근무하고 이직하는 경우는 34%나 되었다.

② 간호사의 근무 시간 중 52%는 야간 근무이며, 휴일 임금 가산 규정이 적용되는 시간대의 근무도 타 직종에 비해 저평가되고 있다.

③ 지방 중소병원 간호사 이탈의 가장 중요한 원인은 임금 격차로 수도권의 대형 병원과 비교했을 때 2배 이상 차이가 난다.

(나) 개선 과제

① 간호사의 표준 임금을 정할 때에는 야간 · 휴일 근무 시간과 관련하여 임금의 1.5배를 가산하거나, 해당 근무 시간을 평시 근무 시간의 1.5배로 환산하여 일정 근무 시간을 축소하는 등 교대 근무에 대한 적정한 보상 시스템을 적용해야 한다. 또한 야간 · 휴일 근무 시간에 대한 보상도 고려하여 3교대 병동 간호사에 대한 표준 임금이 마련되어야 한다.

■ 표 8-1 2008년 병원급 이직률

구분	상급 병원	종합병원	병원	요양병원
전체 이직	6.5%	14.0%	22.8%	29.5%
1년 미만	14.4%	23.6%	34.0%	46.3%

■ 표 8-2 병원 규모별 간호사 연봉

(단위: 천 원)

구분		평균	최대	최소
전체		25,480	48,500	15,230
병상 규모	100병상 이상	22,943	27,170	15,323
	100~300병상	24,030	32,000	17,600
	300~500병상	26,496	43,755	20,400
	500병상 이상	30,991	48,500	21,488

출처: 병원간호사회, 2008.

(5) 간호서비스 확대로 '장기요양보험' 내실화

(가) 현황 및 문제점

① 노인장기요양보험급여 대상자는 질환의 중증도에 따라서 선정되어야 한다. 또한 요양 시설에서는 의료 서비스가 필수적이어야 한다. 그런데도 의료인이 1명도 상주하지 않는 요양 시설이 전체의 69.8%에 해당하는 2,472개에 달한다.

② 방문간호는 재가 서비스 중 유일한 의료 서비스로, 의료와 복지의 체계적인 연계를 위해 활성화할 필요가 있다. 하지만 전체 재가급여 이용률 중 방문간호서비스는 2009년 4.9%에서 2010년 8월에는 오히려 0.5% 감소했다.

(나) 개선 과제

① 요양 시설 입소자 중 대다수가 의료 서비스가 필요한 중증도 환자이다. 그러므로 대상자의 회복 및 질병 예방을 위해 의료인이 상주해야 하다 보니 그에 따른 규정도 마련해야 한다. 즉, 「노인복지법」 시행 규칙을 개정해 대상자 25명당 간호사 1명을 상주시키고, 입소자 25명 이내의 기관은 방문간호와 연계하여 입소자를 간호하는 규정이 마련되어야 한다.

② 주·야간 보호, 방문간호급여 기관 육성, 방문간호 월한도액 제외, 서비스 제공 인력별 차

등수가제 도입, 이동거리 및 시간에 대한 보상, 재료대의 적정성 유지 등이 필요하다.

③ 노인장기요양보험에서 방문간호의 활성화를 위해 방문간호수가를 현실화하고, 표준 장기 이용 계획서에서 방문간호를 의무화하며, 간호사와 간호조무사의 업무를 명확히 구분할 필요가 있다.

(6) 전문간호사제도 정착으로 국민 건강 증진 실현

(가) 현황 및 문제점

현재 우리나라는 13개 종류의 전문간호사가 있으나, 자격에 따른 적절한 배치가 이루어지지 않고 있다. 설령 자격에 맞는 부서에 배치되었더라도 업무에 따른 수당이 없는 경우가 대부분이다.

(나) 개선 과제

① 분야별 전문간호사 업무 범위 및 표준 마련, 「의료법」 및 기타 법률에 업무 규정 명시, 「의료법」 및 기타 법률에 전문간호사 배치 기준 마련 같은 업무 법제화가 필요하다.

② 전문간호 수가 개발 및 전문간호 관리료 설정 같은 건강보험 급여화가 이루어져야 한다.

③ 전문간호사 양성 교육의 질을 확보하기 위한 전문간호사 교육기관의 인증 평가 의무화가 필요하다.

④ 양질의 서비스를 제공하는 전문간호사에 대한 범국민적 홍보가 필요하다. 또한 보건, 정신, 노인, 감염 관리, 중환자, 마취, 응급, 호스피스, 종양, 아동, 가정, 산업, 임상 분야 등에 대한 13개 전문간호사제도를 정착시켜 간호서비스의 질을 향상시키고, 국민 건강 증진에도 이바지 해야 한다.

3. 최근 간호정책의 방향

1) 간호·간병 통합 서비스 확대 시행

현대사회는 급속한 고령화, 핵가족화, 여성의 사회 진출 증가, 부양 의식 변화 등에 따라 간병 문제가 부각되고 있다. 그리하여 많은 간호서비스가 간병인이나 보호자에 의해 제공되다 보니 간병인 고용 및 간호서비스로 인한 환자와 가족의 부담이 증가되고 있다. 이런 현실에서 대안으로 나온 것이 간호·간병통합서비스제도이다. 이 제도는 국민건강보험공단 일산병원에서 2013년 7월 시범 사업으로 시작된 뒤, 2014년에는 20개 공공기관을 포함하여 총 33개로 확대되었고, 2015년부터는 실비로 수가를 지급하기에 이르렀다. 2018년 현재 모든 대학병원에서는 한 개 이상의 병동에 도입하여 운영하고 있다. 간호·간병통합서비스는 환자의 중등도 및 질병군의 특성에 따라 서비스 대상자를 선별하는 것이 아니라 일반병동에 입원진료서비스를 받는 모든 환자가 간호·간병통합서비스 대상자가 되는 것이다.

(1) 제공인력 구성 및 명칭

「의료법」 제4조의2('16.9.30.)의 제공인력 기준(간호사, 간호조무사, 간병지원인력)에 따라 제공인력의 명칭이 변경되었으며, 제공인력은 간호사, 간호조무사, 간병지원인력으로 구성하며 간병지원인력은 병동지원인력, 재활지원인력으로 구분된다.

(2) 병동 입원 결정 사항에 입원환자 기준

「의료법」 시행규칙 제1조의4('16.10.6.)의 입원환자 기준 추가에 따라 환자에 대한 진료 성격이나 질병 특성상 보호자 등의 간병을 제한할 필요가 있는 입원 환자, 환자의 생활 여건이나 경제 상황 등에 비추어 보호자 등의 간병이 현저히 곤란하다고 인정되는 입원 환자, 그 밖에 환자에 대한 의료관리상 의사·치과의사 또는 한의사가 간호·간병통합서비스가 필요하다고 인정하는 입원 환자를 간호·간병통합서비스 병동에 입원하도록 결정한다.

(3) 병동 시설개선 지원 사업 내용

'17~'18년 신규 지정기관 및 병상 확대 승인기관의 지원 기준은 지정병상 당 1백 만원 이내, 기관당 최대 1억 원 한도이며, 민간 기관도 공공 기관과 동일하게 5천만 원에서 1억 원으로 상향되었다.

(4) 간호·간병통합서비스 병동 입원료 청구방법

일반병동(특수병동)과 통합병동 입원진료비 청구 업무의 편의성을 도모하고자 명세서 분리 청구에서 단일 청구 방식으로 변경되었으며, 행위별수가는 일반 병동(특수 병동)과 통합 병동 입원진료비 명세서를 한 건으로 통합 청구한다. 질병군 포괄수가는 간호·간병료를 원청구 명세서에 통합 청구한다. 또한 신포괄수가 '정상군'은 현행처럼 통합 청구 유지하며, '상·하단 열외군'은 행위별 수가와 동일한 방법으로 통합 청구한다.

(5) 병동지원인력 산정 기준 및 가산수가

제공인력의 업무부담 경감 및 사업 확대를 위하여 병동지원인력의 보상 방식을 변경하여 병동지원인력 1명을 기본 입원료에서 분리하여 가산수가로 전환하고, 병동지원인력 1인이 담당하는 일평균 환자 수에 따라 가산수가를 차등화한다.

(6) 병동 입원료

최근 원가를 반영한 보상체계 마련 및 간호인력 채용 활성화를 위한 수가를 조정하고, 연속하여 24시간 초과 외박 시 입원관리료 중 병원관리료(입원관리료 소정금액의 100분의 47)를 산정 가능하다.

(7) 병동 운영 실태점검 기준

정기점검은 사업개시 6개월 이내 또는 전년도 미점검 제공기관을 대상으로 하고, 수시점검은 민원신고 접수, 모니터링 결과 등 필요 시 병동 운영 실태를 점검한다.

점검 내용은 간호·간병통합서비스 병동 운영, 제공인력, 환자·보호자 및 병문안객 관리 등

병동운영 적정 여부 전반에 대해 현장을 방문하여 확인한다.

점검 결과 및 환류는 시정 또는 평가·심의위원회의 심의를 거쳐 사업 중단 및 지정 취소를 할 수 있다.

(8) 병동 입원료 사후정산 근거

요양급여(의료급여)비용 및 가산액 청구·지급 적정여부를 확인하여 산정기준 미준수 등에 해당하는 경우 해당 비용의 정산을 실시한다.

정산 대상은 간호관리료 차등제를 중복 신고한 경우, 야간전담 간호사제 가산 기준에 맞지 않는 경우, 일반 병동 입원 환자를 착오 청구한 경우, 제공인력이 통합 병동 업무를 전담하지 않거나 허위 신고 한 경우이다.

감산 적용은 간호사 배치 수준을 미준수하여 해당하는 간호·간병료가 없는 경우 미준수 폭에 따라 입원료(입원관리료, 간호·간병료)를 단계별로 10%이내 감산한다. 또한 배치 수준 하향 기준은 연속한 4개 분기 동안 3개 분기 이상 제공인력 배치 기준을 준수하지 못한 경우 평가·심의위원회의 심의를 거쳐 배치 수준을 하향하는 것이 가능하며, 요양급여(의료급여)비용 정산의 근거 마련을 위해 지정 승인일로부터 14일 이내 '확약서' 원본을 징구한다.

간호·간병통합서비스의 기본 원칙은 의료기관에서 입원 환자에게 제공하는 모든 의료 서비스는 의료기관종사자가 제공하는 것이며, 그 효과는 입원 서비스의 질적 수준 향상, 쾌적한 입원 환경 유지, 효율적인 병동인력 배치, 입원 환자의 경제적 부담 경감, 남자 간호사 요구도 증가 등이 있다.

그러나 이 제도의 문제점은 불명확한 간호서비스 범위, 간호사와 간호보조인력 간의 업무 구분 불명확, 간호인력 부족, 병원의 추가 간호인력 고용 및 간호사 임금 상승에 따른 부담 등이 있다. 그래서 이를 개선하기 위해 적절한 간호서비스 규정, 간호사와 간호보조인력의 업무 범위 설정, 간호인력 배치 기준 설정, 적절한 수가 보상과 재원 확보, 간호인력 확충, 신규 간호인력 배출 증대, 간호사 처우 개선을 통한 간호사 이직 감소 및 유휴 인력 활용 등을 할 필요가 있다. 간호·간병통합서비스 운영이 안정적으로 자리 잡기 위해서는 재원일수 증가를 위한 제도적 보완이 필요하며, 낙상예방간호 향상을 위한 합리적인 평가도구 개발, 간호·간병통합서비스 사업에 적합한 새로운 간호활동 평가도구가 필요하다. 또한 중증도 비율의 지속적인 상승을 반영할 수 있는 1:8 미만의 인력배치 기준이 필요하고, 원가분석을 통한 각 병원의 현실에 맞는 수가가 결정되도록 지속적인 노력이 요구된다.

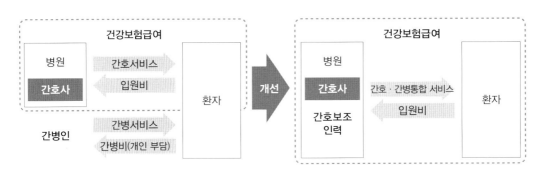

그림 8-1 간호·간병통합 서비스 체계

2) 간호사 근무 환경 개선 및 처우 개선 대책

2018년 3월 20일 보건복지부는 '간호사 근무 환경 개선 및 처우 개선 대책'을 발표하였다. 주요 내용은 2022년까지 신규간호사 10만 명을 배출하여 업무 부담을 완화하고, 입원 병동 간호사에게 야간근무 수당을 추가지급하기 위한 건강보험 수가를 신설하고, 태움, 성폭력 등 인권침해 행위 시 면허정지 등의 처분 근거규정 마련을 추진한다는 것이다.

보건복지부는 이번 '간호사 근무 환경 개선 및 처우 개선 대책'을 발표하며, 정부가 간호사 근무 환경 및 처우 개선 방안을 마련한 것은 이번이 처음이며, 보건의료 현장에서 사람 중심 가치를 실현하기 위함이라고 밝혔다. 또한 이번 대책을 시작으로 앞으로도 간호사들이 현장에서 체감할 수 있는 정책을 지속적으로 보완하여 추진할 계획이라고 밝혔다.

(1) 간호사 근무환경 개선

① 간호사 처우 개선을 위한 제도적 기반을 조성한다.
- 의료기관이 간호서비스에 대한 건강보험 수가를 간호사 처우개선에 사용하도록 가이드라인을 마련한다.

② 야간근무에 대한 보상을 강화하고 근무환경을 개선한다.
- 24시간 간호가 필요한 입원 병동에서 근무하는 간호사에게 과중한 3교대 및 밤 근무에 대한 보상을 간호한다.
- '야간전담 간호사'들에 대한 지원 수준을 확대하고, 근무 선택권과 건강권을 보장받을 수 있도록 가이드라인을 제정한다.

③ 과중한 3교대제 개선을 위한 근무 형태 다양화를 지원한다.
- 중소병원을 대상으로 교대제 등 근무형태 개선을 위한 전문 노무사 컨설팅을 지원하고, 병동 특성 등에 따른 바람직한 교대제 모델을 개발하는 연구 용역을 추진한다.

(2) 태움 근절 등 인권침해 방지

① 의료기관 내 인권침해 문제에 대한 대응체계를 마련한다.
- 간호사 인권센터를 설립 · 운영하여 신고 · 상담 접근성을 강화하고 주기적이 인권침해 실태조사를 실시한다.
- 〈의료기관 내 인권침해 대응 매뉴얼〉을 마련하여 의료기관 종사자에게 안내한다.

– 의료인간 성폭력, 직장 내 괴롭힘 등 인권침해 행위를 금지하고 위반 시 면허정지 등 처분근거 마련을 위한 의료법 개정을 추진한다.

② 의료기관 조직문화 개선을 유도한다.

– 간호사가 '전문의료인'으로서 사회적 역할을 확립하도록 인식개선 캠페인을 추진하고, 의료인 보수교육에 인권교육을 강화한다.

③ 신규 간호사에 대한 교육·관리체계를 구축한다.

– 간호계 태움 문화의 원인으로 지적되어온 신규 간호사들의 업무 부적응 문제를 완화하고 경력 간호사들의 교육부담을 줄이기 위해, 〈신규간호사 교육·관리 가이드라인〉을 제정한다.

(3) 간호인력 확충 및 전문성 강화

① 간호인력 공급을 확대하고 유휴 인력 재취업을 활성화한다.

– 간호대 입학정원을 단계적으로 확대하되, 간호인력 부족지역에 소재한 기존 대학을 우선 고려하여 정원배분을 추진한다.

– 현재 일반 대학에만 허용하는 정원 외 학사편입을 일반 대학과 동일하게 4년제로 운영 중인 전문 대학 간호학과까지 확대한다.

– 경력단절 간호사들의 재취업을 위한 취업교육센터를 확충하고 이론·실습교육 제공 및 의료기관 취업연계를 지원한다.

② 취약지역 간호사 적정 배치를 위한 제도적 기반을 마련한다.

– 간호대 학생들에 대한 '공중보건장학제도' 도입방안 마련을 위한 연구를 진행하고, 간호대학에 '지역인재특별전형' 시행을 추진한다.

– 의료취약지 내 의료기관에서 간호인력 채용유인을 제공하기 위한 간호사 인건비 지원

시범 사업을 추진한다.

③ **간호대학 실습교육 내실화를 위한 지원을 확대한다.**
- 취약지 간호 대학들의 실습교육 향상을 위해 국·공립 거점 대학의 실습 시설을 공동으로 이용하고, 고가 실습 장비 등을 지원한다.

(4) 간호서비스 질 제고

① **간호·간병통합서비스 확산 및 서비스 질 관리를 추진한다.**
- 국민들의 간병 부담을 완화하고 질 높은 입원 서비스를 제공하기 위해 간병이 필요한 급성기 환자가 서비스 이용에 불편이 없도록 충분한 서비스 접근성을 보장하고, 질 관리도 강화한다.

② **간호 전문성 향상을 위한 전문간호사제도를 활성화한다.**
- 전문간호사제도의 실효성 있는 운영을 위해, 현재 13개 자격 분야를 현실성 있게 정비하고, 업무 범위에 대한 법적 근거 마련 및 보상 체계 강화 방안 검토를 위한 연구를 추진한다.

③ **간호조무사들의 근무 환경을 개선하고 질 관리를 강화한다.**
- 〈간호조무사 근로활동 실태조사〉를 통해 정확한 현황을 우선 실시하고, 단계적 개선 방안을 검토한다.
- 간호조무사 양성기관에 대한 지정·평가제도를 본격 시행하고, 분야별 직무교육을 제공하여 전문성을 강화한다.

(5) 간호인력 관련 정책기반 조성

① 간호업무 추진 체계를 강화한다.

- 보건복지부 내 간호업무 전담 태스크 포스(TF) 설치를 추진하여 체계적인 수급 관리를 시행하고, '간호인력 취업 교육 센터'를 '간호인력 지원 센터'로 확대하여 간호인력 지원을 위한 역할을 강화한다.

② 간호사 처우개선을 위한 법적 근거를 정비한다.

- 간호사 근무 환경 및 처우 개선 지원, 인권침해 방지, 간호인력 지원 기구 등을 위한 법적 근거 마련을 추진한다.
- 상급종합병원, 중환자실·응급실 등 의료기관 유형 및 병동 특성을 고려하여 인력배치 기준 강화방안을 검토한다.

3) 남자간호사회 도약 및 남자 간호대학생의 대체복무 일환으로 '공중보건간호사제도' 도입

우리나라 남자간호사회는 2013년 창립되어 간호협회와 협력을 통해 도약을 이뤄나가고 있다. 2018년 4월 5일 대한간호협회는 대한남자간호사회와 간담회를 협회 회의실에서 가졌다. 이 자리에는 대한간호협회 신경림 회장과 남자간호사회 손인석 회장, 이상봉 부회장, 정현철 부회장, 모형중 사무총장이 참석했다.

손인석 남자간호사회장은 "앞으로 간호협회 정책과 사업에 적극적으로 참여하면서 간호발전을 위해 힘을 보태겠다"면서 "남자간호사회의 내실을 다지는 데 힘쓰고, 남자간호사의 역할을 확대하고 위상을 높이기 위해 열심히 뛰겠다"고 밝혔다. 이어 "남자간호사회가 활동 영역을 넓히고 성장해 나갈 수 있도록 간호협회에서도 관심을 갖고 적극 지원해주길

바란다"고 말했다.

남자간호사 대체복무방안인 공중보건간호사제도 도입을 위해 힘써줄 것과 공청회 등과
같은 정책활동에 남자간호사를 전문가로 활용해줄 것 등을 요청했다.

신경림 간호협회장은 "공중보건간호사제도는 협회의 주요 정책과제 중 하나로 지속적
으로 노력하고 있다"면서 "남자간호사회와 함께 힘을 모아 더욱 열심히 추진해나가겠다"고
말했다. 또한 "남자간호사들이 역량을 발휘할 수 있는 전문가 풀을 구성해 제공해달라"면
서 "앞으로 협력과 상생을 통해 남자간호사의 도약과 대한민국 간호의 발전을 이뤄나가자"
고 말했다.

한편 남자간호사는 1962년 처음으로 면허를 취득했으며, 2005년부터 크게 늘어나기 시작
했다. 2013년부터 남자산호사 연 배출 인원 1천 명 시대가 열렸고, 2017년 2천 명을 넘어섰
다. 2016년에는 전체 남자간호사 수가 1만 명을 돌파했다. 우리나라 남자간호사 수는 총 1만
5,020명이다. 올해 간호사 국가시험에서 남자는 전체 합격자 중 11.8%를 차지했다.

2014년 12월 3일 대한간호협회와 대한남자간호사회, 전국간호대학생연합이 공동으로 주관
하는 '공중보건간호사제도 도입을 위한 「병역법」 개정 공청회'를 개최했다. 이날 공청회가 개최된
이유는, 전국 간호 교육 기관에 재학 중인 남자 대학생이 1993년 57명에서 2014년 9,796명까
지 늘어나면서 군 복무로 인한 경력 단절이 최근 간호계의 이슈로 부각되었기 때문이었다. 이에
따라 의사와 한의사, 치과의사의 군 복무를 대체하는 공중보건의사제도를 간호사에게도 적용해
야 한다는 요구가 계속되고 있다. 특히 지방 의료원과 의료취약지역보건소들의 경우 간호사 인
력 수급난이 갈수록 심화되고 있기에, 이와 같은 공중보건간호사제도 도입 주장에 힘이 실리고
있다.

현재 전국 보건소의 보건의료인력은 절대적으로 부족하다. 특히 간호사 인력과 관련하여, 법
적 최소 배치 기준을 충족하지 못하는 보건소는 253개 중 142개이다. 즉, 법적 기준을 충족하는
보건소의 수가 절반에도 미치지 못한 것이다. 아울러 부족한 간호사 인력의 수도 총 601명이다.

보건의료기관 중 보건지소와 보건진료소에 필요한 간호사 수까지 포함하면 보건기관의 간호사 부족 현상은 더욱 심각할 것이다. 또한 지방 의료원의 간호사 부족 현상도 개선되지 못한 결과 2009년 지방 의료원 간호사 확보율은 97.9%에서 2014년 11월 기준 89.7%로 간호사 확보율은 개선되지 않고 있다. 지방의료원의 기본적인 간호사 정원도 채우지 못하는 상태이며, 미충족 간호사 인력은 지속적으로 늘어나고 있다. 더 심각한 문제는 향후 간호·간병통합서비스제도가 공공의료기관으로 확대되면 공공보건의료기관의 간호사 부족 현상은 더욱 심화될 것이라는 전망이다.

공공보건의료를 강화하고 그 체계를 확립하는 이유는, 의료취약지역의 의료접근성을 제고함으로써 의료 형평성을 개선해 의료 사각지대의 의료 안전망을 강화하기 위함이다. 이는 국민의 건강권을 보장하는 가장 효과적인 수단일 뿐만 아니라, 민간 중심 의료 공급 체계하에서 공공의료기관이 민간 의료기관들을 선도함으로써 의료의 공공성을 유지할 수 있는 이성적이고 바람직한 보건의료 체계를 구축하기 위한 핵심 사항이기도 하다.

이러한 측면에서 공공의료 서비스 확대를 위한 공공 병원의 간호사 부족 문제 해소를 위해 간호사 면허를 취득한 자들 중 희망자에 한하여 군 복무 대신 의료취약지역의 병원이나 공공 병원에 공중보건의료인으로서 일정 기간 근무하게 하는 '공중보건간호사제도'를 도입하는 데 대한 검토가 필요하다.

공중보건간호사제도의 근거는 다음과 같다.

우리나라에서는 고급 인력에게 학문·기술 연구 기회를 부여하고 국가 산업 육성·발전에도 기여하기 위해 산업체의 기술 인력으로 지원하게끔 해주고 있다. 그럼으로써 해당 고급 인력은 일정 기간 동안 전문 연구 요원이나 산업 기능 요원으로 대체복무를 하고 있다. 의사도 「병역법」에 따라 일정 기간 동안 공공보건의료취약지역에서 보건의료 업무를 담당함으로써 대체복무를 수행하고 있다.

그러나 환자들과 보다 더 밀접한 관계에 있는 간호사의 경우에는 이러한 제도가 아직 도입되지 않았다. 이는 공중보건간호사 역할을 수행할 수 있는 남자 간호사가 충분하지 않았기 때문이다. 그러나 2018년 현재 남자 간호사는 총 10,050명으로, 전체 간호사 중 2.64%이다. 아직 낮은 수준이지만 한해 간호학과에 입학하는 남학생의 비율은 지속적으로 증가하고 있어, 향후 남자 간호사 공급은 크게 증가할 것으로 전망된다. 이에 따라 공중보건간호사 지원자도 충분할 것이다.

공중보건간호사제도는 일정 기간 동안 병원에서 간호 업무를 담당한 남자 간호사들이 별도의 임상 기간 없이도 전문 간호사가 될 수 있도록 해줌으로써 군 복무로 인해 경력이 단절되는 것을 방지하는 데도 도움이 될 것이다. 아울러 정부로서도 연간 2,000여 명의 간호사를 확보하게 됨으로써 공공보건의료 서비스취약지역 해소 및 지역별 간호인력 불균형 해소로 대국민 의료 서비스 개선에 기여할 수 있을 것이다.

■ 표 8-3 지방 의료원들의 간호사 배치 현황

기관명	현재원	정원	확보율(%)	부족 인원	병상 수	보호 환자 진료 비율(%)
서울의료원	520	307	169.38	213	623	28
부산의료원	252	236	106.78	14	562	30
대구의료원	195	244	72.22	▽49	495	25
인천의료원	130	180	94.94	▽50	347	22.8
경기의료원 수원병원	90	82	100.76	8	148	15.36
경기의료원 의정부병원	83	95	87.37	▽12	242	31.8
경기의료원 안성병원	60	71	84.51	▽11	151	17.2
경기의료원 이천병원	56	56	100	0	120	13.81
경기의료원 파주병원	55	80	68.75	▽25	189	50
경기의료원 포천병원	86	82	104.88	4	148	15
원주의료원	87	90	96.67	▽3	250	22
강릉의료원	38	42	90.48	▽4	100	23.2
속초의료원	54	56	71.05	▽2	180	19.6
영월의료원	41	49	56.59	▽7	210	11
삼척의료원	59	63	93.65	▽4	125	16.8
청주의료원	196	223	87.89	▽27	541	42.72
충주의료원	109	135	80.74	▽28	290	14.49
천안의료원	63	70	90	▽7	205	20
공주의료원	69	70	98.57	▽1	227	15.7
홍성의료원	151	173	87.28	▽22	562	18.6
서산의료원	80	96	83.33	▽16	205	11.2
군산의료원	194	202	96.04	▽8	430	16.04
남원의료원	100	119	84.03	▽19	385	18
순천의료원	103	98	105.1	5	272	26.5
강진의료원	39	60	65	▽21	130	15.1
목포시의료원	72	98	73.47	▽26	200	32.4
포항의료원	93	113	82.3	▽20	268	28.46
안동의료원	90	142	63.38	▽52	256	23.5

김천의료원	114	136	83.82	▽22	261	14
울진군의료원	48	50	96	▽2	105	13.56
마산의료원	83	97	85.57	▽14	231	19.5
제주의료원	67	82	81.71	▽15	297	24.6
서귀포의료원	113	96	117.71	17	212	16.3
	3,590	3,793	89.7	▽203	8,967	21.58

출처: 대한간호협회 자체 조사 결과. 2014. 11.

■ 표 8-4　간호학과 남학생 입학 현황

년도	전체 입학생	간호학과 남자입학생수	남자 간호대학생 비율
2005	12,083	788	6.5
2006	12,178	923	7.6
2007	11,956	1,063	8.9
2008	13,751	1,202	8.7
2009	15,417	1,604	10.4
2010	17,704	2,188	12.4
2011	19,256	2,232	11.6
2012	21,068	2,923	13.9
2013	21,718	3,278	15.1
2014	22,452	3,505	15.6

자료: 대한간호협회 내부 자료

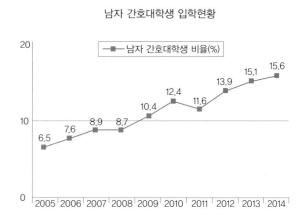

그림 8-2　연도별 간호대학생 비율

4) 간호인력 등급제

　　보건의료 서비스 산업은 노동집약적이라는 특성으로 인해 다른 산업에 비해 생산성 향상에 한계가 있다. 또한 직종 간 폐쇄성으로 인해 업무의 기능적 협조에도 제약이 많다. 따라서 적정 수준의 보건의료인력 수급이 중요하다. 특히 간호인력은 보건의료인력 중에서 가장 큰 비중을 차지할 뿐만 아니라, 보건의료 공급의 효율성 증진은 물론, 나아가 국민건강 수준 증진에 크게 기여하므로 간호인력의 효율적 활용은 무엇보다 중요하다.

그러나 의료기관 수 및 병상 수의 비약적 증가, 아울러 각종 질 관리정책은 간호사 부족을 야기했다. 또한 간호인력관리정책도 신규 간호사 공급 확대로 대표되는 수급적정화를 중심으로 진행되고 있다. 그래서 보조인력의 업무 확대 및 규제 완화 같은 정책이 시행되기에 이르렀다.

간호사 확보 수준은 여러 요인들이 작용함으로써 결정되는 복합적 현상으로서, 일차적으로는 간호사를 고용하는 의료기관의 특성에 따라 달라진다. 즉, 의료기관의 유형, 의사나 간호조무사 등 다른 인력의 확보 수준, 환자의 중증도를 포함한 의료기관의 구조적 특성에 따라 간호사 확보 수준이 변화하는 것이다. 아울러 진료비 생산성을 비롯한 재정적 결과도 간호사 확보 수준에 영향을 미친다. 여기에 더해 간호인력 채용에 관한 경제적 변화, 간호대학(학과) 정원 증가, 병상 규모 증가 같은 요인은 물론, '간호 등급제' 도입 같은 정책 변화도 간호인력 채용에 어느 정도 영향을 주었다.

우리나라의 간호 등급별 입원료 차등제는 1999년 입원 환자에 대해서부터 적용되기 시작해, 신생아 중환자, 성인 및 중환자, 요양병원까지 점차 확대되었다. 이 정책이 도입된 뒤 실제 수치상으로 많은 병원들이 간호인력 고용을 늘림으로써 〈의료법〉에 규정된 간호사와 입원 환자의 비율과 현실의 괴리를 많이 좁혔다. 이는 간호사가 환자에게 질 높은 간호를 제공할 수 있는 여건을 만들었다는 점에서 한국의 간호정책 중 대표적인 성공 사례로 평가할 수 있다.

그러나 긍정적인 부분이 많은 이 제도에도 아직 해결되지 않은 문제점들이 몇 가지 있다. 가장 쟁점이 되는 문제점은 병원 간 간호사 확보 수준의 양극화와 간호사 인력 기준의 혼선이다. 제도 도입 이후 상급 종합병원과 대도시의 종합병원에 비해, 중소도시의 종합병원과 병원급 의료기관의 간호 등급 상승 효과가 미미했다. 이는 현행 간호관리료가 간호사 인건비를 포함한 원가를 적절하게 반영하지 못하는 문제와 연결되어 있다. 간호관리료란 병실에서 간호사가 환자에게 행하는 처치, 배설 간호, 운동·활동, 안정, 위생, 의사소통 및 교육, 관찰, 측정, 검체 체취 등으로 발생하는 원가로, 보험자 또는 환자에게 별도 청구가 불가능한 행위에 대한 비용이라고 할 수 있다. 아울러 입원 병동에서 이루어지는 간호 행위의 대부분은 개별 간호수가로 보상받는 대신 간호관리료에 포함된다. 즉, 현행 수가 체계는 일반 환자 입원료 중 일부를 간호관리료로 보지만, 입원 환자 입원료는 실제 간호사의 임금을 보전하지 못하고 있는 것이다.

병원의 위치나 규모에 따른 '간호관리료차등제'도 수가 면에서 불이익을 초래할 수 있다. 그

원인에 대해서는 수도권 중심 대형 병원 신·증설로 간호사가 이러한 병원들로 집중되기 때문이라는 의견, 지방 중소병원의 열악한 근무 조건과 처우 때문이라는 의견, 간호사의 절대적 공급 부족 때문이라는 의견 등 사회 각 분야별로 사안을 보는 방향에 따라 이견이 있다. 하지만 우선적으로 병상 수를 기준으로 하는 현 제도를 환자 수를 기준으로 개선할 필요가 있다.

이에 따라 연구된 결과에 의하면 현행 병상 수 대 간호사 수 기준을 환자 수 대 간호사 수로 변경했을 때, 실제적으로 상급 종합병원의 등급은 조금 하향 조정되고, 종합병원과 병원급 의료기관의 등급은 상향 조정되었다. 따라서 환자 수 기준으로 제도를 변경하는 것만으로도 대도시·대규모 의료기관과 지방 중소병원의 양극화는 다소 완화된다.

그리고 상급 종합병원에 소속된 간호사들의 수가 상대적으로 많은 것 같지만, 이들도 실제로는 많은 업무량을 수행하고 있었다. 단, 이 제도의 개선안을 적용하기 전에 중소병원의 간호사 부족 악순환부터 해소시킬 지원책을 제공해주어야 한다. 또한 미신고 기관이 자발적으로 간호 등급을 신고하도록 유예 기간을 주는 등 점진적·단계적·순차적으로 적용해야 한다. 그러나 유예 기간 경과 후에도 기준 미달이면서 간호사 확보를 위한 노력조차 하지 않는 의료기관에는 강화된 처벌이 집행되어야 한다.

5) 재택 케어 서비스 개선

현재 우리나라 의료 전달 체계는 주로 외래나 입원의 형태로 의료이용자가 의료공급자를 찾아가는 방식이지만, 일부 의료공급자는 의료이용자를 찾아가기도 한다. 이렇듯 다양한 형태의 의료이용자인 지역 주민이나 환자를 찾아가는 서비스가 재택 케어 서비스이다. 그러나 이 서비스는 취약계층을 대상으로 한 보건소 중심의 방문건강관리 서비스와, 의료기관의 퇴원환자 중심인 가정간호 사업, 그리고 장기요양보험수급자를 대상으로 한 방문간호 사업으로 나뉘어져 있어서, 지역 주민이나 대상자들이 이를 알고 이용하기가 쉽지 않다.

이 세 가지 형태의 재택 케어 서비스는 각 제도에 적용되는 법적 규정이나 간호사의 자격 요건 같은 면에서는 차이가 있다. 하지만 본질적으로 기본 간호를 바탕으로 하며, 의료이용자 모두 지역사회에 거주한다는 공통점을 지니고 있다.

위 세 가지 제도를 이용하는 사례는 다음의 내용과 같다.

■ 표 8-5 재택 케어 서비스 현황

구분	보건소 방문간호사업	의료기관 가정간호	장기요양보험 방문간호
목적	취약계층의 건강 형평성	입원 대체 서비스	노인요양
도입 시기	1999년	1989년 12월	2008년 7월
대상	노인 · 장애인 등 취약계층	입원 환자(주로 노인)	노인
서비스	1 · 2차 예방	이차 예방	삼차 예방
제공 인력	(가정전문)간호사를 중심으로 의사 · 물리치료사 등 필요 인력으로 팀을 구성	가정전문간호사	간호사 · 간호조무사
제공 기관	보건소	의료기관	방문간호 센터
재원	건강보험	건강보험	노인장기요양보험

(1) 보건소 방문간호 사업

한겨울에는 심뇌혈관질환 환자, 독거노인, 거동이 불편한 노약자들은 외부 활동을 자제하도록 교육한다. C 지역보건소에서는 한파에 취약한 저소득층과 장애인들의 피해를 줄이기 위해 3월까지 집중 건강관리에 나서기로 했다. 먼저 보건소의 방문간호사들이 담당 지역을 정하여 건강고위험군을 대상으로 '찾아가는 건강관리 서비스'를 펼치면서 문자나 전화로 안부를 확인한다.

(2) 의료기관 가정간호

이정자 할머니(80)는 2년 전 무릎과 엉덩이 관절을 다쳐 꼼짝없이 누워 지내는 신세이다. 하지만 도움을 구할 만한 가족이나 이웃이 주변에 없는 독거노인이다. 병원의 외래를 방문하는 것도 어렵다 보니 처음 다쳤을 때 치료를 받았던 세브란스 병원에서 가정전문간호사가 일주일에 두 번 방문하여 혈압 측정, 욕창 · 투약 관리를 해주고 있다.

(3) 장기요양보험 방문간호

치매로 1급 판정을 받은 김영희 할머니(75세)는 집 근처에 있는 방문간호 센터에 방문간호서비스를 신청했다. 방문간호사가 주 2회 집에 와서 의사가 발급한 〈방문간호지시서〉에 따라 서비스를 제공한다. 김영희 할머니는 가정을 방문하는 방문간호서비스를 받다보니 생활이 전보다 나아졌다고 한다. 이와 같이 의료공급자가 의료이용자를 찾아가는 재택 케어 서비스가 활성화되지 못하는 이유와 그 해법을 전문가들은 외국의 사례에서 찾고 있다.

일본에는 방문간호서비스를 제공하는 방문간호 스테이션이 있다. 그래서 「의료법」상 신고나 허가 없이 민간이 자유롭게 명칭을 사용해 사업소를 개설할 수 있다. 여기에서는 65세 이상 노인을 비롯해 재택간호가 필요한 환자들을 대상으로 서비스를 제공하는데, 그 서비스는 의사의 지시가 필요한 진료 보조 업무로서 간호사가 실시하는 요양케어 서비스이다. 이러한 일본식 방문간호서비스제도는 시행된 지 20년이 경과했다. 당초에는 수요가 많지 않았으나 최근 질병 대상이 확대되고, 고령화 사회가 진행되면서 수요도 증가하고, 관련 욕구도 다양화 되고 있다.

네덜란드에는 지역사회 간호서비스를 제공하는 비영리 기관인 뷔르트조르흐Buurtzorg가 있다. 이 조직은 2007년에 4명의 간호사들이 일차 의료 시스템의 새로운 모델을 창시·실천하기로 합의하면서 만들어졌다. 2013년 기준으로 소속 간호사 수가 7,000명에 달하는, 세계가 주목하는 홈케어 분야의 핵심으로 급성장했다. 이 조직의 급성장 비결은 12명 이하의 숙련된 간호사들로 구성된 한 팀이 한 지역사회에 있는 모든 종류의 환자를 돌보는 방식을 채택했다는 점이다. 아울러 간호사들은 장인 정신에 따라 자신의 전문성을 소신껏 발휘하며 일할 수 있도록 지원을 받고 있다. 또한 패밀리 닥터, 동료, 환자들이 수평적 조직 체계를 이루고서 협조하고, 관리자가 따로 없어도 관리가 원활하도록 간호 업무를 전산화했다. 마지막으로 환자 중심 케어를 위해 복지서비스 및 자원봉사자 등 지역사회의 네트워크자원을 최대한 활용함으로써, 환자 입장에서 볼 때 각 간호사들이 개인 가이드가 되는 것이다. 즉, 간호사들은 환자들을 단순히 일의 대상이라기보다 전인적 존재로 바라보는 것이다.

그러나 우리나라의 경우는 법적 근거나 재원 등을 이유로, 또는 간호와 요양의 혼재로 인해 재택 케어 서비스가 갈 길을 잃고 있다. 이런 우리나라 재택 케어 서비스 상황을 개선·활성화할 수 있는 방법은 다음과 같다.

첫째, 세 가지 유형의 재택 케어 서비스를 일본이나 네덜란드처럼 하나로 통합하는 것이다. 이를 위해 이용자가 방문간호를 이용할 수 있는 채널을 일원화하고, 이후 비용 청구·지불은 이용자의 수급권에 맞춰 기관이 담당한다.

둘째, 재택 케어 서비스의 질 보장을 위한 인력의 자격 관리 방안을 모색해야 한다. 간호사 업무 수행의 자율성·독립성 보장은 그들의 전문성에 대한 사회적 인정이 있어야 가능하기 때문이다. 이를 위해 재택 케어 서비스에 참여하는 간호사에 대한 별도의 자격 기준을 마련하면서, 이들이 대상자에게 제공할 독립적인 업무 영역도 마련해야 할 것이다.

셋째, 체계적인 연구를 통해 기대 효과에 대한 과학적 근거를 생산하려는 노력이 필요하다.

4. 간호정책 모니터링 자료

급변하는 간호계의 요구와 관련된 정책 자료를 확인하려면 '대한간호협회'의 홈페이지를 모니터링하는 것이 효과적이다. 또한 모바일(스마트폰)로 최신 자료를 볼 수 있는 '대한간호 웹진'과 'KNA News Letter' 등을 참고하는 것도 필요하다.

1) 대한간호협회 홈페이지(http://www.koreanurse.or.kr/main.html)

(1) 2018년

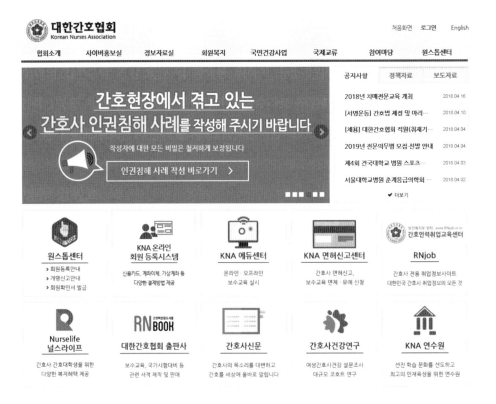

(2) 2015년

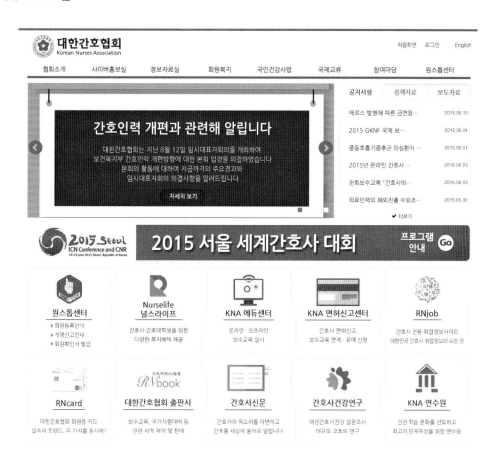

2) 정책 자료

(1) 2018년

등록 법원의 구속영장 발부에 대한 입장

작성자 홍보국   **조회** 163   2018.04.04

법원의 구속영장 발부에 대한 입장

대한간호협회는 2017년 12월 16일 이대목동병원 신생아 중환자실에서 발생한 신생아 사망사건 이후, 정확한 사실 규명과 함께 환자안전을 지킬 수 있도록 정부에 의료 환경을 개선해 달라는 요구를 해왔다.

대한간호협회는 2018년 4월 3일 전국 시·도간호사회, 산하단체와 함께 입건된 간호사들이 불구속 상태에서 수사와 재판을 받을 수 있도록 선처해 달라는 탄원서를 서울남부지방법원에 제출한 바 있다. 그러나 우리의 바람과는 달리 법원은 수간호사에 대하여 증거인멸의 우려가 있다는 이유로 구속영장을 발부하였다.

그동안 입건된 간호사들은 수사에 성실히 임해왔고 증거인멸의 시도도 전혀 없었음에도 불구하고 법원이 수간호사에 대한 구속영장을 발부한 것은 불구속수사의 원칙에 반하는 것으로 이는 매우 부당한 처사이다.

대한간호협회는 향후 입건된 간호사들이 정당하고 합법적으로 수사와 재판을 받을 수 있도록 적극적으로 대처할 것이며 최근 이 사건과 관련하여 확인되지 않은 사실이 유포되는 것에 대하여도 엄중하게 대응할 것이다.

2018. 4. 4

대한간호협회

(2) 2015년

작성자 정책국	조회 2213	2015.01.05

'보건소 방문건강관리사업 간호사 해고' 철회 성명서

보건소 지역사회통합건강증진사업 중 방문건강관리분야(이하 '방문건강관리사업')는 2007년 4월부터 저소득층을 대상으로 한 맞춤형 방문건강관리사업으로 시작되었고, 대상자의 만족도가 그 어떤 분야보다 높은 공공사업입니다. 그러나 최근 방문건강관리사업을 수행하는 간호사 해고가 잇따르고 있습니다. 그 이유는 2013년부터 '기간제 근로자 사용기간 제한의 예외' 사업에 해당되지 않아, 올해 간호사 등이 재계약을 할 경우 무기 계약직으로 전환되기 때문입니다.

보건소 방문건강관리사업의 주체는 정부와 지방자치단체입니다. 국민들에게 만족도가 높은 본 사업을 수행하는 간호사들에 대하여 무기계약직 전환을 해야 한다는 이유로 해고하는 것은 좋은 일자리를 창출하겠다는 정부 정책과 정면 배치되는 것입니다.

또한 지역보건법 제2조에 의하면 시·도는 당해 시·도의 보건시책의 추진을 위한 조사·연구, 인력확보, 자질향상 등에 노력하여야 하고, 시·군·구는 보건시책의 추진을 위하여 보건소등 지역보건의료기관의 설치·운영, 인력확보, 자질향상 등에 노력하여야 한다고 규정하고 있습니다. 이처럼 지역 주민들의 보건의료 개선을 위한 전문인력 확보와 자질향상에 대한 책무가 있는 보건소에서 숙련된 방문건강관리사업 담당 간호사들을 해고하는 것은 이러한 책무를 방기하는 것입니다.

보건소 방문건강관리사업은 대상자의 만족도는 높은 반면, 해당 사업을 담당하는 간호사들의 인건비와 처우는 매우 열악한 상황입니다. 그럼에도 보건소 방문건강관리사업 담당 간호사의 인사권을 가지고 있는 지자체는 예산상의 문제로 해고가 불가피하다는 주장만 하고 있습니다. 저소득층에 제공되는 보건소 방문건강관리사업이 더 이상 예산 문제로 좌초되도록 방치해서는 안됩니다.

지자체는 우선 보건소 방문건강관리사업 담당 간호사의 해고를 철회하고, 예산 문제는 제도 개선을 통해 해결해 나가야 합니다. 국민이 바라고 만족하는 방문건강관리사업 담당 간호사를 해고하는 것은 국민의 뜻을 거스르는 것입니다.

'대한간호협회'와 '지역사회통합 방문건강관리사업 간호사회'는 지자체가 보건복지부 지침으로 운영하고 있는 보건소 방문건강관리사업을 지역보건법에 포함시키는 내용의 지역보건법 개정안을 추진하는 것을 시작으로 하여 보건소 방문건강관리사업에 대한 예산 지원 확보 방안을 위해 최선의 노력을 다할 것입니다.

2015년 1월 5일

대한간호협회
지역사회통합 방문건강관리사업 간호사회

3) 대한간호 웹진

(1) 2018년

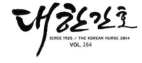

Nursing Policy   People   Health&Life

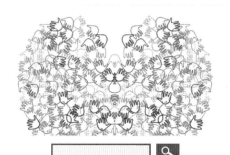

간호사와 인권
NURSE & HUMAN RIGHT

목차보기   PDF보기   다른호웹진보기

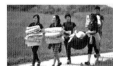 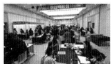 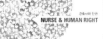 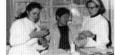 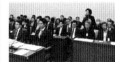 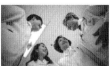

여는글
간호사 인권센터 설립에 앞서

특집
통계로 본 간호사 분야별 활동 영역 어떻게 달라졌나?

Special Focus
간호사와 인권

이슈 & 이슈
간호사 마리안느와 마가렛 노벨평화상 추진위 발족

만나고 싶었습니다
대한간호협회 중앙간호봉사단

간호인력취업교육센터
간호사 재취업률 크게 높아졌다

KNA NEWS
대한간호협회 하반기 사업

기자 칼럼
PA, 불법과 그림자의 사이

(2) 2015년

대한간호협회
Korean Nurses Association

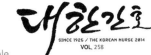

SINCE 1926 / THE KOREAN NURSE 2014
VOL. 258

Nursing Policy   People   Research   Health & Life

看護師 男子

남자간호대학생
1만 명 시대

看護師 男子

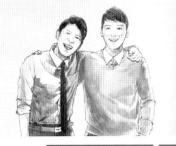

목차보기   PDF보기   다른호웹진보기

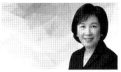
여는글
희망으로 함께하는 한국 간호의 미래

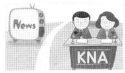
KNA NEWS
2014년 하반기 협회 주요활동

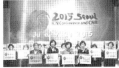
KNA 포커스
간호 정책선군식&서울 세계간호사대회...

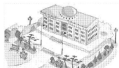
시론
간호사에 대한 처우개선 국가가 책임져야 한다

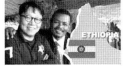
기자칼럼
'브라터 컨트리' 에티오피아 구하기

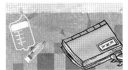
문화산책
문명화를 놓쳐버린 순간에서 간호는 시작된다

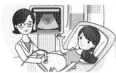
노무상식
임신 근로자 단축근무

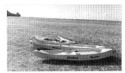
힐링을 위하여
올 겨울, 그곳이 나를 부른다

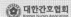
대한간호협회
Korean Nurses Association
(100-400) 서울특별시 중구 동호로 314(쌍림동 88-7) T. 02-2260-2511 F. 02-2260-2519
COPYRIGHT 2014 © KOREAN NURSES ASSOCIATION, ALL RIGHTS RESERVED.

4) KNA News Letter

(1) 2018년

KNA뉴스레터

등록 간협, 간호법 제정 100만인 서명운동 재점화

작성자 홍보국   조회 126   2018.04.16

간협, 간호법 제정 100만인 서명운동 재점화
마리안느·마가렛 노벨평화상 추천운동 포함

대한간호협회가 간호법 제정 및 간호사 마리안느와 마가렛 노벨평화상 추천 100만인 서명운동을 전개하고 있다.

협회는 4월 12일 시·도 간호사회 및 산하단체와 함께 100만인 서명운동 전개를 재점화했다.

협회는 그동안 100만 대국민 서명운동 확산을 위해 전국 간호대학 학생, 병원 간호사 등과 연계해 서명운동을 전개해 왔다.

서울 명동, 신촌, 강남 등을 찾아 가두서명 캠페인을 벌인 것은 물론 SNS 등 온라인을 활용한 운동도 함께 진행해 왔다.

특히, 간호법 제정 서명운동은 2013년 6월 대표자 회의에서 간호법 제정을 위한 '100만 대국민 서명운동'을 의결한 뒤 같은 해 7월에 시작했다.

협회는 두 서명운동에 각 100만인이 참여할 때까지 향후 계속해서 진행할 예정이다.

서명운동에 참여하고자 하는 사람은 △간호법 제정 서명운동 바로가기(https://goo.gl/forms/aT9idgnsbtU1SQ3J3) △간호사 마리안느와 마가렛 노벨평화상 추천 서명운동 바로가기(https://goo.gl/forms/0G4JKKzEdiBVxd9h2)를 통해 하면 된다.

(2) 2015년

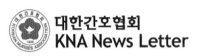

대한간호협회
KNA News Letter

제 5호 | 2015.04.01

「KNA News Letter」가 여러분을 찾아갑니다

대한간호협회는 회원들과 공감하는 정책사업 추진을 위해 매월 1일과 16일 e-mail 소식지 「KNA News Letter」를 보내드리고 있습니다. 「KNA News Letter」는 대한간호협회가 추진하고 있는 정책사업을 가장 빠르게 알려드리는 매체로서의 역할에 최선을 다할 것입니다. 또 「KNA News Letter」는 '네이버 블러그'와 소셜네트워크 서비스(SNS)인 'Twitter', 'Facebook'을 통해서도 제공됩니다. 특히, 급박하고 중요한 간호현안에 대해서는 'SMS(문자서비스)'를 통해 알려드릴 예정입니다.

간호법 제정 서명운동 재점화
'2015 다함께 정책엑스포'를 시작으로

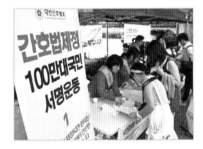

간호법 제정을 위한 100만 대국민 서명운동이 전국적으로 4월 한 달 재점화 된다. 대한간호협회는 4월 한 달간을 대국민 서명운동 집중기간으로 정하고 새정치연합이 4월 6일부터 8일까지 3일간 개최하는 '2015 다함께 정책엑스포'를 시작으로 서명운동 확대에 적극 나서기로 했다. '2015 다함께 정책엑스포'는 우리나라에서 처음으로 열리는 정책박람회로 국회의원회관과 본청 앞마당에 모두 98개동의 '몽골텐트' 형태의 정책부스가 꾸려지며 31개 세션의 정책토론의 장이 마련돼 많은 시민들이 찾을 것으로 예상된다. more ⊙

2015 보수교육 강사교육 실시
'건강사정과 실제'·'재난관리'

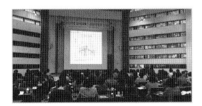

대한간호협회는 올 한해 전국에서 간호사 보수교육을 담당할 강사들을 위한 교육을 3월 24일부터 27일까지 KNA연수원에서 실시했다. '건강사정과 실제' 프로그램은 간호사 보수교육을 담당할 강사 120명이 참가한 가운데 3월 24~25일 실시됐다. 또 '재난관리' 프로그램은 강사 109명이 참가한 가운데 3월 26~27일 실시됐다. more ⊙

 트위터　　 페이스북　　 네이버 블로그

💬 토론 자료

1. 2013년부터 시범 사업으로 실시한 간호·간병통합서비스는 2018년 현재 서울 및 상급종합병원으로 확대하여 적용되고 있다. 간호·간병통합서비스의 개념과 장단점에 대하여 토론해보자.

2. 2018년 현재 남자간호사 수는 10,050명으로 증가하였으며, 2017년 간호학을 전공하고 국가시험에 합격한 남학생들이 전체의 10%를 넘었다. 이들의 특성을 살려 군 복무와 연계하는 방안을 토론해보자.

3. 병원에 근무하는 간호사들이 사직하는 이유 중 80%가 육아 문제 때문이다. 숙련된 간호사가 지속적으로 병원 근무를 하면서 육아 문제를 해결할 수 있는 방안을 토론해보자.

4. 병원 규모에 따라 나타나는 간호사 임금 격차의 원인은 무엇인가? 아울러 이를 해소하기 위한 방안을 토론해보자.

제9장

분야별 간호정책 제안의 실제

학습 목표

1. 〈OECD Health Data〉의 개요를 이해한다.

2. 〈OECD Health Data〉 생산·관리에 대해 설명한다.

3. 바람직한 보건의료정책을 위한 통계 현황을 이해한다.

4. 간호정책의 개선 과제를 제시한다.

1. 〈OECD Health Data〉

우리나라 보건의료의 각 분야에서 국민들의 요구에 맞는 정책을 펼치려면 다른 국가들이 가지고 있는 보건의료 지표를 이해해야 한다. 분야별 보건의료 지표에 대한 국가 간 비교 및 평균값은 한 국가의 보건의료정책을 구성할 때 기준으로 사용될 수 있다. 또한 이를 바탕으로 한 정책만이 국민들에게 올바른 보건의료 서비스를 제공할 수 있다. 그러므로 이 장에서는 〈OECD Health Data〉의 개요, 생산·관리, 바람직한 보건의료정책을 위한 통계 현황을 알아보고, 실질적인 간호정책 개선 과제를 설명하고자 한다.

1) 개요

〈OECD Health Data〉는 34개 회원국의 건강 상태, 보건의료자원, 보건의료비 등 보건의료 전반의 통계 수치를 담은 데이터베이스이다. 이는 회원국의 보건 현황을 제공받은 뒤, 작성 가이드 라인을 준수했는가 등을 검토한 다음, 홈페이지를 통해 매년 6월 말에 발표된다(2017년에는 6월 30일에 발표).

이 자료에는 건강 상태, 보건의료자원, 보건의료 이용, 보건의료비, 건강의 비의료적 결정 요인 같은 회원국별 비교 통계가 수록된다. 이 자료를 이용하면 OECD 회원국들의 전반적인 보건 수준 현황을 동일한 기준에서 비교할 수 있기에, 보건의료정책 수립의 기초 자료로 많이 활용된다.

OECD는 매년 경제적·사회적·환경적 변화에 따라 필요한 통계를 추가하고, 필요도가 낮아진 통계를 제외함으로써 요구 항목을 조절했다. 또한 최근에는 통계 생산 효율화를 위해 OECD와 WHO, EU 등이 공동으로 회원국에 자료를 요구하거나 활용하는 추세이다.

2) 〈OECD Health Data〉 생산·관리

우리나라가 1996년 12월 OECD에 가입하면서 보건복지부는 1997년부터 매년 보건 관련 각종 통계 자료를 OECD에 제공하고 있다(《OECD 기본 협정》 제3조). OECD가 요구하는 통계는 각 회원국이 동일한 기준에 따라 생산·제공하므로 국제적 비교가 용이하여 활용도가 높다. 따라서 OECD 등 국제기구의 통계 자료 요구에 적극적으로 대응함으로써 우리나라의 국제적 위상을 제고하고, 관련 정책·연구 등에 활용할 수 있는 기초 통계 자료를 주고받기 위해 지속적인 생산·관리가 필요하다.

OECD의 보건 분야 통계(Health Data)의 요구 동향을 보면, 1997년 46개 통계표에 996개 항목에서 1998년에는 1,421개 항목까지 증가했으나, 2005년에는 410개 항목으로 감소했다. 그러나 이후 다시 증가하기 시작하여 2013년에는 921개 통계 항목이 요구되었다.

우리나라는 그동안 OECD 요구 보건 통계 제출률을 높이기 위해 미생산 통계에 대한 연도별 생산 계획을 수립하는 등 생산 방안을 모색해왔다. 이에 따라 의약품 통계 생산을 위한 새로운 조사 사업을 추진하고, 국민의료비 추계 같은 통계들을 지속적으로 생산하고 있다. 그 결과 2009년 79.7%, 2010년 85.3%, 2011년 87.9%, 2012년에는 90.5%로 제출률을 매년 높여가고 있었으나, 2013년에는 보건의료 질 지표의 요구 항목 수가 증가(40개 항목 → 60개 항목)하여 작년 대비 제출 항목 수가 2건 증가했는데도 불구하고, 제출률은 다소 감소(772개 항목 제출, 83.8%)했다. 2016년에도 보건통계 항목과 제출률에 큰 변화는 없었다.

보건복지부는 국제화·개방화에 따라 OECD 등 국제기구와의 관계가 긴밀해지면서 보건 통계에 대한 국제적 협력이 더욱 증대되고 있으므로 OECD 등 국제기구가 요구하는 통계의 제출률을 지속적으로 높여나가야 한다.

표 9-2는 〈OECD Health Data 2017〉에 수록된 991개 통계 항목 중 우리나라에서 사회적 관심이 높고, OECD 회원국 대부분이 제출하여 비교가 가능한 통계를 선정한 것이다. 또한 외국의 자료 중 각국의 통계 작성 사정에 따라 2015년을 기준으로 이용 가능한 가장 최근 자료를 활용했다.

■ 표 9-1 〈OECD Health Data 2017〉 요약표

분야	지표명	한국	OECD 평균	최대		최소	
건강 상태	기대수명(세)	82.1	80.6	83.9	일본	74.6	라트비아
	영아사망률(출생아 천 명당, 명)	2.7	3.9	12.5	멕시코	1.6	슬로베니아
	암에 의한 사망률(인구 십만 명당, 명)	178.9	203.7	281.6	헝가리	114.6	멕시코
	뇌혈관질환에 의한 사망률(인구 십만 명당, 명)	71.6	64.5	196.6	라트비아	36.1	프랑스
	허혈성심장질환에 의한 사망률 (인구 십만 명당, 명)	38.0	112.4	327.5	라트비아	34.1	일본
	호흡기질환에 의한 사망률(인구 십만 명당, 명)	70.0	64.0	110.1	영국	26.3	핀란드
	자살에 의한 사망률(인구 십만 명당, 명)	28.7	12.1	28.7	한국	2.6	터키
	본인의 건강상태가 양호하다고 생각하는 비율(%)	32.5	68.2	88.9	뉴질랜드	32.5	한국
보건의 비의료 결정 요인	주류 소비량(15세 이상 인구 1인당, 리터)	9.1	9.0	12.6	벨기에	1.4	터키
	흡연인구 비율(15세 이상 인구, %)	17.3	18.5	27.3	그리스, 터키	7.6	멕시코
	측정된 과체중 또는 비만인구 비율(%)	33.4	56.7	72.5	멕시코	23.8	일본
보건 의료 자원	임상의사(인구 천 명당)	2.2	3.3	5.1	오스트리아	2.2	한국
	임상간호사(인구 천 명당)	5.9	9.5	18.0	스위스	2.8	멕시코
	CT 스캐너(인구 백만 명당)	37.0	26.1	107.2	일본	5.9	멕시코
	MRI 장비(인구 백만 명당)	26.3	16.2	51.7	일본	2.4	멕시코
	의학계열 졸업자(인구 십만 명당)	7.9	11.7	23.7	아일랜드	0.0	룩셈부르크
	총 병원병상(인구 천 명당)	11.5	4.7	13.2	일본	1.5	멕시코
	급성기의료 병원병상(인구 천 명당)	7.3	3.7	7.9	일본	1.5	멕시코
보건 의료 이용	환자 1인당 평균병원재원일수(일)	16.1	8.2	29.1	일본	3.9	터키
	제왕절개 건수(출생아 천 명당)	380.3	259.6	531.0	터키	154.9	핀란드
	신장이식 건수(인구 십만 명당)	3.7	3.8	6.3	스페인	0.0	룩셈부르크
	의사의 외래진료(국민 1인당)	16.0	7.0	16.0	한국	2.7	멕시코
	치과의사의 외래진료(국민 1인당)	2.0	1.2	3.2	일본	0.0	포르투갈
보건 의료비	경상 의료비 중 가계직접부담 비율(%)	36.8	20.3	46.1	라트비아	6.8	프랑스
	경상 의료비 중 의약품 등 지출 비율(%)	21.4	16.2	29.2	헝가리	6.8	덴마크
	1인당 경상 의료비 지출(US$ PPP)	2,729	3,997	9,892	미국	1,080	멕시코
	GDP대비 경상 의료비(%)	7.7	9.0	17.2	미국	4.3	터키
	경상 의료비 중 정부·의무가입보험 재원 비중(%)	56.4	72.5	85.2	노르웨이	49.1	미국
의약품 시장	의약품 총 판매액(1인당 US$ PPP)	532.2	444.8	835.0	슬로바키아	151.3	뉴질랜드
장기 요양	병원과 시설 내 장기요양 병상(침상)수 (65세 인구 1,000명당)	58.6	48.7	86.3	룩셈부르크	8.0	터키

2. 바람직한 보건의료정책을 위한 통계 현황

1) 건강 상태

(1) 기대수명

OECD에서 제시한 전체 기대수명은 남·녀 기대수명의 평균이다.

기대 수명: ('10년) 80.2년 → ('15년) 82.1년

지난 5년간 우리나라의 기대수명은 빠르게 증가했다. 특히 2015년에 조사된 우리나라의 기대수명은 82.1년으로, OECD 평균인 80.6년보다 1.5년 길다. 이렇듯 지난 5년간 우리나라의 기대수명은 1.9년 증가하여, OECD의 평균 증가 수준 1.0년보다 큰 폭으로 증가했다.

OECD 회원국 중 기대수명이 가장 긴 나라는 일본으로 83.9년을 기록했으며, 스위스와 스페인(83.0년)이 뒤를 이었다. OECD 회원국 중 기대수명이 가장 짧은 나라는 라트비아와 멕시코로, 각각 74.6년, 75.0년을 기록했다.

(2) 영아사망률

영아사망률은 막 출생한 1,000명 중 첫 돌 이전에 사망한 영아의 수로, 한국의 보건복지 수준을 가늠할 수 있는 주요 지표이다. 또한 보건의료 시스템의 효과성은 물론 어머니와 신생아의 건강에 영향을 미치는 경제적·사회적 수준을 반영하는 기본 지표 중 하나이다.

영아사망률(출생아 1,000명당): ('10년) 3.2명 → ('15년) 2.7명

우리나라의 영아사망률은 출생아 1,000명당 2.7명으로, OECD 평균인 4.0명보다 1.1명 낮았다. OECD 회원국 중 아이슬란드, 슬로베니아, 일본, 핀란드, 노르웨이, 폴란드, 아이슬란드, 등 13개국은 영아사망률이 3.0명 미만으로 낮은 편이다.

(3) 암에 의한 사망률

우리나라에서는 암에 의한 사망률이 점차 감소하는 추세이나, 암 환자의 생존율을 보다 더 높이기 위해 암 예방 및 조기 검진 사업 등을 지원함으로써 암 발생률 자체를 낮추고, 조기에 발견하여 치료하는 실천 활동이 필요하다.

> 암에 의한 사망(인구 10만 명당): ('10년) 193.7명 → ('15년) 178.9명

우리나라의 암에 의한 사망률은 인구 10만 명당 178.9명으로, OECD 평균인 203.7명보다 24.8명이 낮았다. 또한 OECD 회원국 중 멕시코, 터키, 핀란드, 스위스, 일본, 이스라엘에 이어 일곱 번째로 낮다.

OECD 모든 회원국에서 남성의 암 사망률은 여성의 암 사망률에 비해 높은 편이며, 우리나라의 경우 암 사망률의 남·녀 차이가 2.4배로 터키와 함께 가장 높다. 라트비아(2.2배) 순으로 차이를 보이고 멕시코는 남·녀 차이가 1.2배로 가장 낮았다.

(4) 뇌혈관질환

뇌혈관질환에 의한 사망률은 71.6명으로, OECD 평균인 64.5명보다 높다. 하지만 2015년 뇌혈관질환에 의한 사망 통계는 OECD 회원국 간에 큰 차이가 있음을 보여주었다. 한 예로 프랑스는 뇌혈관질환 사망률이 인구 10만 명당 36.1명(2013년)으로 가장 낮았는데, 이는 뇌혈관질환 사망률이 가장 높은 라트비아(196.6명, 2014년)의 18.4% 수준에 불과했다.

뇌졸중 후유증으로 인한 부담 또한 뇌혈관질환과 관련된 중요한 문제이다. 그렇기에 평상시 만성질환 관리(고혈압, 당뇨, 고콜레스테롤 등), 건강 증진 운동(비만 예방, 음식 조절, 적절한 운동, 금연, 절주 등), 재발 방지를 위한 재활 서비스 및 절대적 사망 수준 감소를 위한 신속한 응급 조치 같은 노력이 필요하다.

> 뇌혈관질환에 의한 사망(인구 10만 명당): ('10년) 86.0명 → ('15년) 71.6명

(5) 허혈성심장질환

허혈성 심장질환으로 인한 사망률은 인구 10만 명당 38.0명으로, OECD 평균인 112.4명보다 낮다. 또한 OECD 회원국 중 가장 낮은 사망률을 기록한 일본(34.1명, 2014년)에 이어 두 번째로 낮은 수준이다. 회원국 중 라트비아(327.5명, 2014년), 헝가리(288.3명), 슬로바키아(290.8명, 2014년)는 허혈성 심장질환에 의한 사망률이 매우 높았다.

OECD 회원국의 허혈성 심장질환 사망률은 남성평균 152.1명, 여성평균 83.5명으로 남성이 여성에 비해 1.8배 높았다.

> 허혈성 심장질환에 의한 사망(인구 10만 명당): ('10년) 42.8명 → ('15년) 38.0명

(6) 자살

우리나라의 자살에 의한 사망률은 OECD 국가 중 1위를 기록했다. 자살에 의한 사망률은 인구 10만 명당 28.7명으로, OECD 평균인 12.1명에 비해 16.6명 높았지만, 최근에는 감소하는 추세이다. OECD 회원국 중 자살률이 가장 낮은 국가는 터키로 2.6명이다.

> 자살에 의한 사망(인구 10만 명당): ('10년) 33.5명 → ('15년) 28.7명

■ 표 9-2 자살에 의한 연령 표준화 사망률 추이

	2004	2005	2006	2007	2008	2009	2010	2011	2012	2013
전체	29.5	29.9	26.2	28.7	29.0	33.8	33.5	33.3	29.1	28.7
남성	45.0	45.1	39.9	41.9	41.9	48.3	49.6	50.0	43.0	43.3
여성	17.7	18.6	15.9	19.3	19.4	22.8	21.4	20.2	17.8	16.8

※ OECD에서 적용한 '연령 표준화 사망률(Age-standardized death rate)'은 국가 간 또는 시계열時系列에 의해 생기는 연령 구조의 차이에 따른 영향을 제거하기 위해 OECD 인구 구조로 표준화하여 산출한 수치이다.

2) 보건의 비의료 결정 요인

(1) 음주율

15세 이상 1인당 연간 주류 소비량은 순수 알코올 기준 9.1리터이다. 이는 OECD 평균인 9.0리터와 비슷한 수준이다. OECD 회원국 중 벨기에(12.6리터, 2014)는 15세 이상 인구 1인당 연간 주류 소비량이 순수 알코올 기준 12리터 이상으로 가장 높으며, 가장 낮은 회원국은 터키 (1.4리터)와 이스라엘(2.6리터, 2014년)로, 3리터 이하이다. OECD 회원국 중 13개 국가에서 15세 이상 인구 1인당 연간 10리터 이상의 주류를 소비하고 있다.

> 주류 소비량(15세 이상 인구, 순수 알코올): ('10년) 9.0리터 → ('15년) 9.1리터

과도한 음주는 간경변증과 암, 심장질환, 뇌졸중, 뇌혈관질환 등의 위험을 증가시킨다. 또한 태아의 알코올 노출은 선천성 기형과 정신지체의 주요한 원인이 되기도 하며, 음주는 사고와 손상, 폭행, 폭력, 살인, 자살에 의한 사망 및 장애의 원인이 될 수 있다.

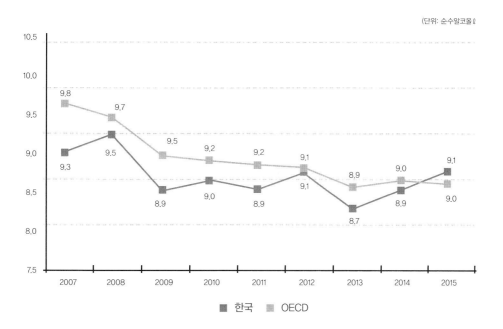

(단위: 순수알코올ℓ)

그림 9-1 연도별 주류소비량(15세 이상 인구 1인당), 2007~2015년

주)OECD: 36개국 기준, 각 해당년도 혹은 인접년도 통계가 있는 회원국의 평균임

(2) 흡연율

우리나라의 여성 흡연율은 3.4%로 OECD 회원국 중 가장 낮은 반면, 남성 흡연율은 31.4%로 OECD 회원국 중 다섯 번째로 높은 수준이다. 또한 15세 이상 인구 중 매일 담배를 피우는 인구를 백분율로 나타낸 흡연율은 17.3%로, OECD 평균인 18.5%보다 다소 높다. OECD 회원국 중 터키(27.3%, 2014년)가 가장 높은 흡연율을 기록했으며, 멕시코(7.6%)는 흡연율이 가장 낮았다.

> 흡연율(15세 이상 인구, %): ('10년) 22.9% → ('15년) 17.3%

(3) 비만·과체중

우리나라의 비만·과체중 인구는 OECD 회원국 중 매우 낮은 수준이다. 비만·과체중 인구 비율은 33.4%로, OECD 회원국 중 일본(23.8%)에 이어 2번째로 낮은 수준이며, OECD 평균인 56.7%에 비하면 매우 낮은 수준이다.

OECD 회원국 중 멕시코는 비만·과체중 인구의 비율이 72.5%(2016년)로 가장 높았으며, 두 번째로 높은 나라인 미국은 70.0%(2014년)였다. OECD 회원국 중 대부분이 남성의 비만·과체중 비율이 여성의 것에 비하여 높았으나, 멕시코에서는 여성의 비만·과체중 비율이 더 높았다.

비만은 고혈압, 고지혈증, 당뇨, 심혈관질환, 호흡기계통질환(천식), 근골격계통질환(관절염), 기타 암을 포함하는 여러 건강 문제의 위험 요인으로 알려져 있다. 또한 식품의 실질적 가격이 하락하고, 앉아서 생활하는 시간이 늘어나는 등 여러 행동적·환경적 요소로부터 영향을 받아 세계적으로 확산되고 있다. 특히, 많은 OECD 회원국에서 아동·성인의 비만·과체중 증가를 주요한 보건 문제로 보고서 다양한 정책을 도입하고 있다.

> 비만·과체중 비율(15세 이상 인구, %): ('10년) 30.2% → ('15년) 33.4%

3) 보건의료자원

(1) 총 병원병상 수

총 병원병상 수는 인구 1,000명당 11.5명으로 OECD 평균(4.7명)보다 2.4배 많다. 우리나라와 터키를 제외한 대부분의 OECD 국가에서 지난 5년간 총 병원병상 수가 줄었으나, 우리나라는 1.3배 증가하였다.

OECD 회원국 중 인구 1,000명당 가장 많은 총 병원병상 수를 가지고 있는 나라는 일본(13.2명)이며, 한국은 일본에 이어 두 번째로 총 병원병상 수가 많다.

> 총 병원병상 수(인구 천 명당) : ('10년) 8.7명 → ('15년) 11.5명

(2) 의사 수

임상의사의 수, 분포, 구성은 의료직 진입에 대한 제한, 전문 분야의 선택, 인구 통계적 특성, 보수, 근로 조건, 국외 이주 등을 비롯한 다양한 요인의 영향을 받는다. 우리나라의 경우 지난 5년간 임상의사 수는 꾸준히 증가했으나, 여전히 OECD 회원국 중 의료인력의 수가 가장 적은 편이다. 즉, 우리나라의 의사 중 임상의사 수는 인구 1,000명당 2.2명으로, OECD 평균인 3.3명보다 1.1명 적으며, OECD 회원국 중에서 가장 낮은 수준이다. OECD 회원국 중에는 오스트리아(5.1명)가 가장 많고, 멕시코 및 일본(2.4명)은 인구 1,000명당 2.5명 미만으로 낮은 수준이다. 의학 계열 졸업자 수는 인구 10만 명당 7.9명으로, OECD 평균인 11.7명에 비해 낮기 때문에 중·장기적 의료인력 수급 판단이 필요하다.

OECD 회원국 중에는 아일랜드(23.7명), 덴마크(19.5명, 2014년), 슬로베니아(17.4명), 라트비아(16.2명), 포르투칼(15.9명), 호주(15.8명)가 인구 10만 명당 의학 계열 졸업자 수가 15명 이상으로 가장 많고, 룩셈부르크(0.0명), 이스라엘(5.5명)은 인구 10만 명당 의학 계열 졸업자 수가 6명 미만으로 가장 적다.

(3) 간호사 수

간호사는 병원과 장기요양 시설에서 보건의료 서비스 제공의 핵심적 역할을 할 뿐만 아니라, 만성질환자를 위한 가정방문 등을 기반으로 하는 의료 서비스에서도 역할이 확대되고 있다.

우리나라에서는 지난 5년간 임상간호사 수가 꾸준히 증가했으나, 여전히 OECD 회원국 중 의료인력의 수가 가장 적은 편이다. 간호사 중에서 임상간호사 수는 인구 1,000명당 5.9명으로, OECD 평균(9.5명)보다 3.6명 적다.

OECD 회원국 중 스위스(18.0명), 노르웨이(17.3명), 덴마크(16.7명), 아이슬란드(15.5명)는 인구 1,000명당 15명 이상으로 가장 많은 간호인력을 확보했고, 멕시코(2.8명), 그리스(3.2명), 라트비아(4.7명), 이스라엘(4.9명)은 5명 미만으로 가장 적은 간호인력 수를 기록했다.

4) 보건의료비용

(1) GDP대비 경상 의료비

경상 의료비는 보건의료 재화와 서비스의 최종 소비에 대한 지출 비용으로 개인 의료비와 집합보건 의료비로 구성된다. 우리나라 경상 의료비 지출 규모는 GDP대비 7.7%로 OECD 회원국 평균 (9.0%)보다 낮다. 2010년에 비해 2016년(잠정치) GDP대비 경상 의료비는 1.2%p 상승하여, 같은 기간 OECD평균(0.2%p) 상승보다 높은 상승폭을 기록하였다.

OECD 회원국 중 미국은 GDP대비 경상 의료비가 17.2%로 가장 높으며, 터키(4.3%), 라트비아(5.7%), 멕시코(5.8%), 룩셈부르크(6.3%) 등이 7% 미만인 국가들이다.

GDP대비 경상 의료비(2016년 잠정치) : ('10년) 6.5% → ('16년) 7.7%

---

(2) 경상 의료비 중 정부·의무가입보험 재원 비중

경상 의료비는 중 정부·의무가입보험 재원 비중은 56.4%로 OECD 회원국 평균(72.5%)보다 낮다. 우리나라는 2000년대 중반 이후 보장성 강화 등의 영향으로 정부·의무가입보험 재원의 지출 비중이 증가하였으나 OECD 수준에는 여전히 미치지 못하고 있다.

OECD 회원국 중 미국은 정부·의무가입보험 재원 비중이 49.1%로 낮은 국가이며, 노르웨이(85.2%), 독일(84.6%), 덴마크·일본(84.1%), 스웨덴(83.9%), 체코(83.4%) 등이 80% 이상을 정부·의무가입보험 재원으로 부담하는 국가들이다.

정부·의무가입보험 재원 비중(2016년 잠정치) : ('10년) 57.9% → ('16년) 56.4%

■ 표 9-3 경상 의료비 중 정부·의무가입보험 재원 비중 추이 (단위: %)

	2008	2009	2010	2011	2012	2013	2014	2015	2016 (잠정치)
한국	57.3	57.9	57.9	57.3	56.3	56.2	56.2	56.4	56.4
OECD 평균	72.1	73.1	72.8	72.9	72.5	72.6	72.5	72.5	72.5

5) 의약품 시장

구매력지수를 기준으로 한 2014년 우리나라의 의약품 판매액은 OECD 회원국에 비해 대체로 높은 수준이다.

의약품의 판매액은 532.2PPP로 OECD 평균인 444.8PPP보다 높으며, OECD 회원국 중 슬로바키아는 최고치인 835.0PPP를 기록하였다. 뉴질랜드는 의약품의 판매액이 151.3PPP로

OECD 회원국 중 가장 낮았다.

> 의약품 총 판매액(PPP/US $/1인) : ('12년) 499.3PPP → ('14) 532.2PPP

6) 장기요양

우리나라는 병원 내 장기요양 병상과 시설의 침상 수가 지속적으로 증가하고 있다. 즉, 우리나라의 65세 이상 노인 인구 1,000명당 장기요양을 위한 병원병상과 시설 침상은 58.6개로, OECD 평균인 48.7보다 다소 높으며, 이는 '10년 43.2개로 약 5년간 1.4배 늘어났다.

전체 장기요양병원병상과 시설 침상 중 병원병상의 비중은 OECD 회원국 중 우리나라가 가장 높고, OECD 회원국 중 65세 이상 인구 1,000명당 장기요양병원병상과 시설 침상의 수가 가장 많은 국가는 룩셈부르크로 86.3개이다. 그러나 터키(8.0개), 폴란드(12.3개), 라트비아(17.3개), 이탈리아(19.2개)는 65세 이상 인구 1,000명당 장기요양을 위한 병원병상과 시설 침상의 수가 20개 미만으로, OECD 회원국 중 가장 낮다.

많은 OECD 회원국들에서 병원 내에서의 급성 치료가 필요하지 않은 환자들에게 요양을 제공할 뿐만 아니라, 많은 비용이 드는 병원병상을 비우기 위해 장기요양 시설을 확대하고 있다.

> 장기요양병원병상 수(65세 이상 인구 1,000명당): ('10년) 21.0개 → ('15년) 34.1개
> 장기요양 시설 침상 수(65세 이상 인구 1,000명당): ('10년) 22.2개 → ('15년) 24.5개

3. 간호정책의 개선 과제

최근 발간된 〈OECD Health Data〉를 참고하여 관심 분야의 주제를 선정한 뒤, 주제와 관련된 우리나라의 현황을 파악하고 다른 나라의 것과 비교하여 문제점을 제시함으로써, 바람직한 간호정책 마련을 위해 개선해야 할 부분을 기술하는 과제를 부여한다.

이 과정에서 학생들의 이해를 도모하기 위해 기대수명, 영아사망률, 인구 1,000명당 활동 간호사 수에 대한 현황 및 문제점, 개선 과제 예시를 수록했다.

과제

1) 〈OECD Health Data 2015〉를 참고하여 관심 분야의 주제 한 가지를 선정하시오.

2) 선정된 주제와 관련된 우리나라의 현황을 파악하시오.

3) 다른 OECD 회원국과 비교하면서 문제점을 제시하시오.

4) 바람직한 간호정책 마련을 위한 개선 과제를 기술하시오.

과제 1. 기대수명

1) 현황

■ 표 9-4　기대수명(전체, 남자, 여자), 2010년 및 2015년

	2010			2015			
	전체	남자	여자	전체	남자	여자	
호주	81.8	79.5	84.0	82.5	80.4	84.5	
오스트리아	80.7	77.8	83.5	81.3	78.8	83.7	
벨기에	80.3	77.5	83.0	81.1	78.7	83.4	
캐나다	81.1	78.8	83.3	81.7	79.6	83.8	(2013)
칠레	78.0	75.2	80.9	79.1	76.5	81.7	
체코	77.7	74.5	80.9	78.7	75.7	81.6	
덴마크	79.3	77.2	81.4	80.8	78.8	82.7	
에스토니아	75.9	70.9	80.8	77.7	73.2	82.2	
핀란드	80.2	76.9	83.5	81.6	78.7	84.4	
프랑스	81.8	78.3	85.3	82.4	79.2	85.5	
독일	80.5	78.0	83.0	80.7	78.3	83.1	
그리스	80.7	78.0	83.3	81.1	78.5	83.7	
헝가리	74.7	70.7	78.6	75.7	72.3	79.0	
아이슬란드	82.0	79.8	84.1	72.5	81.2	83.8	
아일랜드	80.8	78.5	83.1	81.5	79.6	83.4	
이스라엘	81.7	79.7	83.6	82.1	80.1	84.1	
이탈리아	82.1	79.5	84.7	82.6	80.3	84.9	
일본	82.9	79.6	86.3	83.9	80.8	87.1	
한국	80.2	76.8	83.6	82.1	79.0	85.2	
라트비아	73.0	67.9	78.0	74.6	69.7	79.5	
룩셈부르크	80.7	77.9	83.5	82.4	80.0	84.7	
멕시코	74.1	71.1	77.0	75.0	72.3	77.7	
네덜란드	81.0	78.9	83.0	81.6	79.9	83.2	
뉴질랜드	80.8	78.9	82.7	81.7	79.9	83.4	
노르웨이	81.2	79.0	83.3	82.4	80.5	84.2	
폴란드	76.5	72.2	80.7	77.6	73.5	81.6	
포르투갈	80.0	76.8	83.2	81.2	78.1	84.3	
슬로바키아	75.6	71.8	79.3	76.7	73.1	80.2	
슬로베니아	79.8	76.4	83.1	80.9	77.8	83.9	
스페인	82.4	79.2	85.5	83.0	80.1	85.8	
스웨덴	81.6	79.6	83.6	82.3	80.4	84.1	

	2010			2015			
	전체	남자	여자	전체	남자	여자	
스위스	82.6	80.3	84.9	83.0	80.8	85.1	
터키	74.3	71.8	76.8	78.0	73.3	80.7	
영국	80.6	78.6	82.6	81.0	79.2	82.3	
미국	78.6	76.2	81.0	78.8	76.3	81.2	
평균1)(35)	79.6	76.7	82.4	80.6	77.9	83.1	

주1) 2010년과 2015년(혹은 인접년도) 통계가 모두 있는 회원국의 평균이다.

- 2015년 우리나라의 기대수명은 82.1년으로, OECD 회원국 평균인 80.6년을 상회했다.

- 2010년 우리나라의 기대수명은 80.2년으로, OECD 회원국 평균인 79.6년보다 0.6년 길었다. 그러나 2015년에는 82.1년으로, OECD 회원국 평균인 80.6년보다 1.5년 더 긴 것으로 나타났다.

- OECD 회원국 중에서 기대수명이 가장 긴 나라는 일본으로, 83.9년을 기록했다. 뒤를 이어 스페인 · 스위스 83.0년, 이탈리아 82.6년, 아이슬란드 82.5년이었다. 라트비아와 멕시코는 각각 74.6년, 75.0년으로 가장 낮은 수준을 기록했다.

- 기대수명은 최근 수십 년간 OECD 회원국에서 상당히 증가했다. 이러한 기대수명 증가의 배경 요인으로는 사망률에 영향을 주는 생활 수준과 생활 양식 및 교육 수준, 의료 서비스의 접근성이 향상되고, 의약품의 효율성이 개선되었다는 점 등을 들 수 있다. 물론 이에 따라 생겨나는 문제점들과 그 개선 방안을 마련하는 것도 중요하다.

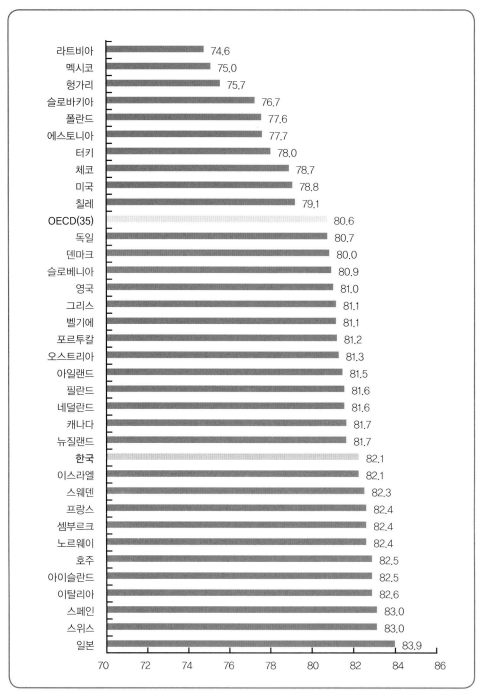

그림 9-2 기대수명(전체), 2015년

주) 1. OECD: 2015년(혹은 인접년도) 통계가 있는 회원국의 평균이다.
　　2. 캐나다는 2013년도 자료이다.

2) 문제점

(1) 노년기 증가에 따른 건강문제

기대수명의 증가와 더불어 노년기는 지속적으로 길어지고 있으며, 그에 따른 건강문제 또한 금속하게 증가하고 있다.

(2) 노인들의 일자리 부족

증가하는 노인 인구에 비해 일자리 수는 매우 부족하고, 사회적 안정망 미비로 인해 고령층이 경제활동에 참여할 기회가 많지 않다. 그에 따라 65세 이상 노인인구의 빈곤율 증가, 자살률 증가와 같은 부가적인 문제점들이 발생하고 있다.

(3) 출산율 저하에 따른 노년부양비 상승

출산율이 현저히 감소하고 있어 생산인구는 줄어드는 반면 기대수명이 증가하여 노인인구가 늘어나고 있다. 이에 따라 노인부양비의 상승과 그에 따른 생산가능인구의 부담이 커지고 있다.

3) 개선 방안

(1) 건강교육 및 예방 활동

1차 예방에 초점을 두어 질병발생률을 낮추고, 만성질환을 관리하기 위한 건강교육을 활성화해야 한다.

(2) 노인을 위한 일자리 창출

무엇보다 먼저 경제 위기에 적극적으로 대응하기 위한 노인 보호 안전망을 강화해야 한다. 이는 공적 소득 보호 체계 및 노인 일자리 사업을 강화함으로써 기본 소득을 확보하고 필요 지출을 지원하는 방안, 노인 학대·유기와 같은 사회병리적 현상의 증대에 따른 노인 보호 체계 구축 같은 다각적인 대책을 마련함으로써 이루어질 수 있다.

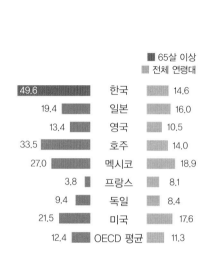

그림 9-3   OECD 회원국들의 65세 이상 인구의 빈곤율

주1) 국가별, 2012년 혹은 가장 최근 통계치 기준
자료: OECD, 한눈에 보는 연금 2015

단위: 명(10만 명당)
■ 남자

한국	29.1
헝가리	19.4
일본	18.7
슬로베니아	18.6
벨기에	17.4
에스토니아	16.6
핀란드	15.8
프랑스	15.8
폴란드	15.3
체코	14.2

그림 9-4   OECD 회원국들의 자살률

주) 2013년 기준, *한국 등 2013년 이전 최근 조사 결과
자료: 경제협력개발기구(OECD 건강 통계 2015)

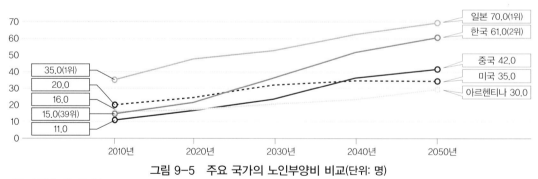

그림 9-5   주요 국가의 노인부양비 비교(단위: 명)

자료: 스탠더드앤드푸어스

현재 국민연금 시스템으로 노인복지 수요를 감당할 수 있을지를 진단하고, 관련 대책도 세워야 한다. 은퇴 이후 긴 노후에 대한 계획을 미리 세우도록 돕고, 고령자들이 생산 활동에 참여하도록 유도함으로써 노후 소득 보장과 노동력 확보를 동시에 달성할 수 있는 제도도 마련해야 한

다. 이에 관한 구체적 방안들을 아래에 소개한다.

- 노인 소득보장정책 개선: 안정적인 노후 소득 보장 체계 구축을 위해 지속 가능성을 확보한다. 또한 사각지대 해소 및 형평성을 확보한다는 원칙하에 연금제도 개혁을 추진한다.
- 노인 삶의 질 향상 기반 구축: 주거, 교통, 여가, 문화 등 각 분야에서 노인을 위한 생활 기반을 확충하고, 노인을 위한 일자리 창출 등을 통해 사회 참여를 촉진한다.
- 노인의 생산 활동 참여: 노인의 경제 활동 참여를 촉진하기 위한 기반을 구축하고, 제도적·기술적으로 지원한다. 이를 통해 노후 소득을 보장과 노동력 확보를 동시에 달성한다.

(3) 출산율 증진을 위한 사업

출산율 증진을 위하여 정부 차원에서의 적극적인 지원과 홍보가 필요하다.

과제 2. 영아사망률

1) 영아사망률

- 출생 후 첫돌이 되기 전까지의 만 0세아 사망을 의미한다.
- 국가·지역의 보건의료제도, 의료기술, 환경 변화 등의 영향을 충실히 반영한다는 점에서 전반적인 사회적·경제적 수준을 대변하는 지표이자 정책 수행 근거로 널리 활용되고 있다.
- 영아 사망 원인에 대한 관심은 그것을 사전에 예방할 수 있는 가능성 및 장애 발생 위험에 근거한 우선순위 선정, 그리고 의료 서비스 접근도 등 영아사망률에 영향을 미치는 요인들을 규명하기 위해서이다.

2) 필요성

- 사망·장애 위험이 높은 저체중아의 발생이 증가하는 반면, 기술 발전과 의료 서비스 확대에 따라 영아사망률은 꾸준히 감소하는 추세이다.

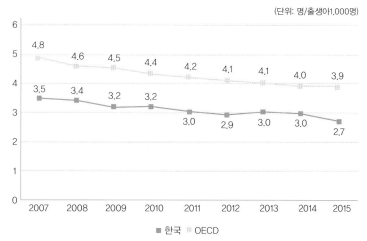

(단위: 명/출생아1,000명)

그림 9-6 연도별 영아 사망률(2007~2015년)

주: 출생아 1,000명당 저체중아 및 영아 사망 수
자료: OECD: 34개국 기준, 각 해당년도 혹은 인접년도 통계가 있는 회원국의 평균이다.

- 영아사망률의 저하를 위한 기초 정보 제공에 일차적인 목적을 두고 있으며, 보다 궁극적으로는 사회계층 간 건강 수준의 형평성 제고를 도모한다.

3) 원인 분석 및 문제점

- 우리나라의 영아사망률은 1990년대 중반 이후 OECD 회원국 평균보다 낮은 수준을 유지하면서 지속적으로 감소하는 추세이다.
- 영아 사망 원인 중 상당수는 '분만 중' 또는 '출생 전 태아기로부터 유래된 질환'에 의한 것이다.
- 저체중아의 영아 사망 원인
- 저체중아
  - 출생 당시 체중은 태아의 건강 상태와 성장 정도를 가늠하는 중요한 지표이다. 그래서 체중 2,500g 미만의 저체중아는 영아 사망 위험이 급격히 증가한다.

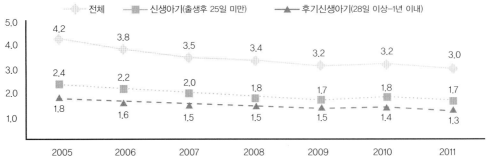

그림 9-7 신생아기와 영아기 사망률 비교

주: 출생아 1,000명당 저체중아 및 영아 사망 수
자료: OECD: 34개국 기준, 각 해당년도 혹은 인접년도 통계가 있는 회원국의 평균이다.

- 저체중아가 영아 사망을 하는 경우, 4명 중 적어도 3명의 원인은 출생전후기 때 기원된 특정 병태이다. 특히, 신생아의 호흡 곤란이 많은 부분을 차지한다.

- 출산연령별 영아 사망 원인
  - 너무 이르거나 혹은 고령일수록 신생아 건강에 부정적으로 작용한다.
  - 우리나라의 영아사망률은 25~29세를 최저점으로 하는 U자 양상을 보인다.
  - 출산연령이 35세 이상인 경우는 25~34세에 비해 높은 수준의 영아사망률을 기록하고 있다. 특히, 신생아의 호흡 곤란, 심장의 선천적 기형, 다운증후군 및 기타 염색체 이상에 의한 영아사망률이 급격히 증가하는 경향이 있다.

4) 개선 과제

- 저체중아 발생률 저하
  - 적령기 결혼·출산 장려
  - 고위험 임산부 대상 산전·분만 관리 강화 및 표준 가이드라인 보급
  - 가임기 여성의 임신 전 건강 행태 유도

- 고위험 신생아 집중 치료를 위한 의료자원 확충 및 지역 단위 응급 관리 체계 구축

  − 신생아 집중 치료 시설·장비 확충

  − 지역 단위 고위험 임산부·신생아 응급 관리 체계 구축

- 고위험 임산부·신생아 발생 감시 체계 운영

  − 임신 전 및 임신 중 건강(관리), 신생아 집중 치료 시설 등의 구축·운영

- 영아 사망 원인 통계 생산 체계의 선진화

  − 정보화에 기반을 둔 사망 원인 작성·보고 체계 개선

5) 발전 방향

현재 우리나라의 영아 사망 수준은 1993년 이래 지속적으로 감소하고 있다. 하지만 최근 출산 관련 행태가 변화하면서 감소폭도 줄어들고 있다. 아울러 고위험 출산이 증가하고, 지역 간 사망률에도 차이가 있는 등 다양한 문제점을 나타내고 있다.

이와 같은 결과는 영아 사망 수준의 향상과 지역 간 형평성 제고, 나아가 국가적 당면 과제인 저출산 문제에 대응하기 위해 위험 요인에 따른 세부 통계 등 정책 기반 통계를 확충할 필요성을 높이고 있다. 따라서 국가 대표 통계로서의 단일화라든가, 통계의 시의성을 높이는 일도 중요하지만, 정확하고 충실한 통계를 생산하는 데 보다 큰 중점을 두어야 한다. 이를 위해서는 정부와 의료계의 공동 참여와 노력, 그리고 관련 정부 부처들 간에 목표를 공유하고 역할을 분담해야 한다.

과제 3. 활동 간호사(인구 1,000명당)의 현황 및 문제점, 개선 과제

1) 현황

■ 표 9-5   임상간호사, 2010년 및 2015년   (단위: 명/인구1,000명)

	2010	2015
호주	10.2 (2009)	11.5
오스트리아	7.7	8.1
벨기에	9.6	10.8
캐나다	9.4	9.9
칠레	–	–
체코	8.1	8.0
덴마크	15.8	16.7(2014)
에스토니아	6.1	6.0
핀란드	13.9	14.7(2014)
프랑스	–	–
독일	12.1	13.3
그리스	3.5	3.2
헝가리	6.2	6.5
아이슬란드	14.5	15.5
아일랜드	–	–
이스라엘	4.7	4.9
이탈리아	–	5.4
일본	10.1	11.0(2014)
한국	4.6	5.9
룩셈부르크	11.1	11.9
라트비아	5.0	4.7
멕시코	2.4	2.8
네덜란드	8.4(2008)	10.5
뉴질랜드	10.1	10.3
노르웨이	16.1	17.3
폴란드	5.3	5.2
포르투갈	–	–
슬로바키아	–	–
슬로베니아	8.2	8.8

	2010	2015
스페인	5.2	5.3
스웨덴	11.1	11.1(2014)
스위스	16.0	18.0
터키	–	–
영국	9.5	7.9
미국	–	–
평균[1](27)	9.1	9.6
최근 평균[2](28)		9.5

주1) 2010년과 2015년(혹은 인접년도) 통계가 모두 있는 회원국의 평균이다.
주2) 2015년(혹은 인접년도) 통계가 있는 회원국의 평균이다.

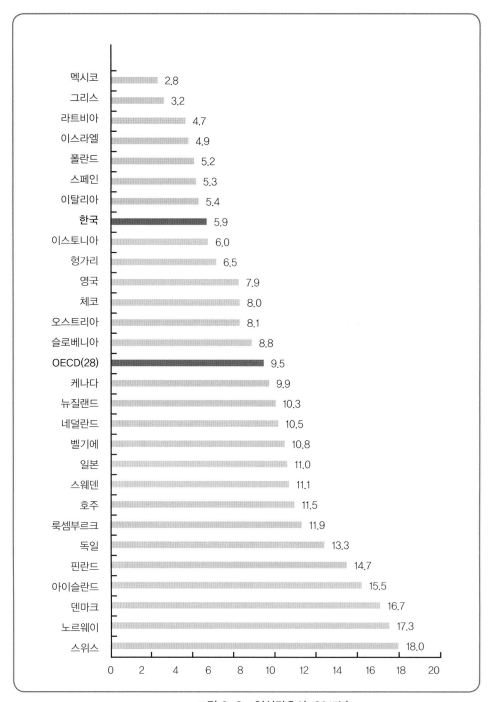

그림 9-8 임상간호사, 2015년

주1) OECD 회원국 중 28개국이다.
1. OECD: 2015년(혹은 인접년도) 통계가 있는 회원국의 평균이다.
2. 덴마크, 핀란드, 일본, 스웨덴은 2014년도 자료이다.

▶ 2012년 우리나라의 임상간호사 수는 인구 1,000명당 5.9명으로, OECD 평균(9.5명)보다 3.6명 적었다.

　－ 2010년 우리나라의 임상간호사 수는 4.6명으로, 5년 사이 28.3% 증가했다.

▶ OECD 회원국 중 스위스(18.0명), 노르웨이(17.3명), 덴마크(16.7명, 2014년), 아이슬란드 (15.5명)는 인구 1,000명당 15명 이상이라는 가장 많은 간호인력을 확보하고 있다.

　－ 멕시코(2.8명), 이스라엘(3.2명), 라트비아(4.7명), 이스라엘(4.9명)은 5명 미만의 가장 적 은 간호인력 수를 기록했다.

▶ 간호사는 병원과 장기요양 시설 같은 전통적 세팅에서 보건의료 서비스 제공에 핵심적인 역할을 할 뿐만 아니라, 만성질환자에 대한 재가 기반 의료 서비스에서도 역할이 확대되고 있다.

　－ 임상간호사 부족 상황은 노동 인구의 고령화 및 퇴직에 의한 간호사 공급 감소와 관련 이 있다. 이에 따라 적정 간호사 수를 유지하는 계획을 세울 필요가 있다(임상간호사는 우리나라의 간호조무사를 포함한다).

　－ 간호사 근무환경 및 처우개선을 통해 간호사들이 일하기 좋은 병원환경을 조성하여 의 료기관 활동 간호사를 확충하고 궁극적으로 의료서비스의 질 제고를 유도하여야 한다.

2) 문제점 및 개선 과제

(1) 문제점

① 대형 병원으로의 의료인력 쏠림으로 인한 중소병원의 절대적인 인력 부족

우리나라 의료기관은 병상 수가 급격히 증가하면서 100병상 당 의사·간호사 인력이 2008년 에 비해 2010년에는 전반적으로 줄어든 양상을 나타내고 있다. 특히, 간호사 인력의 경우 상급 종합병원과 300병상 이상의 종합병원에서는 증가하는 반면, 300병상 미만의 종합병원과 병원 급 의료기관에서는 줄어들고 있다.

② 신규 간호사의 적절한 교육

신규 간호사가 병원에서 처음 접하는 정보에 대해 너무 과중한 부담을 느끼지 않도록 해줘야 한다. 또한 복잡한 직무와 기술을 동시에 가르침으로서 위축되는 경우가 없도록 해야 한다.

③ 유휴 간호사의 재취업 유도

간호협회는 "장롱에 면허증을 쌓아놓고 있는 7만 5,000여 명의 간호인력을 병원으로 돌아오게 하는 특단의 조치가 필요하다"고 했다.

④ 간호사의 열악한 근무환경 및 처우

간호사 처우개선을 위한 가이드라인이 마련되어 있지 않고, 이행사항을 모니터링하지 않는다. 또한 야간근무에 대한 보상이 미흡하며 바람직한 교대제 모델의 개발이 시급하다.

(2) 개선 과제

문제 1. 대형 병원으로의 의료인력 쏠림으로 인한 중소병원의 절대적인 인력 부족

① 경영자 차원에서 전략적 인사 관리 시스템이 필요하다는 사실을 인지한다.

② 조직 구조를 혁신하고 의사소통 체계를 확립함으로써 의사 결정 시스템을 투명화한다.

　– 직원들의 만족도에 영향을 미치는 요인인 조직신뢰도를 향상시키게 된다.

③ 지방 중소병원 및 병·의원에 적합한 새로운 간호 등급제를 적용한다.

　– 국민들이 최적의 건강을 유지·증진하도록 교육할 수 있는 인력을 활용해야 한다.

문제 2. 신규 간호사의 적절한 교육

① 체크리스트의 내용을 정해진 교육 기간 내에 소화할 수 있는지 검토하고, 추후 재조정 해야 한다.

② 신규 간호사 교육은 예비 교육 기간에만 이루어지는 일회성 교육이 아니다. 그러니 지속적인 피드백이 이루어질 수 있도록 교육 프로그램을 개선한다.

③ 방대한 내용을 예비 교육 기간 동안 한꺼번에 교육하기보다, 신규 간호사의 임상 등급 단계

에 맞추어 교육 내용을 세분화시켜 단계적으로 교육한다.

④ 신규 간호사 전담 간호사 배치, 3개월 이상 교육 기간 확보 등을 포함한 '신규 간호사 교육 관리체계 구축 가이드라인'을 마련하여야 한다.

문제 3. 유휴 간호사의 재취업 유도

① 파트타임제도를 도입하여 유휴 간호사들이 자유롭게 취업할 수 있도록 한다. 아울러 운영 중인 유휴 간호 인력에 대한 체계적인 재교육 시스템을 활성화하여 재취업 인력을 증가시 키도록 해야 한다.

② 병원에서 운영하는 보육원 등 출산정책을 적극 지지하고, 간호사의 복지를 향상시킬 수 있 는 방안을 확립한다.

③ 유휴 간호사를 채용하는 병원에 실질적인 도움을 주고자 하는 채용 인센티브 시스템을 도 입한다.

문제 4 간호사 근무환경 및 처우 개선

① 간호 서비스에 대한 건강보험 수가 개선에 따른 추가 수익금을 간호사 처우개선에 사용하 도록 가이드라인을 마련하고 이행사항을 모니터링해야 한다.

② 입원병동 근무 간호사의 야간근무 수당 추가지급을 위한 수가를 신설하고, 야간근무 운영 가이드라인을 제정한다.

③ 바람직한 교대제 개발을 위한 연구용역을 추진하고, 중소병원의 근무형태 개선을 위한 컨 설팅을 실시한다.

④ 간호사 인권센터를 운영하여 의료현장 내 인권침해 금지 및 위반 시 면허정지 등의 처분 규정을 마련하여야 한다.

표 목차

표 1-1 공공보건의료의 개념 **20**

표 1-2 공공보건의료기관 현황(2016년 12월 기준) **22**

표 1-3 공공 및 민간 의료기관의 병상 비율(2008~2009년 기준) **22**

표 1-4 국민의료비 중 공공 부문 지출 비율(%) 추이 **22**

표 1-5 기능 및 관할 지역에 따른 공공 병원 분류 **23**

표 1-6 지역보건의료 계획 수립 및 평가 **26**

표 1-7 지역보건의료 계획과 지역보건의료 계획 시행 계획 및 시행 결과 비교 **27**

표 1-8 지역보건의료 계획 및 시행 결과 작성 주기 **27**

표 1-9 의약 분업 전후의 외래 방문과 의료비 증가율 **41**

표 1 10 한방요법 및 보완대체요법의 정의 및 유형 **49**

표 2-1 정책의 구분 **61**

표 2-2 정책 의제 형성의 유형 **79**

표 2-3 T. 앨리슨의 3가지 모형의 요소별 특징 **91**

표 3-1 보건복지부 조직 연혁 **136**

표 3-2 〈제4차 국민건강증진종합계획〉의 대표 지표 현황 **141**

표 4-1 우리나라의 사회보험제도 **153**

표 4-2 우리나라의 공공부조제도 **154**

표 4-3 국민기초생활보장제도 주요 내용 **160**

표 4-4 긴급 지원 내용 및 기간 **166**

표 4-5 사보험과 사회보험의 특징 **169**

표 4-6 의료보장 적용 현황 **171**

표 4-7 재원 조달 체계(2016년 12월 31일 기준) **172**

표 4-8 의료급여 종별 대상자 및 선정 기준(2016년도) **178**

표 4-9 의료급여 진료비 부담 기준(2016년도) **179**

표 4-10 사회서비스 바우처 사업 현황(2016년 말 기준) **183**

표 4-11 지역사회서비스 투자 사업의 주요 표준 서비스 유형 **184**

표 4-12 사회보장정보시스템의 기대 효과 **188**

표 5-1 보건의료 관련 인력 양성기관 및 2016년 입학 정원 **196**

표 5-2 연도별 의료 관련 인력 면허등록 상황 **197**

표 5-3 보건의료인력 국제 비교 **197**

표 5-4 취업 형태별 의사 수(한의사 제외, 2016년 12월 31일 기준) **199**

표 5-5 연도별 전문의 현황 **199**

표 5-6 2015년 의료인 면허 신고 현황 **202**

표 5-7 공공보건의료기관 설치 기준 **205**

표 5-8 보건소 등 설치 현황(2016년 12월 31일 기준) **205**

표 5-9 농어촌특별세 2016년 지원 현황(국고 지원 기준) **206**

표 5-10 농어촌특별세 지원 현황(국고 지원 기준) **207**

표 5-11 도시보건지소 및 건강생활지원센터 연도별 지원 현황(국고 지원 기준) **207**

표 5-12 부문별 의료기관 현황(2016년 12월 31일 기준) **208**

표 5-13 의료기관의 종류 **209**

표 5-14 보건의료인 국가시험 시행 근거 법령 및 시험 종목 **217**

표 5-15 보건의료인 국가시험 시행 현황(2016년 기준) **217**

표 5-16 양질의 의료 서비스의 목표 **223**

표 5-17 인증 등급 및 인증 기간 **227**

표 5-18 소새지별 인증 현황 누계(2016년 말 기준) **228**

표 6-1 지역사회간호사의 역할 **262**

표 6-2 시·도 건강 증진 사업 세부 평가 항목 및 배점 **275**

표 7-1 현재흡연율 추이(2011~2016년 기준) **287**

표 7-2 15세 이상 인구의 흡연율 국제 비교(2015년 기준) **288**

표 7-3 국가금연정책에 따른 흡연율 및 정책 변화 **289**

표 7-4 보건소 금연 클리닉 등록자 수 및 6개월간 금연성공률 **289**

표 7-5 월간음주율 추이(2011~2016년 기준) **291**

표 7-6 연간음주율 추이(2011~2016년 기준) **292**

표 7-7 고위험음주율 추이(2011~2016년 기준) **293**

표 7-8 유산소 신체활동 실천율 추이(2014~2016), 근력운동 실천율(2011~2016) **294**

표 7-9 걷기 실천율(2011~2016), 앉아서 보내는 시간(2016) **295**

표 7-10 스트레스인지율 추이, 우울장애유병률 추이 **297**

표 7-11 연간손상경험률 추이 **300**

표 7-12 운전자의 안전벨트착용률(2011~2016) **301**

표 7-13 연간미치료율(2016년 기준) **302**

표 7-14 연간미치료자의 미치료 사유(병·의원, 2016년 기준) **302**

표 7-15 연간미치료자의 미치료 사유(치과, 2016년 기

준) **303**

표 7-16 연간입원율, 2주간 외래이용률(2016년 기준) **304**

표 7-17 연간입원율 추이(2011~2016) **305**

표 7-18 2주간 외래이용률(2011~2016) **305**

표 7-19 주관적 건강인지율, 활동제한율 추이 **307**

표 7-20 2주간 이환율(2011~2016) **307**

표 7-21 월간 와병경험률, 월간 결근결석경험율(2016년 기

준) **308**

표 7-22 2주간 이환율(2016년 기준) **309**

표 7-23 최근 5년간(2010~2014년 기준) 우리나라 암 발생 현

황 **311**

표 7-24 우리나라 주요 암종 발생자 수 및 발생분율(2014년

기준) **311**

표 7-25 우리나라 주요 암의 5년 상대생존율 국제 비

교 **311**

표 7-26 2016년 국가 암 검진 사업 개요 **312**

표 7-27 5대 암 검진 프로그램 **312**

표 7-28 국가 암 검진 사업 현황 **313**

표 7-29 고혈압 유병률 추이(2011~2016년 기준) **314**

표 7-30 수축기·이완기 혈압 분포(2016년 기준) **315**

표 7-31 고혈압 유병률(2016년 기준) **315**

표 7-32 당뇨병 유병률 추이(만 30세 이상, 2011~2016년기

준) **318**

표 7-33 당뇨병 유병률(2016년 기준) **319**

표 7-34 당뇨병 관리 수준(인지율·치료율) 추이 **320**

표 7-35 당뇨병 관리 수준 조절률[(유병자 기준), (치료자 기

준)] 추이 **321**

표 8-1 2008년 병원급 이직률 **339**

표 8-2 병원 규모별 간호사 연봉 **339**

표 8-3 지방 의료원들의 간호사 배치 현황 **351**

표 8-4 간호학과 남학생 입학 현황 **352**

표 8-5 재택 케어 서비스 현황 **355**

표 9-1 〈OECD Health Data 2017〉 요약표 **371**

표 9-2 자살에 의한 연령 표준화 사망률 추이 **374**

표 9-3 경상 의료비 중 정부·의무가입보험 재원 비중 추

이 **379**

표 9-4 기대수명(전체, 남자, 여자), 2010년 및 2015년 **382**

표 9-5 임상간호사, 2010년 및 2015년 **392**

그림 목차

그림 1-1 제1차 공공보건의료 기본 계획 **21**

그림 1-2 보건의료 계획 실행 흐름도 **28**

그림 1-3 보건의료 체계의 구조 및 상호 관계 **31**

그림 1-4 보건의료 체계의 하부 구조와 구성 요소 **31**

그림 1-5 제약 산업 육성·지원 5개년 종합계획 비전 및 목
　　　　표 **42**

그림 1-6 의료 관광의 유형 분류 **45**

그림 1-7 한국 의료 관광 현황 **46**

그림 1-8 글로벌 의료 관광 시장 **47**

그림 2-1 정책 의제 설정 과정 **78**

그림 3-1 〈제4차 국민건강증진종합계획(Health Plan 2020)〉
　　　　의 기본 틀 **140**

그림 3-2 보건복지부 비전/임무 소개 **143**

그림 3-3 2018년 보건복지부의 기본 업무 방향 **144**

그림 4-1 사회보장의 종류 **152**

그림 4-2 사회보장기본계획('14~'18)의 비전과 틀 **156**

그림 4-3 생애주기별 주요 정책 과제 **157**

그림 4-4 맞춤형 개별급여 도입 **159**

그림 4-5 기초(노령)연금 업무흐름도 **164**

그림 4-6 국민건강보험 관리 운영 체계 **172**

그림 4-7 장기요양 인정 및 이용 절차 **174**

그림 4-8 의료급여 진료 체계 **180**

그림 5-1 주요 국가의 인구 1,000명당 병상 수 **210**

그림 5-2 보건소 통합 정보시스템 개념도 **213**

그림 5-3 보건진료소 통합 표준 정보시스템 개념도 **214**

그림 5-4 의료기관 인증 절차 **225**

그림 5-5 의료기관 인증 조사 기준 **226**

그림 5-6 신의료기술 평가 도입 전·후 비교 **231**

그림 5-7 신의료기술 평가 및 요양 급여 결정 절차 **231**

그림 6-1 모자보건사업의 건강 증진 체계 **246**

그림 6-2 방문건강관리사업 개념도 **252**

그림 6-3 주요 만성질환 및 관리 수단 **255**

그림 7-1 건강 신념 모형 **284**

그림 7-2 현재흡연율 추이 **287**

그림 7-3 연령별 현재흡연율 **287**

그림 7-4 월간음주율 추이 **292**

그림 7-5 고위험음주율 추이 **292**

그림 7-6 연령별 유산소 신체활동 실천율 **295**

그림 7-7 연령별 근력운동 실천율 **295**

그림 7-8 연령별 걷기운동 실천율 **296**

그림 7-9 연령별 앉아서 보내는 시간 **296**

그림 7-10 스트레스인지율 추이 **298**

그림 7-11 연령별 우울장애유병률 **298**

그림 7-12 연령별 연간손상경험률 **300**

그림 7-13 운전자의 안전벨트착용률 추이 **300**

그림 7-14 주관적 건강인지율 추이 **309**

그림 7-15 활동제한율 추이 **309**

그림 7-16 연령별 고혈압 유병률 **316**

그림 7-17 고혈압 유병률 추이 **316**

그림 7-18 고혈압 관리 수준 추이 **317**

그림 7-19 연령별 당뇨병 유병률 **318**

그림 7-20 당뇨병 유병률 추이 **318**

그림 7-21 당뇨병 관리 수준 추이 **321**

그림 7-22 치료순응도 **323**

그림 8-1 간호·간병통합 서비스 체계 **344**

그림 8-2 연도별 간호대학생 비율 **352**

그림 9-1 연도별 주류소비량(15세 이상 인구 1인당, 2007~2015
　　　　년) **375**

그림 9-2 기대수명(전체), 2015년 **384**

그림 9-3 OECD 회원국들의 65세 이상 인구의 빈곤
　　　　율 **386**

그림 9-4 OECD 회원국들의 자살률 **386**

그림 9-5 주요 국가의 노인부양비 비교(단위: 명) **386**

그림 9-6 연도별 영아 사망률(2007~2015년) **389**

그림 9-7 신생아기와 영아기 사망률 비교 **390**

그림 9-8 임상간호사, 2015년 **394**

참고 문헌

제1장 보건의료의 이해

Bodenheimer T, Regional medical programs: No road to regionalization, Med Care Rev, 26, 1969, 1125.

Dawson W, Interim report on the future provision of medical and allied services, The Regionalization of Personal Health Services, London, 1975.

Kleczkowski, Roemer & Albert, National health systems and their reorientation towards health for all, Geneva: WHO, Public health papers, 1984.

Terris M, What is health promotion?, J Public Health Policy, 7, 1986, 147.

감신, 공공보건의료 체계 현황과 발전방안, 보건복지포럼, 2010.

강병우 외, 공중보건학, 청구문화사, 2012.

강형근 외, 보건의료 관리, 보문각, 2007.

고정은 외, 지역사회간호학 I, 현문사, 2018.

공공보건의료 확충 종합대책, 2005.

권영숙 외, 원론 지역사회간호학 제5판, 신광출판사, 2014.

김기철, 송애랑, 의료 서비스 이론과 실무, 아카데미아, 2008.

김석범, 건강 증진 사업에 보완대체의학의 활용, 2001.

김양호 외, 공중보건학 제6판, 현문사, 2017.

김창보, 우리나라 의원에서의 의사유인수요 가설 검증, 2002.

김춘배 외, 우리나라 암 환자의 보완대체요법 이용 행태 및 관리방안 연구, 보건복지부, 2008.

김화중 외, 지역사회간호학 제8판, 수문사, 2010.

대한예방의학회, 예방의학과 공중보건학, 2010.

대한의학회, 보완대체요법 근거수준 결정 방법론 개발과 적용, 2005.

박주희, 의료마케팅, 현문사, 1998.

보건복지부, 2013 보건복지백서, 2014.

보건복지부, 2016 보건복지백서, 2017.

보건복지부, 공공보건의료에 관한 법률 개정, 2012.

보건복지부, 공공보건의료에 관한 법률 제정, 2000.

보건의료미래의원회, 2020 한국의료비 비전과 정책 방향, 2011.

손인아, 병원 서비스코디네이션, 메디컬코리아, 2007.

신의철 외, 사례를 곁들인 보건의료 체계의 이해 제6판, 정문각, 2013.

원융희, 최신병원경영학, 대학서림, 2002.

이상복 외, 공중보건학, 형설출판사, 2012.

이성재, 보완대체의학 한국에서 어떻게 정착할 수 있나?, 메디포뉴스, 2005. 2. 22.

이한기 외, 공중보건학 제4판, 현문사, 2017.

임병묵 외, 국내 한방의료 및 대체요법 관련 산업이 현황과 국민경제의 기여도, 2001.

정문희 외, 21C 지역사회보건간호학 제4판, 신광출판사, 2010.

정문희 외, 21C 지역사회보건간호학 제5판, 신광출판사, 2014.

조영호, 질 위주 경영, 삼성정신문화연구소, 1994, 23.

조유향 외, 지역사회간호학 총론 제6판, 현문사, 2012.

조유향 외, 지역사회간호학 총론 제7판, 현문사, 2014.

정창수, 한국의료관광마케팅 2016-한국 의료관광의 현재와 미래, 한국관광공사, 2016.

제2장 정책 과정의 이해

김성윤 외, 정책학개론, 청목출판사, 2011.

남궁근, 정책학, 법문사, 2008.

노화준, 정책분석론, 박영사, 2006.

박호숙, 사례를 통해본 정책갈등관리기법, 조명문화사, 2007.

안해균, 정책학원론, 다산출판사, 1994.

유승흠, 한국의료발전을 위한 보건의료 어젠다, 한국의학원, 2006.

윤석준, 복지논쟁시대의 보건정책, 범문에듀케이션, 2011.

정정길 외, 정책학 원론, 대명출판사, 2005.

이혜정 외 4인(편저), 간호와 보건의료정책, 계축문화사, 2017.

http://ko.wikipedia.org/wiki/%EC%A0%95%EB%8B%B9

제3장 보건의료정책

보건복지부 한국건강증진개발원, 제4차 국민건강증진종합계획 2016~2020, 2015. 12

강병우 외, 공중보건학, 청구문화사, 2012.

문상식, 보건행정학, 보문각, 2006.

대외경제정책 연구원, DDA 협상 - 도하에서 홍콩까지, 2004.

문재우·김시훈·강신묵·나용태·이윤현·이익수·이창은, 보건행정학 제5판, 계축문화사, 2010.

박하정, 대한흉부외과학회 〈제26차 춘계학술대회 및 연수교육〉 발표자료, 2010.

박귀원, 보건의료의 현황 및 문제점과 해결 방향, 보건복지부·대한민국의학한림원 주최 포럼, 주제발표자료, 2010.

보건복지부, 2005년 보건복지백서, 2007.

보건복지부, 보건복지부 보도자료 [110527]: 별첨자료(HP 2020 요약본), 2011.

신영출, 글로벌 헬스케어 시대의 의료정책으론, 박문각, 2012.

유승흠, 의료정책과 관리, 기린원, 1990.

유승흠·장후선, 대한민국 60년?보건의료 60년…향후 보건의료 발전 방향, 과제보고서, 2008.

윤병준·이준엽, 보건행정학, 한국방송통신대학교출판부, 2006.

이혜정 외 4인(편저), 간호와 보건의료정책, 계축문화사, 2017

최병호, 우리나라 복지정책의 변천과 과제, 예산 정책 연구, 3(1), 89-129, 2014.

이규식, 이명박 정부의 의료정책 평가, 의료정책포럼, 10(4), 2012.

제4장 의료보장제도

http://www.longtermcare.or.kr

http://www.ssc.or.kr

보건복지부, 2013보건복지백서, 2014.

사회보장위원회, 제1차 사회보장 기본 계획, 2014.

정문희 외, 20C 지역사회보건간호학(개정4판), 신광출판사, 2010.

정문희 외, 20C 지역사회보건간호학(개정5판), 신광출판사, 2014.

제5장 보건의료자원과 관리

Donabedian A. Exploration in Quality Assessment and Monitoring Vol1. Health Administration press. Ann Abor, 1980, 77-122.

Institute of Medicine, Crossing the quality chasm: a new health system for 21st century, Washington, DC, National Academies Press, 2001.

OECD Health at a Glance 2013 OECD Indicators, OECD publishing, 2013.

OECD, Health at a Glance 2011 OECD Indicators, OECD publishing, 2011.

OECD Health at a Glance 2015 OECD Indicators, OECD publishing, 2015.

강명근 외, 보건관리학, 보문각, 2005.

강명근 외, 보건의료 관리, 보문각, 2007.

강병우 외, 공중보건학, 청구문화사, 2012.

건강보험 요양 기관 상근 및 등록 인력, 건강보험심사평가원, 2013.

고정은 외, 지역사회간호학 Ⅰ, 현문사, 2018.

권영숙 외, 원론 지역사회간호학 제5판, 신광출판사, 2014.

김화중 외, 지역사회간호학 제8판, 수문사, 2010.

대한예방의학회, 예방의학과 공중보건학, 2010

보건복지부, 2011 보건복지백서, 2012.

보건복지부, 2012 보건복지백서, 2013.

보건복지부, 2013 보건복지백서, 2014.

보건복지부, 2016 보건복지백서, 2017.

보건복지부, OECD Health data 2014 주요지표 분석, 2014

보건복지부, OECD Health data 2016 주요지표 분석, 2016.

보건복지부, 한국보건사회연구원, OECD Health data 2011, 2013, 2016

보건의료미래의원회, 2020 한국의료비 비전과 정책 방향, 2011.

신의철 등, 사례를 곁들인 보건의료 체계의 이해 제6판, 정문각, 2013.

월별 요양 기관 현황, 건강보험심사평가원, 2013.

의료인 면허발급자 수, 보건복지부, 2012.

이상복 외, 공중보건학, 형설출판사, 2012.

정문희 외, 21C 지역사회보건간호학 제4판, 신광출판사, 2010.

정문희 외, 21C 지역사회보건간호학 제5판, 신광출판사, 2014.

조유향 외, 지역사회간호학 총론 제6판, 현문사, 2012.

조유향 외, 지역사회간호학 총론 제7판, 현문사, 2014.

한성숙 외, 보건관리학Ⅱ, 수문사, 2006.

제6장 지역사회보건

Mary Jo Clark, Community Health Nursing: Adocacy for Population Health(5th), Saddle River, New Jersey, 2008.

국립재활원, 보건복지부, 2013 지역사회 통합건강증진사업 안내 – 지역사회 중심 재활 분야, 2013.

김일순(1979), 건강할 권리와 의료 현실: 현대의학의 문제점과 지역사회의학, 창작과 비평, 51, 303-311.

보건복지부, 2010 주요 만성질환관리사업 안내, 2010.

보건복지부, 2013 보건복지백서, 2014.

보건복지부, 한국건강증진재단, 2013 지역사회 통합건강증진사업 안내 – 방문건강관리 분야, 2013.

서미경 외, 건강증진정책 평가 및 실천 방향, 보건복지부, 2006.

정문희 외, 20C 지역사회보건 간호학(개정5판), 신광출판사, 2014.

제7장 건강 행태

http://qol.kostat.go.kr/blife/result-main.do#exp.

http://www.cancer.go.kr/mbs/cancer/subview.jsp?id=cancer.

Kasl & Cobb, 의료 행태의 종류, 1966.

OECD, OECD Health Data, 2013.

Rosenstock, Strcher, & Becker, Social Learning Theory and Health Belief Model, Health Education Quarterly, 1988, 15(2), 175-183.

강명근 외, 보건관리학, 보문각, 2005.

강명근 외, 보건의료관리, 보문각, 2007.

국민체육공단, 최신운동처방론, 체육과학연구원, 21세기 교육사, 1999.

노동부, 2007 산업 재해 분석, 2008.

대한예방의학회, 예방의학과 공중보건학, 2010.

류근혁, 보건복지부, 국가금연정책 사업, 제39회 보건학종합학술대회 자료집, 2015.

보건복지부, 2013 보건복지백서, 2014.

보건복지부, OECD Health Data 2014 주요지표 분석, 2014.

보건복지부, OECD Health Data 2014, 2014.

보건복지부, OECD Health Data 2016, 2016.

보건복지부, OECD Health Data 2017, 2017.

보건복지부, 국가암등록 사업 연례 보고서, 2011.

보건복지부, 국가암등록 사업 연례 보고서, 2012.

보건복지부, 국가암등록사업 연례 보고서, 2014.

보건복지부, 제3차 국민건강증진종합계획(2011-2020), 2011.

보건복지부·질병관리본부, 2016 국민 건강 통계 I-국민 건강 영양 조사 제7기 일차년도(2016)-, 2014. 12.

보건복지부·질병관리본부, 2016 국민건강통계Ⅱ·추이-국민건강 영양조사 제7기 일차년도(2016)-, 2017. 12.

안양희 외, 보건교육학 제2판, 현문사, 2013.

옥정석 외, 운동이 노화 과정중 체력변화에 미치는 영향, 운동과학, 8(1), 1999, 9-28.

윤순영 외, New 건강 증진, 수문사, 2000.

보건복지부, 2016 보건복지백서, 2017.

최희정 외, 지역사회간호학 Ⅱ, 현문사, 2018

제8장　간호정책

http://www.koreanurse.or.kr/main.html.

Cho S, Hwang J, Kim Y, & Kim J, Variations in nurse staffing in adult and neonatal intensive care units. Journal of Korean Academy of Nursing, 36, 691-700, 2006.

Cho S, June K, Kim Y, & Park B, Changes in hospital nurse staffing after implementing differentiated inpatient nursing fees by staffing grades. Journal of Korean Academy of Nursing Administration, 14, 167-175, 2008.

Cho S, Lee H, Oh J, & Kim J, Inpatient outcomes by nurse staffing grade in Korea. Korean Journal of Health Policy & Administration, 21, 195-212, 2011.

Hwang N, Choi B, Park H, & Kim D, The social institutionalization of nursing care service in Korean medical institutions. Seoul: Korea Institute for Health and Social Affairs, 2006.

Kim J, & Kim S, A proposal to improve nursing fee differentiation policy for general hospitals using profitability analysis in the national health insurance. Journal of Korean Academy of Nursing, 42, 351-360, 2012.

Kim J, Kim S, & Park B, Realization project in nursing fee differentiation policy. Seoul: Seoul National University & Korean Nurses Association, 2011.

Kim J, Nam H, Sung Y, Park K, & Park H, A survey for developing strategies to improve the fees for nursing care. Journal of Korean Clinical Nursing Research, 14(1), 5-14, 2008.

Kim YM, Cho SH, Jun KJ, & Go SK, The effects of institutional and market factors on nurse staffing in acute care hospitals. Korean Journal of Health Policy & Administration, 17 (2), 68-90, 2007.

Korean Nurses Association. Public hearing for improvement project in nursing fee differentiation policy. Seoul: Author, 2011, June 21.

Lee Y, Park K, Jung H, Kim C, Lee S, & Korean Hospital Association, Policy debate to solve the nursing short-age. Journal of the Korean Hospital Association, 315, 46-50, 2008.

Mark BA, Salyer J, & Wan TT, Market, hospital and nursing unit characteristics as predictors of nursing unit skill-mix: A contextual analysis. Journal of Nursing Administration, 30, 552-560, 2000.

Park BH, Lee TJ, Park H, Kim C, Jeong B, & Lee S, Trend analysis of the number of nurses and evaluation of nursing staffs expansion policy in Korean hospitals. Korean Journal of Health Policy and Administration, 22, 297-314, 2012.

Spetz J, The effect of managed care and prospective payment on the demand for hospital nurse: Evidence from

California, Health Service Research, 34, 993-1010, 1999.

http://health.chosun.com/news/dailynews_view.jsp?mn_idx=212642

간호학과 남학생 입학 현황, 대한간호협회 자료, 2014.

김동환, 이한주, 간호 등급제가 요양병원의 간호인력 확보 수준에 미치는 영향, 간호행정학회지, 20(1), 95-105, 2014.

김성재, 김진현, 적정 간호인력 등급별 입원료 추정 모델을 이용한 간호관리료차등제 정책개선 재정 부담 추계, 간호행정학회지, 19(5), 565-577, 2013.

대한간호협회, 간호정책 이슈, 2014.

대한간호협회, 간호정책 이슈, 2018.

대한간호협회, 간호정책 과제, 2012. http://blog.daum.net/shc1224/13396390.

대한예방의학회, 예방의학과 공중 보건학, 2010.

병원규모별 연봉, 병원간호사회, 2008.

보건의료미래의원회, 2020 한국의료비 비전과 정책 방향, 2011.

오영호, 공중보건간호사제도 도입을 위한 〈병역법〉 개정 공청회 발제문, 2014.

정문희 외, 21C 지역사회보건간호학 개정5판, 신광출판사, 2014.

지방 의료원 간호사 배치 현황, 대한간호협회 자료, 2014.

국민건강보험공단, 2016년도 간호·간병통합서비스 사업 영향분석 및 제도적 발전 방안, 2016.

보건복지부, 간호사 근무환경 및 처우개선 대책, 2018

제9장 분야별 간호정책 제안의 실제

OECD, Health at a Glance 2009 OECD Indicators, OECD publishing, 2009.

OECD, Health at a Glance 2011 OECD Indicators, OECD publishing, 2011.

OECD, Health at a Glance 2013 OECD Indicators, OECD publishing, 2013.

OECD, Health at a Glance 2015 OECD Indicators, OECD publishing, 2015.

OECD, 건강통계 2015, OECD publishing, 2015.

OECD, Pensions at a Glance 2011 OECD Indicators, OECD publishing, 2011.

보건복지부 issue & focus (www.kosis.co.kr).

보건복지부, 〈OECD Health Data〉 2014 주요 지표 분석, 2014.

보건복지부, OECD Health data 2017 주요지표 분석, 2017.

보건복지부, 건강보험심사평가원, 2012년 기준 OECD 보건의료 질 지표 생산 및 개발 보고서, 2014.

보건복지부, 한국보건사회연구원, 2014년 OECD 등 국제기구 통계 생산·관리정책 보고서, 2014.

보건복지부, 한국보건사회연구원, 〈OECD Health Data〉 2011, 2011.

보건복지부, 한국보건사회연구원, 〈OECD Health Data〉 2012, 2012.

보건복지부, 한국보건사회연구원, 〈OECD Health Data〉 2013, 2013.

보건복지부, 한국보건사회연구원, 〈OECD Health Data〉 2014, 2014.

보건복지부, 한국보건사회연구원, OECD Health data 2015, 2015.

보건복지부, 한국보건사회연구원, OECD Health data 2016, 2016.

보건복지부, 한국보건사회연구원, OECD Health data 2017, 2017.

보건복지부, 간호사 근무환경 및 처우 개선대책 발표 자료, 2018.

보건복지부, 한국보건사회연구원, 영아·모성 사망 조사, 1996~2008.

이보영, 보건의료, 한림성심대학교, 2013.

이보영, 보건의료와 간호정책, 한림성심대학교, 2014.

장치선 기자, 중앙일보헬스미디어, 2013.01. 14.

주요국 노인부양비 비교, 스텐더드앤드푸어스, 2012.

찾아보기

숫자

2012 간호정책선포식 335
2014 간호정책선포식 333
2017 간호정책선포식 332
5대 암 검진 프로그램 312

C

CBR 257
CVA(Cerebrovascular Accident) 35

E

EBM(Evidence Based Medicine) 34
EBN(Evidence Based Nursing) 34
E-Health 118, 212, 277~278

L

Lalonde report 281

M

MI(Myocardial Infarction) 35

O

OECD Health Data 22, 197, 210, 288~289, 369~370, 381

S

S-Healthcare 277~278

U

U-Health 115, 277
U-Healthcare 212, 277, 278

ㄱ

가정간호 사업 249, 251, 354~355
가정전문간호사 249, 267, 355

가치재(merit goods) 33~34
간호 관계 인력 200
간호 등급별 입원료 차등제 353
간호관리료 333~334, 343, 353
간호인력 등급제 352
간호정책 102, 331~333, 335, 341, 353, 358, 369, 381
간호정책선포식 331~333, 335
감염성질환예방사업 243
건강 생활 실천 사업 134, 242
건강 설문 조사 282
건강 신념 모형 279, 283~284, 326
건강 영양 조사 121, 282, 286
건강 행태(Health Behavior) 39, 134, 214, 253, 279, 281~283, 390
건강보험제도 18~19, 109, 153, 169, 171, 173, 324~325, 332
건강생활지원센터 205~207
걷기 실천율 294~295
검진 조사 282
결과(outcome) 지표 310
결과적(outcom) 접근법 221
결근결석경험률 308
계획성 193~194
고객 관계 관리(Customer Relationship Management, CRM) 213~214, 276
고위험음주율 291~293
고혈압 유병률 121, 141, 314~316
고혈압 인지율 316
고혈압 치료율 316
공공보건기관 21
공공 보건의료기관 18~22, 137~138, 191, 204~205, 350
공공부조 151~154, 168, 173, 176, 181
공공의료기관 18~19, 21~22, 138, 247, 350

공공보건의료 15, 17~22, 107, 134~135, 137, 350~351

공공보건의료 확충 종합대책 18~19

공공보건의료에 관한 법률 18~19, 22, 135

공공보건의료취약지역 350

공급의 독점성 33~34

공중보건간호사제도 333~349

과정적(process) 접근법 221

관리자 263

교육급여 154, 159~161, 176

교육자 261~262

구조적(structure) 접근법 221

국가 암 검진 사업 310, 312~313

국가시험·면허제도 191, 215~216, 218

국민 건강 영양 조사 121, 282, 286, 289

국민건강보험제도 169, 171

국민건강증진사업 241~242, 254

기대수명 371~372, 381~385

기초노령연금 153, 162~164

기초노령연금 정보시스템 164

기획 전제 271~272

긴급복지지원제도 165, 189

ㄴ

노안 검진 247

노인 건강 진단 247

노인 요양 시설 117, 174, 194

노인보건사업 246

노인장기요양보험제도 164, 169, 173, 251

농어촌 등 보건의료를 위한 특별조치법 204~205, 239, 265, 268

ㄷ

당뇨병 유병률 121, 141, 317~319

당뇨병 인지율 319

대변인 263

대상자 중심(Client-Oriented Role) 261~262

대체의학 48

도시보건지소 206~207

디딤돌 사업 166

ㅁ

만성질환관리사업 253~255

면허신고제도 202

모자보건사업 206, 245~246

문지기(gate keeper) 37

민간 의료기관 19~22, 135, 138, 204, 206~208, 350

민감성에 대한 지각(Perceived susceptibility) 284

ㅂ

바우처제도 182

방문간호사업 249~251, 259, 355

방문간호서비스 250~251, 339, 355~356

방문건강관리 206, 251, 252~254

방문보건 214, 247, 250~251, 255, 258~259, 323

병원(의료기관) 중심 가정간호 서비스 251

보건기획의 이해 271

보건간호 240, 261

보건교사 265, 268

보건교육사 216~217, 266, 270

보건기획과정 271

보건복지가족부 136

보건복지부 20, 22~23, 27~28, 39, 42, 49, 59, 72, 107, 133, 135~136, 137~138, 142~144, 152, 159~160, 162, 164, 166, 171~172, 175~176, 178~179, 180, 183~184, 188, 196~202, 205~208, 212~214, 217, 224~225, 229, 230, 240, 246, 250, 252, 255~256, 258, 266~270, 286~287, 289, 291~298, 301~309, 311, 314~321, 344, 348, 370

보건사업의 평가 274

보건소 20~21, 24, 29, 32, 126, 128, 131, 134~135, 138, 179~180, 204~207, 212~214, 239~240, 242, 246~247, 250~254, 258~260, 264~265, 275~277, 288~291, 323~324, 349, 354~355

보건소 방문간호 사업 250, 255

보건소 정보화사업 213, 276

보건소법 23, 131

보건의료 관계 인력 196

보건의료 시설 131, 191, 194, 204

보건의료 정보화사업 추진단 213, 276

보건의료 체계(health care system) 17~19, 21~22, 30~31, 36, 39, 98, 128, 130, 137, 193, 204, 324~325, 333~334, 350

보건의료(health care) 17

보건의료-ICT 277

보건의료 관리 17, 35~36

보건의료의 관리 215

보건의료자원(Health care resource) 17, 25, 28, 30~31, 36, 106, 191, 193~194, 215, 271, 369, 377

보건의료정보 214

보건의료정책 17~19, 22, 29, 35, 98~99, 103, 105~114, 117, 122, 124, 127, 129, 134, 136, 138~139, 145, 240~241, 249, 265, 271, 282, 301, 323, 331, 367, 369, 372

보건의료행태(behavior) 30

보건전문간호사 266

보건진료원 57, 132, 239, 265, 268

보완대체의학(complementary and alternative medicine, CAM) 15, 48

보완의학 48

복지용구급여 175

본인부담보상제도 178~179

본인부담상한제도 178~179

불확실성 18, 33, 86, 273

비대칭성(asymmetry of information) 18, 33

비의료 결정 요인 371, 375

ㅅ

사회 서비스 149, 151, 154~156, 181, 184

사회보장 149, 151~156, 168~169, 181, 187, 189

사회보장정보시스템 149, 185~188

사회보장제도도입기 154

사회보장제도정착기 155

사회보장제도확대기 155

사회보험 127, 132, 151~153, 155, 169~170, 173

사회복지통합관리망 164, 213

산업간호사 267

삶의 질 39, 112, 114, 119, 151, 154, 173, 181, 222, 248, 262, 279, 281, 286, 293, 306, 387

삼차 예방 32, 255, 355

삼차 의료 31~33, 38, 178~180

상담자 262

상의하달방식(top-down) 23

상황 분석 271~272

생계급여 154, 159~161, 165~166

소비자단체 39, 224~225

소비자의 정보 부족 33

수용성(acceptability) 221~222, 236

수인성 감염병 243

스트레스인지율 297~298

시설급여 153, 175

신념 89, 279, 283~284, 326

신의료기술 41, 191, 229~231

신의료기술평가제도 229, 231

신종 감염병 240, 244

실천 모형 283

심각성에 대한 지각(Perceived seriousness) 284

ㅇ

안전성(safety) 33~34, 48, 223, 229~231

양적 공급 193

연간미치료율 302, 304

연간손상경험률 299~300

연간음주율 291

연구자 262, 264

영아사망률 141, 371~372, 381, 388, 390

영양 조사 282

와병경험률 308

외부 효과 18, 33~34

월간 결근결석경험률 308

우울장애경험률 297~298

월간음주율 291~292

유효성 98, 229~231

음주 141, 279, 281~282, 286, 290~291, 326, 375

음주율 141, 291~292, 375

의과대학 196, 198, 238

의과학(medical science) 30, 112, 229

의뢰인 263, 323

의료 기기 산업 43

의료 체계(system) 30, 37, 39, 109, 132, 138, 255, 272

의료(medical care) 17

의료급여 133, 152~155, 159~162, 168, 171, 173~174, 176, 180, 312~313, 343

의료급여수급권자 174, 177, 312

의료급여수급자 312~313

의료급여제도 154, 162, 168, 171, 176

의료기관 가정간호 355

의료기관의 인증 등급 224, 226~227

의료기관의 종류 209

의료기관인증제 58, 191, 224~225, 227~228

의료기사 196, 201~202, 216~217

의료기술의 복잡성 32

의료보장 17, 132, 142, 149, 168~169

의료보장개혁위원회 224

의료소비자 39, 120, 138

의료의 질 17, 39, 106, 108, 135, 191, 215, 220~224, 226~227

의료전문가에 의한 수요(Physician induced demand) 33

의약 분업 40~41, 50, 68~69, 133, 170, 200, 272

의학전문대학원 198

이익에 대한 지각(Perceived benefits) 284

이차 예방 32, 50, 255, 282, 310, 355

이차 의료 31~32, 178~180

이환율 221, 307~309

인구 중심(Population-Oriented Role) 261~262

인수공통감염병 244~245

일차 예방 32, 255, 282, 310, 385

일차 의료 31~32, 37~38, 178~180, 269, 356

ㅈ

자기효능감(Self efficacy) 283~285

자살 121, 141, 144, 158, 184, 189, 259, 260, 371, 374~375, 385~386

자살생각률 166~167

자활공동체 166~167

자활근로사업 166~167

자활지원사업 166

장기요양 120, 169, 173~176, 182, 184, 232, 323, 371, 378, 380, 395

장기요양보험 134, 152, 155, 169, 170, 173, 174~176, 232, 251, 334~335, 339~340, 354~355

장애 23, 30, 37, 136, 140~142, 151~157, 172~173, 175, 177, 181~184, 186, 206, 214, 216, 224, 241, 245, 247, 249, 252, 255~259, 272, 276~277, 283~285, 290, 297~299, 308, 313, 318~319, 355, 375, 388

장애에 대한 지각(Perceived barriers) 284

장애인복지법 216, 224, 256

장애인재활사업 255, 258

장제급여 154, 160

재가급여 153, 175, 339

재가노인 복지 시설 174

재원 조달 체계 171~172

재택 케어 서비스 354~356

적시성(timeliness) 33, 35, 106, 164

적절성(optimality) 85, 98~99, 221, 275

적절한 시기(timely) 107, 223

적합성 84, 193~194, 275

전국민건강보험제도 324~325

전달 체계 중심(Delivery-Oriented Role) 261~262

전문간호사 201, 249, 265~267, 270, 278, 340, 355

전문간호사자격제도 201

전문간호사제도 265, 335, 340, 347

전문의 32, 137, 198~199, 209

전자 의무 기록(Electronic Health Record, EMR) 213

전통의학(traditional medicine) 48, 235

접근성(accessibility) 19, 21, 134, 187~188, 206, 222, 271, 288~289, 314, 345, 347, 350, 383

정신보건전문간호사 265

정신전문간호사 266, 270

정신질환 실태 역학 조사 290

제약 산업 41~42

조건부 생계급여제도 165

조산사 196~197, 200~202, 216~217, 265, 268~269

조정자 261~263

조직적 분포 193~194

주거급여 154, 159~161, 166

주관적 건강인지율 306~307, 309

중등도 이상 신체 활동 실천율 306

지도자 60, 75, 79~81, 91, 262~263

지리 정보시스템(Geographic information system, GIS) 212

지속성(continuity) 222, 237

지식 33, 36, 39, 41~43, 69, 71, 75, 85, 87, 95, 97, 126, 191, 211, 213, 216, 252, 262~265, 273, 276, 283~285, 291, 323

지식 관리 시스템(Knowledge Management System, KMS) 213, 276

지식 기반 저장소(Knowledge Based Repository, KBR) 213, 276

지역보건법 23~24, 27, 29, 133, 204~205, 215, 240~241, 258, 264, 334

지역보건사업 233, 240, 278

지역보건의료 계획 15, 17, 23~29, 240

지역사회 중심 가정간호 서비스 251

지역사회 중심 재활(Community Based Rehabilitation) 257~258

지역사회 통합건강증진사업 25, 29, 206, 214~215, 252~253, 258

지역사회간호사 233, 261~265, 278

지역사회간호사의 기능 233, 264~265

지역사회보건 정보시스템 233, 276

지역사회의학 233, 235

지역화(regionalization) 38

직접 간호 제공자 261~262

질병 예방적 관점 32

질병 행태(Illness Behaviro) 282

질병군별 포괄수가제 37

질적 수준 193~194, 203, 218, 227, 343

ㅊ

치료순응도(Adherence Bhaviro, Compliance) 279, 322~323

치매예방사업 248

ㅌ

태도 62, 72~73, 84, 96, 101, 111, 120, 216, 257, 264, 281, 283, 291, 322

통합건강증진사업 25, 206, 214~215, 253, 258

통합성 193, 195

특별현금급여 153, 176

ㅍ

포괄간호서비스제도 334

포괄성(comprehensiveness) 85, 222, 236

ㅎ

하의상달방식(bottom-up) 23

한국보건의료인국가시험원 215, 217~218

합법성(legitimacy)111, 221~222

해산급여 154, 161

행동의 계기(Cues to action) 285

행복e-음 164, 185~186

행위별 수가제 37, 121, 325, 332

형평성(equity) 17~18, 33, 35, 55, 98~99, 106, 109, 134, 139~141, 152, 158, 221~223, 232, 250, 252, 350, 355, 387, 389, 391

환자 역할 행태(Sick Role Behavior) 282

환자 중심의 의료(patient-centered) 134

환자중심성(patient-centeredness) 33~35

활동제한율 141, 307~309

효과성(effective) 33~34, 67, 98, 101, 106, 214, 221, 223, 231, 273, 276, 301, 372

효능(efficacy) 221

효율성(efficiency) 17, 21, 25, 33, 35, 96~99, 106, 109, 119, 128, 173, 186~188, 193~194, 212, 221~223, 230, 271, 276, 288, 352, 383

흡연 34, 134, 141, 242, 255, 279, 281~282, 286~290, 326, 371

흡연율 134, 141, 286~290, 376

한언의 사명선언문

Since 3rd day of January, 1998

Our Mission – 우리는 새로운 지식을 창출, 전파하여 전 인류가 이를 공유케 함으로써 인류
문화의 발전과 행복에 이바지한다.

– 우리는 끊임없이 학습하는 조직으로서 자신과 조직의 발전을 위해 쉼 없이
노력하며, 궁극적으로는 세계적 콘텐츠 그룹을 지향한다.

– 우리는 정신적 · 물질적으로 최고 수준의 복지를 실현하기 위해 노력 하며,
명실공히 초일류 사원들의 집합체로서 부끄럼 없이 행동한다.

Our Vision   한언은 콘텐츠 기업의 선도적 성공 모델이 된다.

저희 한언인들은 위와 같은 사명을 항상 가슴속에 간직하고
좋은 책을 만들기 위해 최선을 다하고 있습니다.
독자 여러분의 아낌없는 충고와 격려를 부탁드립니다.
• 한언 가족 •

HanEon´s Mission statement

Our Mission – We create and broadcast new knowledge for the advancement and
happiness of the whole human race.

– We do our best to improve ourselves and the organization, with the
ultimate goal of striving to be the best content group in the world.

– We try to realize the highest quality of welfare system in both
mental and physical ways and we behave in a manner that reflects
our mission as proud members of HanEon Community.

Our Vision   HanEon will be the leading Success Model of the content group.